Ayurveda im PARKSCHLÖSSCHEN

★ ★ ★ ★ ★

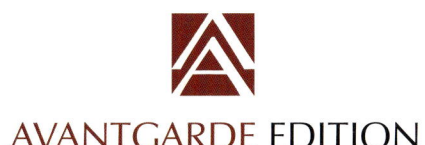

AVANTGARDE EDITION

Ayurvedische Heilkunst

Das Parkschlösschen Praxisbuch

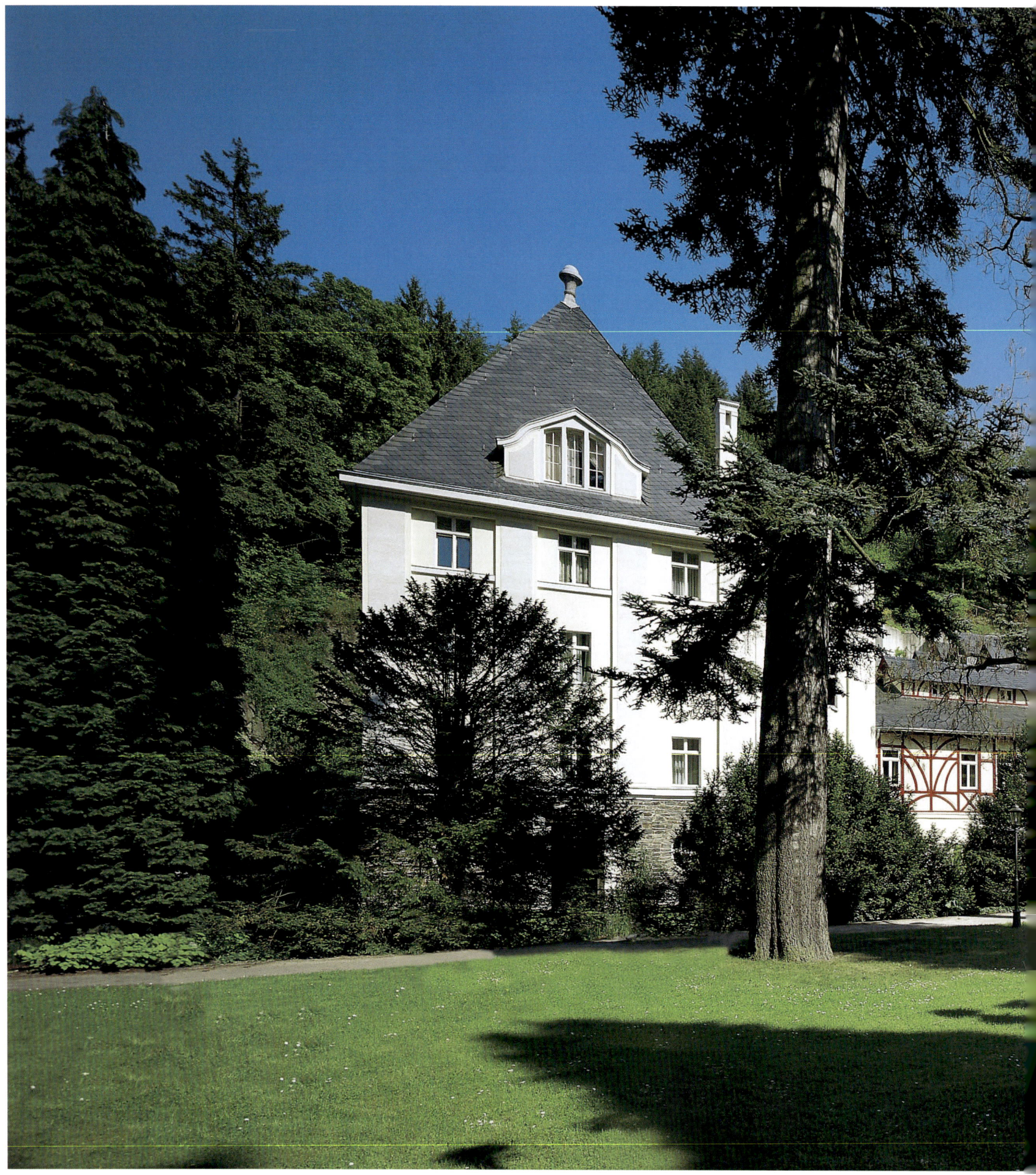

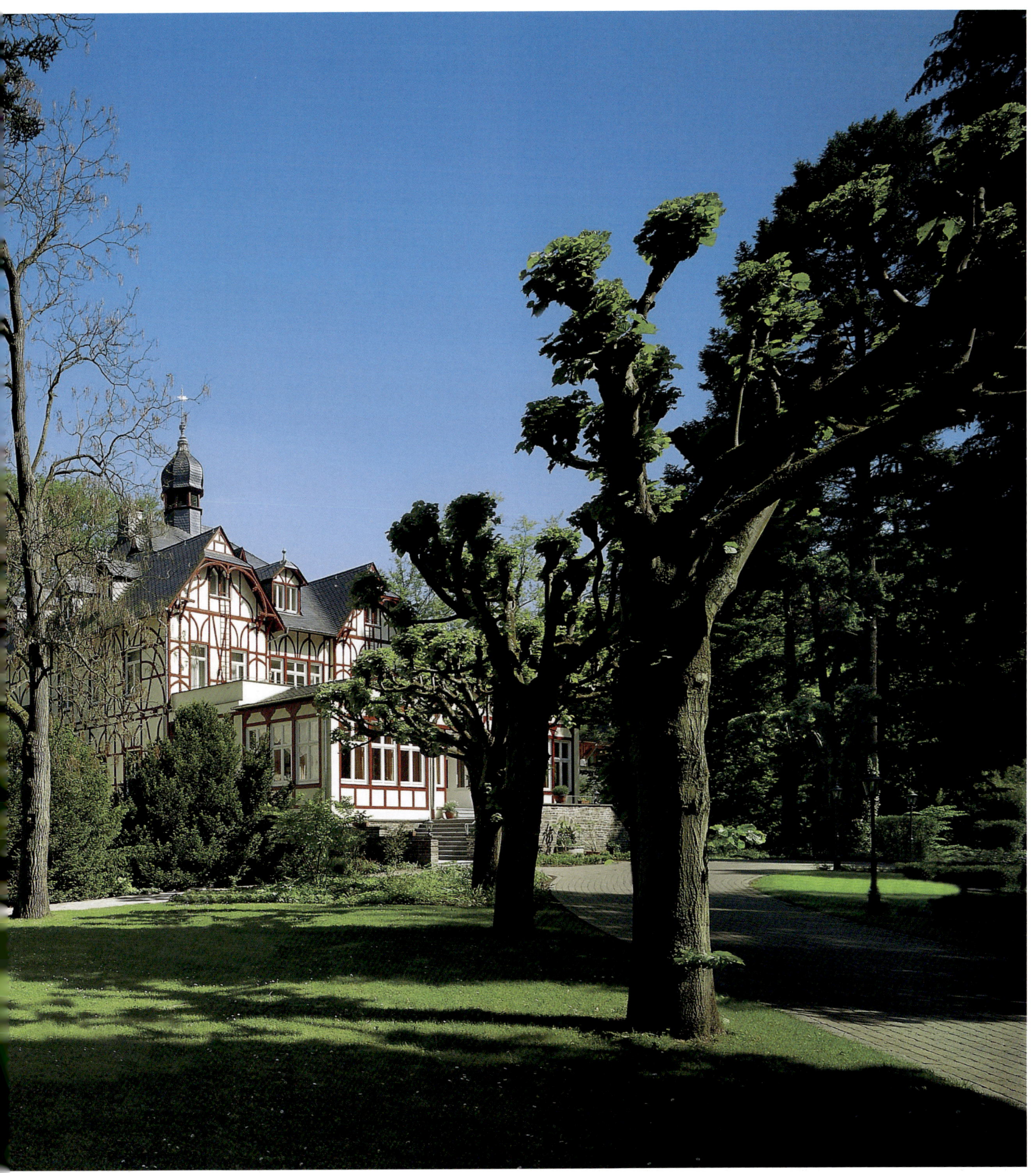

Inhalt

8 *Vorwort*

10 *Die Philosophie des Parkschlösschens*
12 Ayurveda im Parkschlösschen
14 Die Geschichte des Parkschlösschens
16 Die vedische Bau- und Wohnkultur Vastu

18 *Der Ayurveda*
20 Die Geschichte des Ayurveda
22 Die ayurvedische Philosophie
24 Die Regelkräfte der Doshas
28 Die Doshas im Tageslauf
29 Die Doshas in den Jahreszeiten
30 Die Gunas

32 *Das ganzheitliche Konzept des Parkschlösschens*
34 Richtig Leben im Sinne des Ayurveda
36 Die Ursachen von Gesundheit und Krankheit

38 *Diagnostik und Behandlung*
     Die Panchakarma-Kur im Parkschlösschen
40 Panchakarma - Die Königstherapie
42 Die Vorkur zuhause
44 Die ayurvedische Diagnose
48 Die 1. Phase der Panchakarma-Kur
52 Die 2. Phase der Panchakarma-Kur
56 Die Synchron-Massagen
68 Die Spezial-Anwendungen
74 Die 3. Phase der Panchakarma-Kur
75 Die Nachkur zuhause
76 Die ayurvedische Hausapotheke

86 *Ernährung*
     Gesundheit, die man essen kann
88 Rasas: Die sechs Geschmacksrichtungen
90 Die Trigunas in der Ernährung
92 Besondere Lebensmittel im Ayurveda
96 Die Umwandlungskraft der Verdauung
98 Schnelle Hilfe bei kleinen Sünden & Unverträglichkeiten
100 Die Ernährung nach Konstitutionstyp

104   Die Weisheit der Volksküchen: Tridosha-Gerichte

106   Die Heilkraft der Gewürze

108   Lebensmittel - ihre Dosha-Qualität und Vitalenergie

Yoga und Meditation
112   *Der Weg zum Selbst*

116   Der Sonnengruß

117   Die Yoga-Zyklen nach Dosha-Konstitution

120   Pranayama: Die bewusste Atemlenkung

122   Die Meditation

124   Die Meditation mit Mudras

126   Die Chakren

128   Yoga-Glossar

Bewegung
134   *Aktiv entspannen*

136   Bewegung nach Konstitutionstyp

138   Bewegung im Lauf der Jahreszeiten

140   Mit Bewegung gegen den Stress

142   Die kleine Bewegungsapotheke für Büro und Schreibtisch

Ayurvedisches Well-Aging
144   *Ausstrahlung und Wohlbefinden*

146   Die Pflege der fünf Sinne

148   Echte Schönheit geht unter die Haut

150   Die innere Erneuerung durch ayurvedische Rasayanas

152   Die äußere Erneuerung durch harmonisierende Wohlfühlpflege

Herz und Hingabe
154   *Die Menschen im Parkschlösschen*

158   Unsere Gäste über das Parkschlösschen

Leben mit dem Ayurveda
160

162   FAQ

168   Der Dosha-Test

172   Glossar

180   Register

188   Weiterführende Literaturliste

190   Impressum

Liebe Gäste und Freunde des Ayurveda,

als das Parkschlösschen 1993 mit Ayurveda, dem Wissen vom Leben erfüllt wurde, entstand mit ihm im Herzen von Europa ein Rückzugsort, der seine Besucher mit einem ganzheitlichen Ayurveda-Konzept in ihr natürliches Gleichgewicht zurückführt.

Seit 20 Jahren sind wir einer der großen Vorreiter des authentischen Ayurveda und das einzige mit fünf Sternen ausgezeichnete Kurhotel Europas, das die ayurvedische Heilkunst ausschließlich und ganzheitlich umsetzt.

Rechtzeitig zu unserem 20-jährigen Jubiläum im Jahr 2013 durften wir gleich zwei große Auszeichnungen als Geburtstagsgeschenk in Empfang nehmen, die beide unser ganzheitliches Ayurveda-Konzept und seine herausragende und konsequente Umsetzung würdigen.

In der Kategorie „Destination Spa of the Year – Europe" erhielten wir als einziges deutsches Haus den internationalen World Spa & Wellness Award. Kurz darauf wurden wir bei den 20. Senses Awards zum „Best Ayurvedic Resort outside India" gekürt.

Beide Awards werden von unabhängigen, internationalen Jurys nach einem aufwendigen Bewertungsverfahren vergeben und gelten als langjährige Gütesiegel unserer Branche. Sie bestätigen unsere therapeutische Kompetenz und unser Konzept, die Heilkraft der ayurvedischen Behandlungen mit dem erstklassigen Service und dem anspruchsvollen Wohlfühl-Ambiente eines 5-Sterne-Hotels zu verbinden.

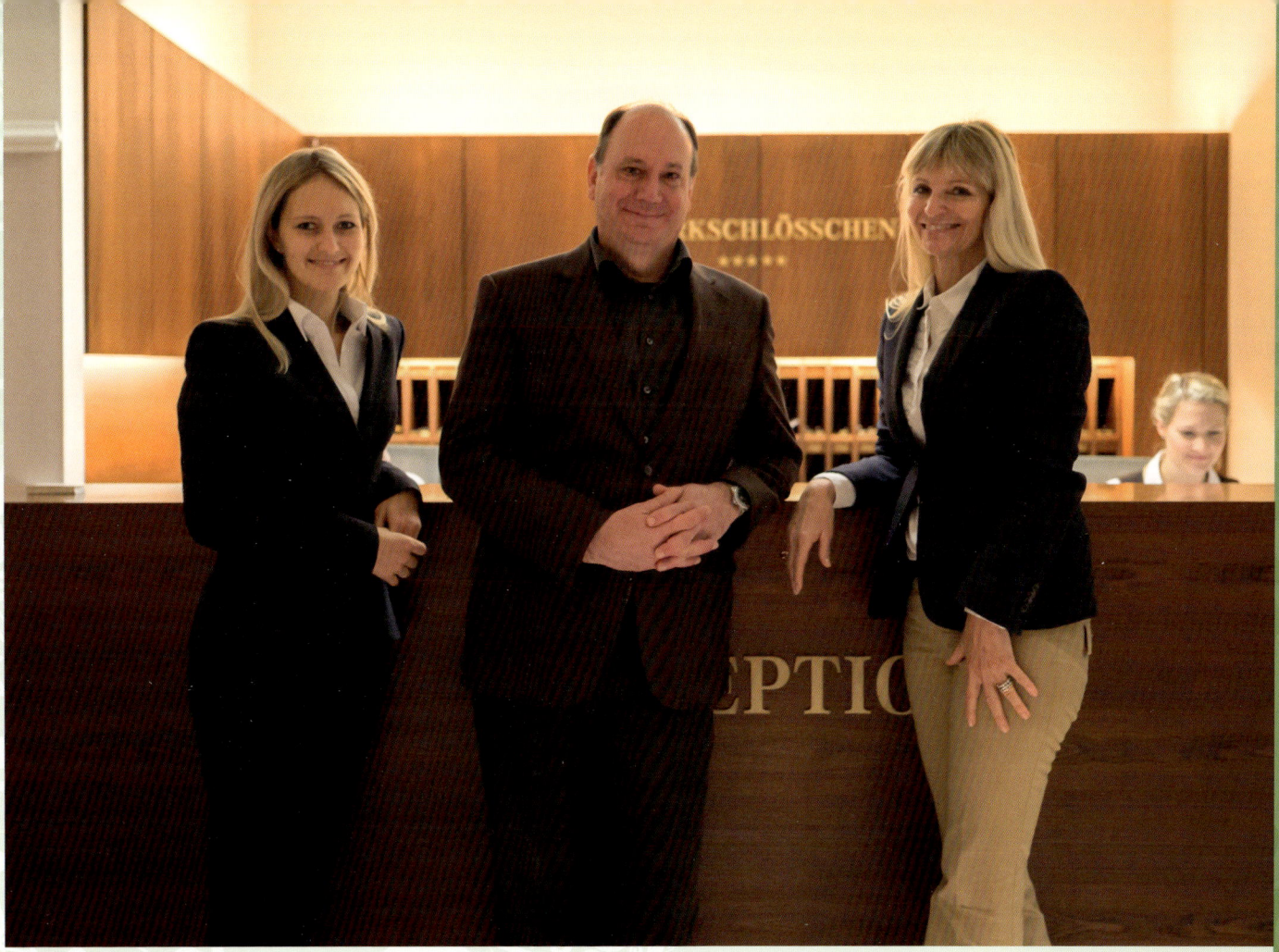

Unser Parkschlösschen Praxisbuch soll Ihnen und allen anderen, die den Ayurveda auch Zuhause leben wollen, als Inspiration und Stütze dienen. Es ist unsere Essenz aus 20 Jahren Erfahrung, die wir an Sie weitergeben. Mit unseren Ayurveda-Ärzten, Therapeuten und allen Fach-Abteilungen haben wir den Parkschlösschen-Ayurveda in eine lebensnahe Praxis übersetzt und möchten mit unserem Wissen und vielen praktischen Tipps Ihre Gesundheit und Ihren Alltag bereichern.

Leben Sie glücklich, leben Sie gesund!
Ihre Brigitte und Carina Preuß und Ihr Kay-Uwe Brehm

Die Philosophie des Parkschlösschens

Das ganze Haus ist Therapie

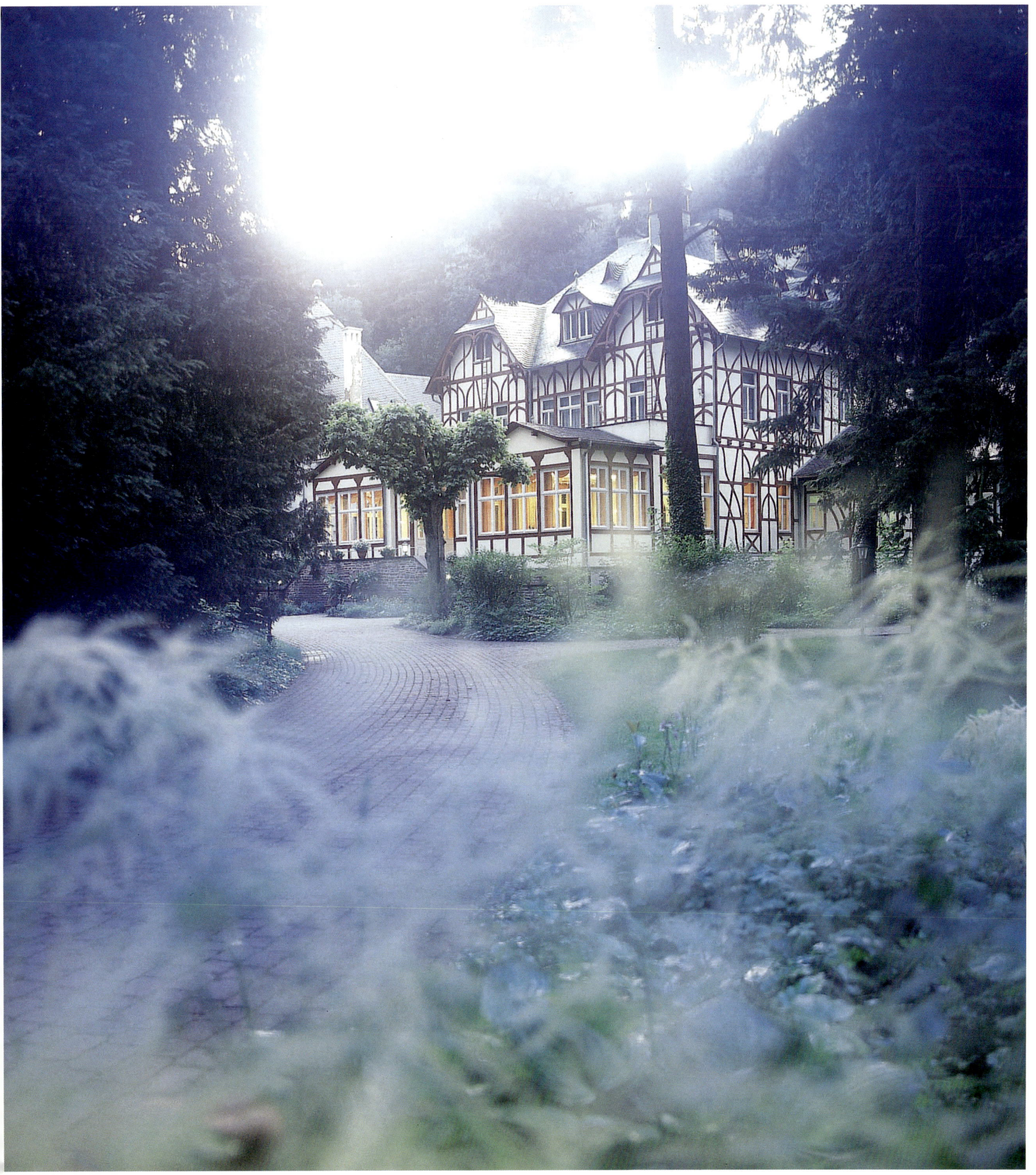

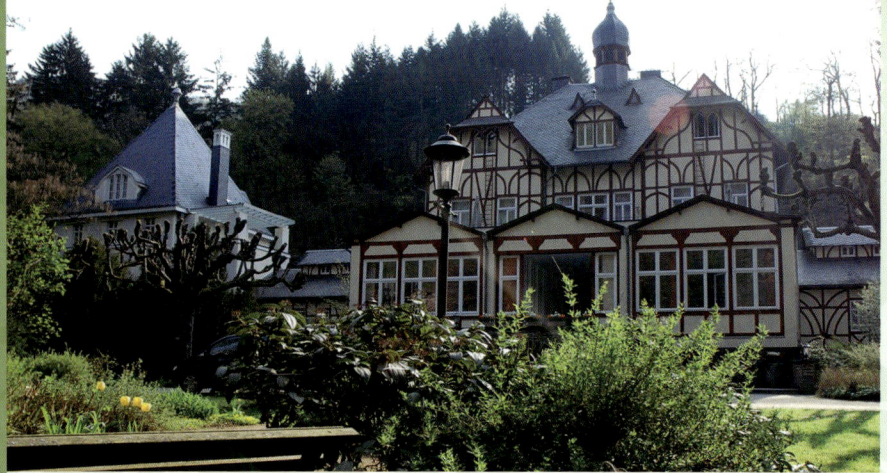

Ayurveda im Parkschlösschen

Das Ayurveda Parkschlössen ist das einzige mit fünf Sternen ausgezeichnete Kurhotel in Europa, das die ayurvedische Philosophie ganzheitlich und ausschließlich umsetzt. Unser Konzept ist Ayurveda, nichts anderes.

Alles wirkt, alles ist Ayurveda

Alle Kurprogramme, Behandlungen und Therapien im Parkschlösschen basieren auf den jahrtausendealten Prinzipien der ayurvedischen Heilkunst. Jedes Mitglied des Parkschlösschen-Teams, vom Ayurveda-Arzt über den Therapeuten bis zum Servicemitarbeiter, handelt nach diesem ganzheitlichen Wissen und Denken, um das Gleichgewicht des Menschen wieder herzustellen.

Das Beste aus beiden Welten

Zwei Kontinente und zwei Heilsysteme, das ist das Zuhause unseres Ärzte-Teams. Als erfahrene Ayurveda-Ärzte, aber auch als Mediziner nach westlichem Vorbild, gewährleisten sie eine komplexe Diagnosestellung, eine intensive und umfassende Therapie und eine Betreuung nach Augenmaß. Dabei steht ganz im Sinne des Ayurveda immer der Mensch im Mittelpunkt ihrer Aufmerksamkeit. Wer den Menschen erkennt, kennt auch die Wurzel seiner Krankheit.

Das ganze Haus ist Therapie

Jede Abteilung leistet ihren besonderen Beitrag zur Heilung, und alle Abteilungen arbeiten Hand in Hand für die Gesundheit der Gäste. Jeder, ob an der Rezeption, in der Küche oder im Service, ist doch zumindest im Herzen Therapeut. Wir sind für Sie da, für alles und jederzeit. Wohl umsorgt fällt es um vieles leichter, alte und ungesunde Gewohnheiten zu überdenken und loszulassen und durch neue, heilsame zu ersetzen.

Die Geborgenheit im Haus, das Getragensein von vielen Händen, die vegetarische Gourmetküche, die Entspannung beim Yoga und das reiche Vortragsangebot des Teams für ein

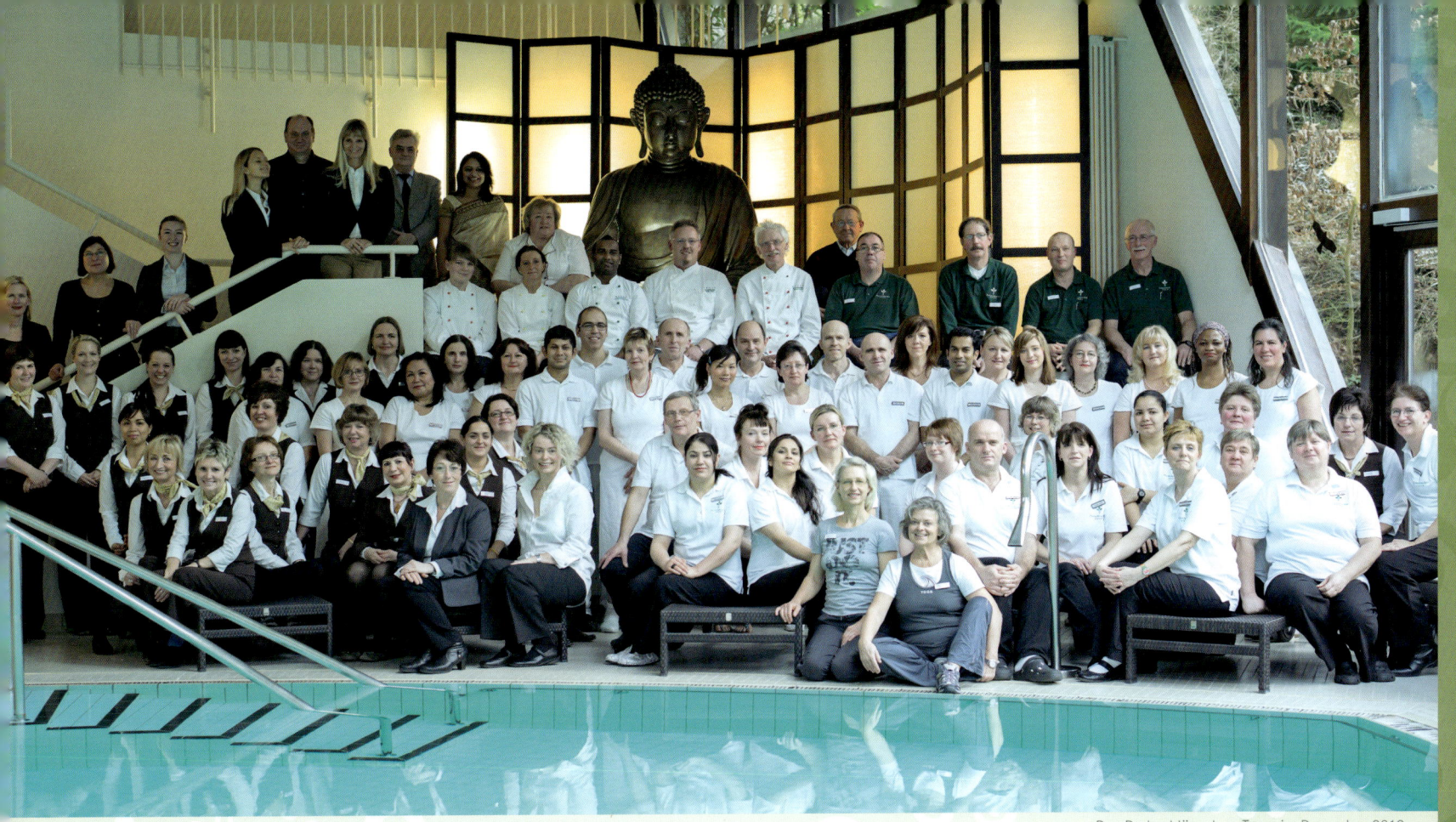

Das Parkschlösschen-Team im Dezember 2012

grundlegendes Verständnis der ayurvedischen Lehre gehören zum Gesundwerden genauso dazu wie die tiefenwirksamen Behandlungen in der Therapie-Abteilung.

Authentischer Ayurveda

Auch der Grundstein des Parkschlösschens steht im Einklang mit der vedischen Tradition. Ayurveda-Gelehrte aus Indien kamen 1991 nach Deutschland, um bei der Grundsteinlegung des Neubaus die altvedische Yaqya-Zeremonie durchzuführen. Sie dient der Anrufung der fünf Elemente und der Naturgesetze, um Glück und Wohlergehen in allen Phasen des Bauvorhabens, aber auch für das

spätere Wohlbefinden der Hausgäste zu erwirken. Unter den Augen der Bauarbeiter und der indischen Götter übergaben sie wohlriechende Kräuter und Gewürze an ein heiliges Feuer und rezitierten dabei die uralten vedischen Mantren, die auch schon über den historischen Städten im Industal erklangen. Die Energie und Wärme dieses Feuers nährt symbolisch das gesamte Gebäude mit Lebenskraft.

Seine ideelle Flamme brennt bis heute im Parkschlösschen für die große Tradition des ursprünglichen und authentischen Ayurveda.

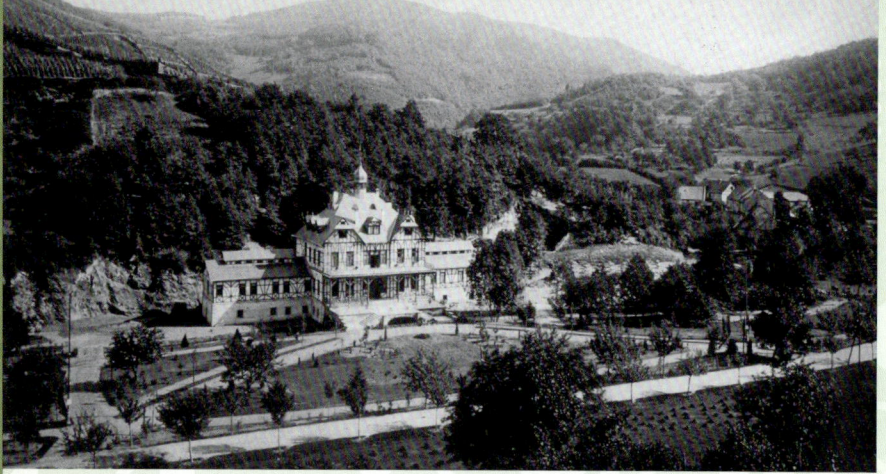
1901 Städtisches Kur- und Logierhaus

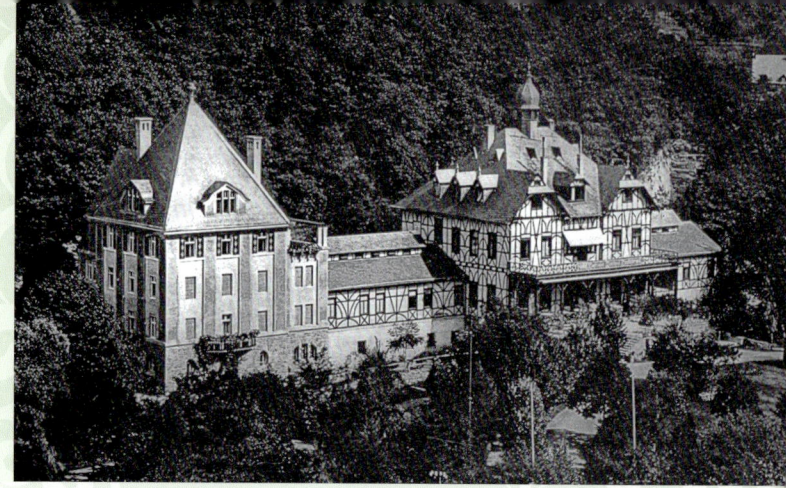
1907 Jugendstilanbau durch Bruno Möhring

Die Geschichte des Parkschlösschens

Im über tausendjährigen Örtchen Traben-Trarbach liegt das Ayurveda Parkschlösschen idyllisch eingebettet in seine alte Parkanlage und inmitten erholsamer Natur.

Gesundheit hat hier Tradition. Seit der Entdeckung einer heilkräftigen Thermalquelle um 1800, die aus den tiefen Lagen des vulkanischen Schiefergesteins sprudelt, pilgert ein wachsender Strom von Badegästen auf der Suche nach Heilung in das stille Seitental der Mosel. Das heiße Wasser der Quelle ist reich an Spurenelementen und Mineralstoffen und kuriert Rheuma, Ischias, Erkrankungen des Bewegungsapparates und der Niere.

Reicht 1883 noch ein schlichtes Badehaus, empfängt ab 1901 ein großzügiges Kurhaus die Gästeschar, das 1907 durch einen Jugendstil-Anbau von Bruno Möhring erweitert wird. Doch herbe schneiden bald die politischen Wirren des 20. Jahrhunderts in die Geschichte des Parkschlösschens ein. Ein halbes Jahrhundert lang dient es ab 1923 Mannesmann-Betriebsangehörigen zur Erholung, von 1978 an

sind seine leeren Mauern dem Verfall preisgegeben.

Etwa 200 Jahre nach der Erschließung der Thermalquelle übernimmt im Jahr 1990 Familie Preuß das in Vergessenheit geratene Kurhaus. Der Unternehmer Wolfgang Preuß hat am eigenen Leib die gesundheitsspendende Wirkung einer Panchakarma-Kur erfahren und ist entschlossen, ein ausdrucksvolles Zeichen für den Ayurveda zu setzen. Die deutschlandweite Suche seiner Familie nach dem richtigen Standort für ein erstklassiges Ayurveda-Kurhotel findet in Traben-Trarbach an der Mosel ihr Ziel.

Ihr Wunsch ist ein Haus, das dem Gesundheitssuchenden einen ganzheitlichen ayurvedischen Raum nach traditioneller Lehre zur Verfügung stellt, einen gelebten Ayurveda, der bereits in den Mauern des Hauses beginnt.

Architekt Kurt Jochum, dem die Lehre des Ayurveda und die vedischen Architekturprinzipien nach Vastu wohlvertraut sind, übernimmt die Sanierung des denkmalgeschützten

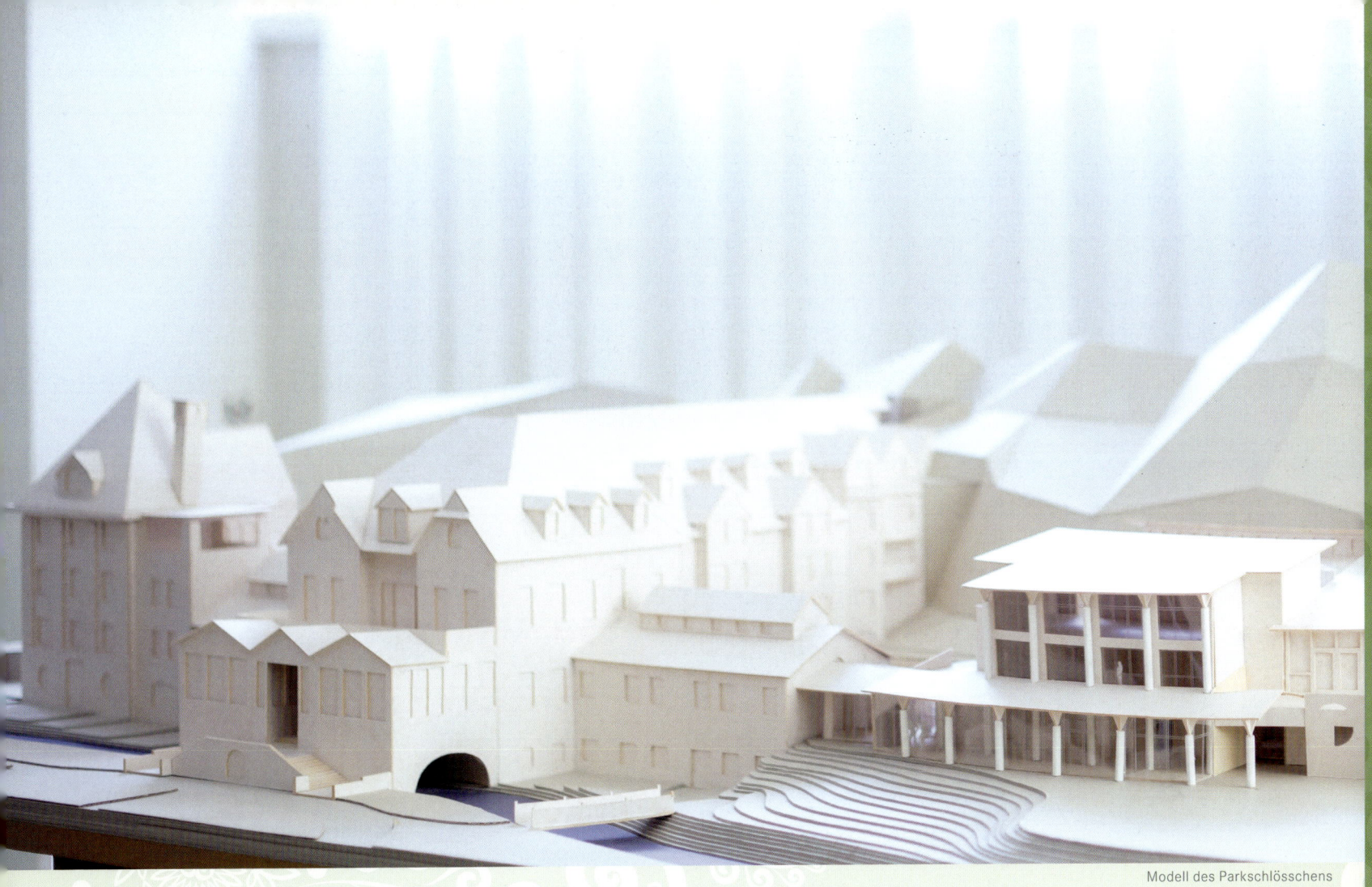

Jugendstilhauses und die Errichtung des Neubaus. Im Februar 1993 öffnet das Ayurveda Parkschlösschen nach 15-jährigem Dornröschenschlaf zum ersten Mal wieder seine Tore, um Gäste zu empfangen und sich mit authentischem Ayurveda und hochklassigem Service einen klangvollen Namen zu machen.

Keine 10 Jahre später, im Jahr 2002, steht eine umfangreiche Erweiterung an. Das Parkschlösschen übernimmt das unmittelbar angrenzende, städtische Kurmittelhaus und lässt daraus die lichtdurchflutete Veda-Therme und dazwischen einen völlig neuen Komplex mit Ärztetrakt, Yogasaal und Ayurveda-Shop entstehen. Das heilkräftige Wasser der alten Quelle, das schon aus allen Wasserhähnen des Parkschlösschens strömt, speist auch das große Becken der Veda-Therme. Unmittelbar nach Ende der Baumaßnahme wird das Parkschlösschen mit 5 Sternen ausgezeichnet.

Eine innenarchitektonische Umgestaltung folgt 2008. Im Herzstück des Hauses, der Therapieabteilung, verbinden sich indische Elemente mit edlen Hölzern und Natursteinen aus der Region. Restaurant, Zimmer und vor allem Rezeption und Lobby empfangen den Gast grundlegend erneuert mit edlen, natürlichen Materialien im Zeitgeist.

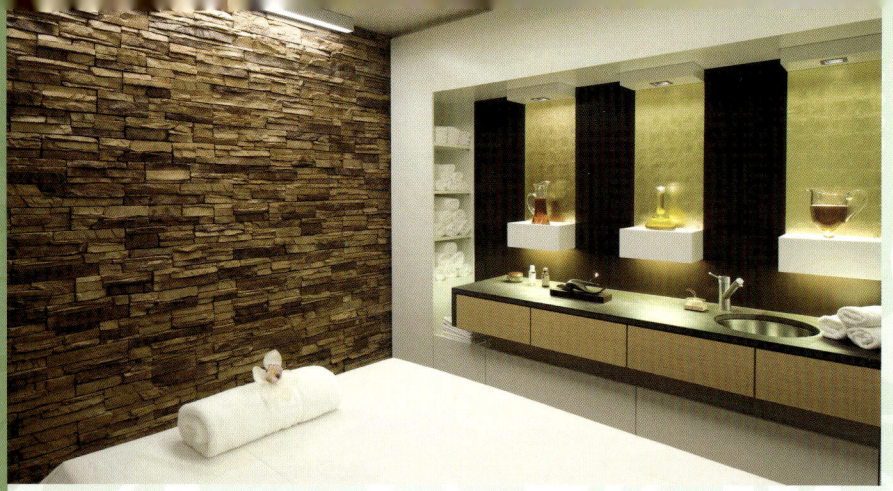
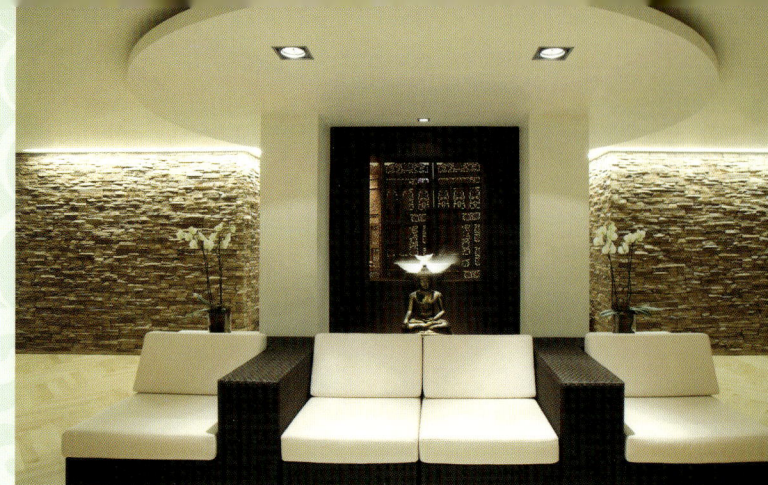

Die vedische Bau- und Wohnkultur Vastu

Vastu lehrt, dass ein freier Natur-raum wie ein unbebautes Grundstück nur scheinbar leer ist. Es wird durch-drungen von Energie. Die Strahlen der Sonne, der Erdmagnetismus, die elek-trische Spannung von verschiedenen Materialien, die thermische Strahlung von Kälte und Wärme erzeugen zusam-men eine charakteristische Qualität. Umfängt man einen Teil des Grund-stücks mit Mauern, werden die neu ent-standenen Räume zu einem belebten Organismus mit einer eigenen Aus-strahlung.

Das wichtigste Merkmal des ge-sundheitsfördernden Bauens ist das richtige Grundstück mit einer guten Bodenbeschaffenheit, an zweiter Stelle steht die Gebäude- und Raumplanung nach den vier Himmelsrichtungen und schließlich die Ausgestaltung mit bau-biologischen Materialien.

Ist das Grundstück wie beim Park-schlösschen bereits vorhanden, gleicht man Unerwünschtes durch spezielle Baustoffe aus. Der natürliche Boden unter dem Parkschlösschen enthält hauptsächlich Moselschiefer, der von Wasseradern durchzogen ist. Um die vom Wasser erzeugte geologische Un-ruhe auszugleichen, wurde eine massi-ve Lage von Kalkschotter in den Bo-den eingebracht, die mit ihrer dichten, schweren Qualität Ruhe erzeugt.

Da ein Haus und seine Materialien nachhaltig auf den Menschen wirken, der in ihm lebt, braucht die Gebäude-planung Gleichgewicht, Qualität und Struktur. Gleichgewicht entsteht durch eine spiegelbildliche Anordnung, ähn-lich den beiden Seiten des menschli-chen Körpers, und durch harmonische Proportionen.

Das Maß der Harmonie war und ist der Goldene Schnitt. Ihm gehorch-ten schon die alten indischen Baumeis-ter und seit der Spätantike auch die rö-mischen und griechischen Architek-ten. Im Parkschlösschen ist er in allen Abmessungen des Neubaus und viel-fach auch in der alten Bausubstanz zu finden. Der spiegelbildlichen Anord-nung folgen für alle sichtbar die beiden Speisesäle und die rechtwinklig ab-zweigenden Gängen rechts und links des Eingangsbereiches.

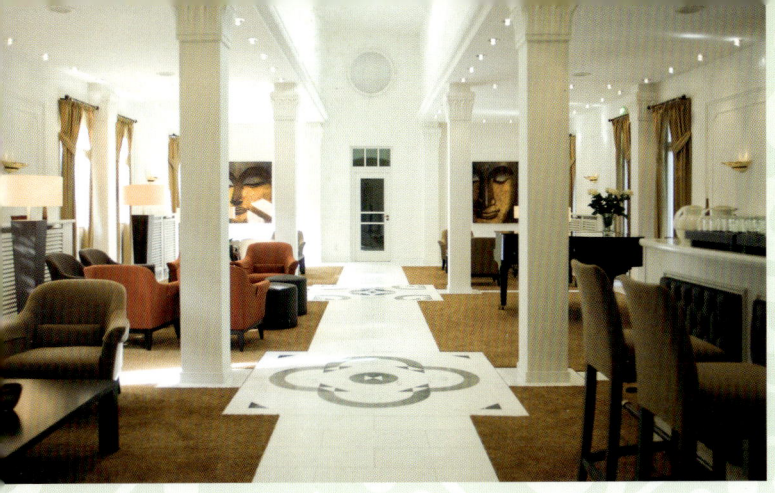
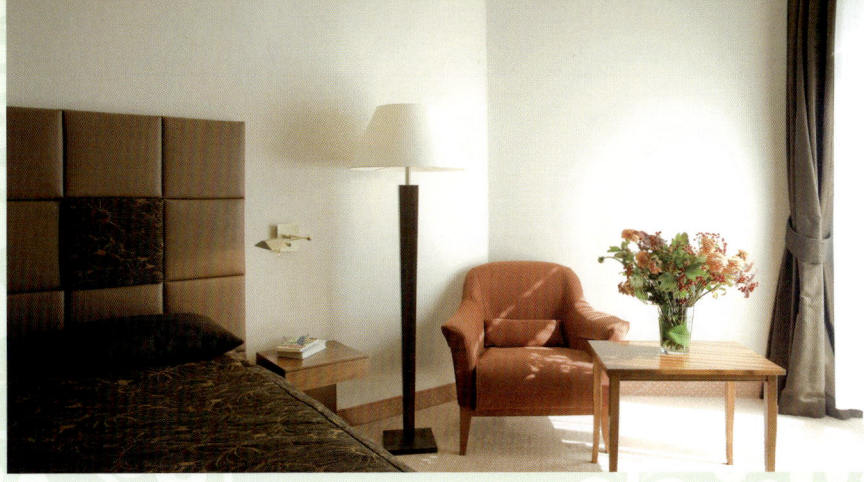

Die ideale **Himmelsrichtung** für den Haupteingang liegt im Norden oder Osten. Ist dies nicht durchführbar, soll von jeder Seite ein Zugang ins Haus geschaffen werden, so wie dies im Parkschlösschen umgesetzt wurde. Küche und Restaurant liegen den Vastu-Prinzipien getreu nach Süden, und fangen die Pitta-Energie der Sonne für die Heil- und Gourmetkost des Hauses ein.

Nicht nur ein gutes Fundament gilt es zu bauen. Um die erzeugte Energie bis in die **Räume** der oberen Stockwerke mitzunehmen, braucht es weitere unterstützende Maßnahmen. In den Gästezimmern des Parkschlösschens geschieht dies durch etwa 5 Zentimeter dicke, reine Marmorplatten, die unter jedem Bett in den Estrich eingelassen sind, und durch die Schutzummantelung aller stromführenden Leitungen. Beides gewährt einen heilsamen Schlaf frei von elektromagnetischen oder anderweitigen Störfeldern.

Das harmonische Raumgefühl in den Gästezimmer entsteht auch durch natürliche, atmende **Materialien** wie Seidentapeten, Wollteppiche und Holz und durch die bauliche Grundsubs-

tanz. Alle Wände und Zwischendecken bestehen aus baubiologisch unbedenklichen Materialien wie Ziegelstein und Holz, biologischer Kalkgipsputz sorgt für gesunde Wandoberflächen.

In den Formen und Farben der Parkschlösschen-Einrichtung kommt die ayurvedische **Dosha-Lehre** zur Anwendung. Im Restaurant beispielsweise befeuern orange-farbene Vorhänge und Böden aus rötlichem Kirschbaumholz sanft die Sinne, regen das Verdauungsfeuer an und unterstützen eine gute Aufnahme der Mahlzeiten.

Der Ayurveda

Eine universelle Heilkunde

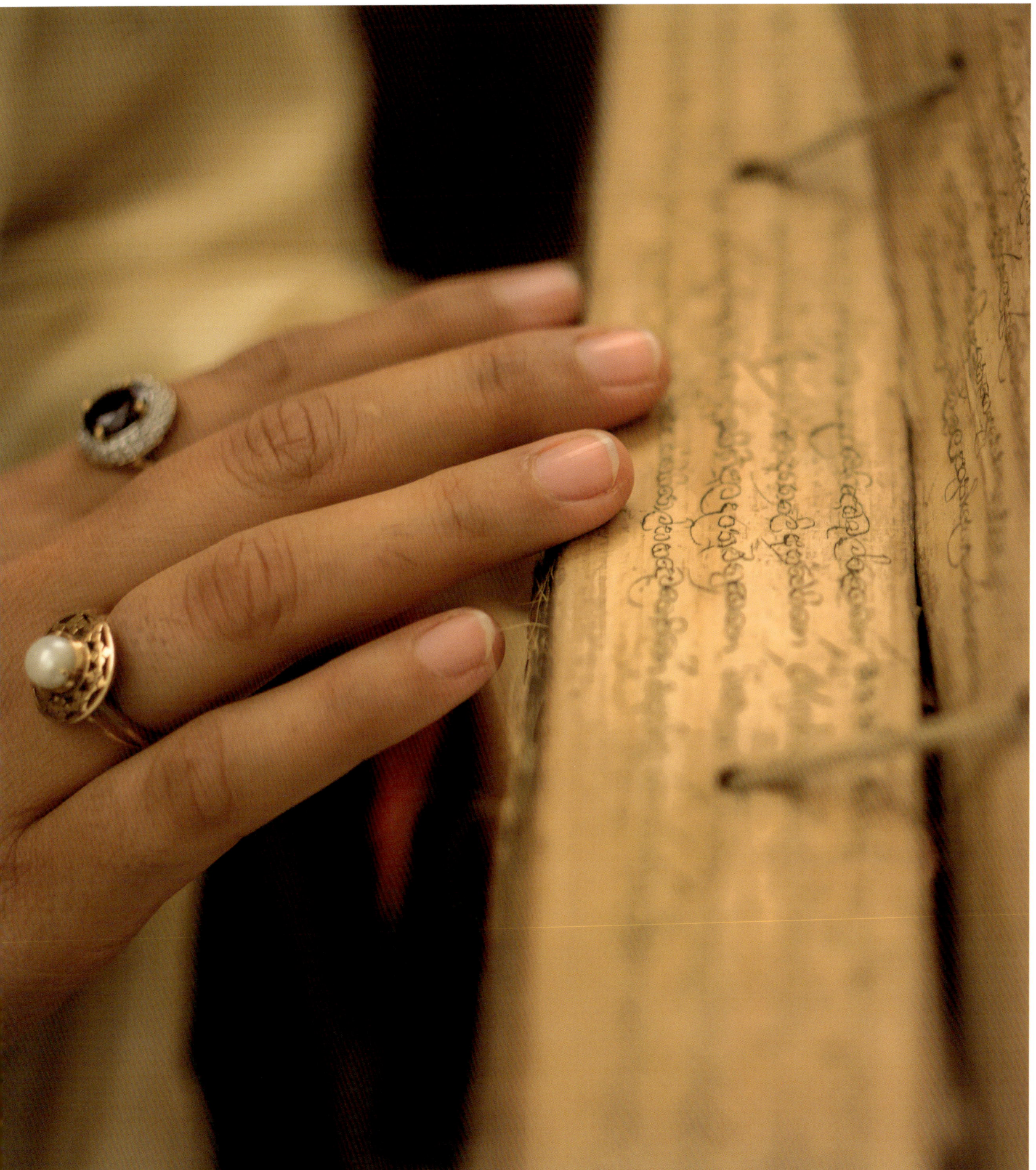

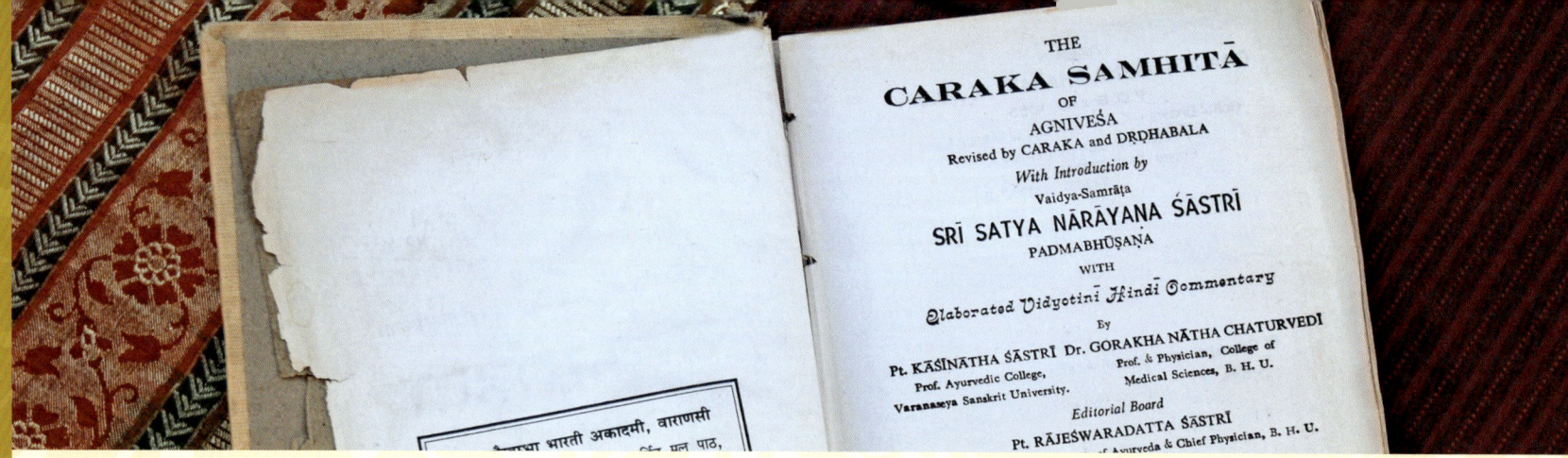

Die Caraka Samhita, Standardwerk des Ayurveda

Die Geschichte des Ayurveda

> Ayurveda ist
> ewig, ohne
> Anfang und
> Ende, denn die
> Gesetze des Lebens
> sind von universeller
> Natur und ihre
> Eigenschaften
> zeitlos.

*Caraka Smahita
sutr. 30.27*

Der Ayurveda gilt als älteste Heilkunde der Menschheit. Seine Erkenntnisse entstammen der vedischen Zivilisation, einer Hochkultur, die entlang der alten Flussläufe des Saraswati und des Indus blühte, als die Mehrzahl der Völker noch auf dem Entwicklungsstand der Steinzeit waren.

Der Begriff des Ayurveda entstand aus den beiden Sanskritwörtern ayus, das Leben, und veda, das Wissen, und bedeutet wörtlich übersetzt das Wissen vom Leben. Tatsächlich ist der Ayurveda keine Weltanschauung, sondern eine Wissenschaft, die auf exakter Naturbeobachtung beruht. Seine universelle Lehre beschreibt systematisch die Gesetzmäßigkeiten des Kosmos, die der gesamten Schöpfung zugrunde liegen. Sie bestimmen die Entstehung von Raum und Zeit, die Struktur von Sternen und Atomen und werden auch in Gesundheit und Krankheit des Menschen sichtbar.

Historisch gesehen liegt der Ursprung der vedischen Lehre in der Zeit zwischen 6.000 bis 3.000 v. Chr.. Vermutlich im 2. Jahrtausend v. Chr. wurde die Rigveda, die älteste der heiligen Schriften Indiens und der Grundstein der Veden, aufgezeichnet, nachdem sie über Jahrtausende ausschließlich mündlich von Generation zu Generation weitergegeben worden war. Die Legenden berichten durchaus unterschiedliches, doch über die Quelle des ayurvedischen Wissens sind sich alle einig: Brahma, der Schöpfer des Universums, schenkte den Menschen den Ayurveda.

Das Wissen vom Leben

Zu einer Zeit, als die Menschen in den wachsenden Städten sich von ihrem göttlichen Ursprung entfernten und immer öfter von Krankheiten heimgesucht wurden, beriefen die Rishis, die Heiligen und Seher, eine Versammlung in den Bergen des Himalaja ein. Sie wollten sich beraten, wie den Menschen zu helfen sei.

In tiefer Meditation erkannten sie Indra, den König der Halbgötter, als ihren Retter. Da auch er ein Sterblicher war, hofften die Weisen bei ihm

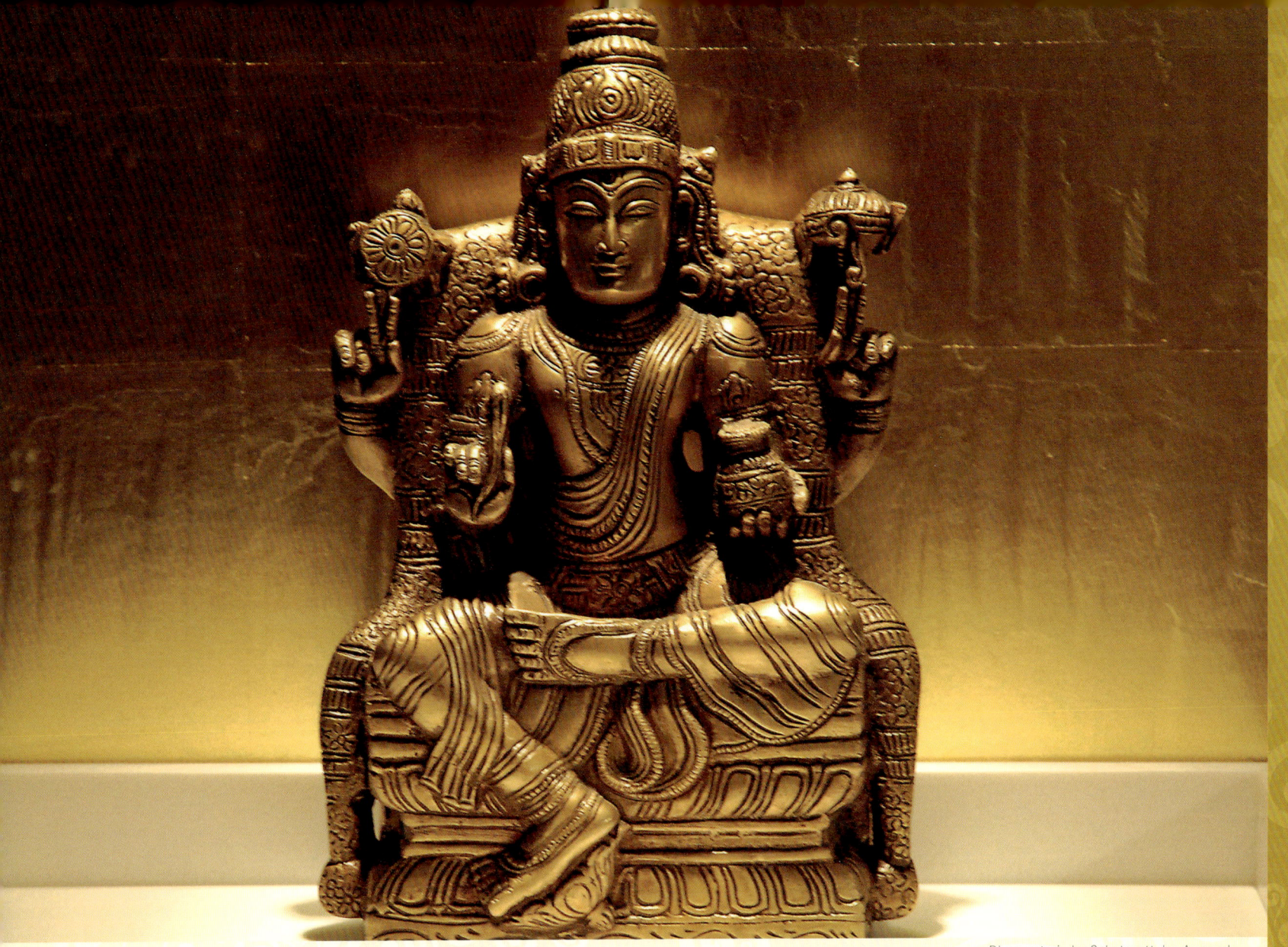

Dhanvantari, der Schutzgott des Ayurveda

auf mehr Geduld und Verständnis für menschliche Anliegen als bei Brahma, dem Schöpfer des Universums. Also entsandten sie den Weisen Bharadvaja aus ihrer Mitte, um Indra um Hilfe zu bitten.

Nachdem Indra diesen empfangen und sich von der Reinheit seiner Motive überzeugt hatte, lehrte er ihn den Ayurveda, den er selbst zuvor von Brahma empfangen hatte. Mit dem Wissen vom Leben kehrte Bharadvaja zu der Versammlung im Himalaja zu-

rück und gab die Lehre an alle Rishis weiter, die den Ayurveda in die Welt hinaustrugen.

Der Bezug auf den Schöpfer Brahma als Ursprung des Ayurveda ist ein direkter Hinweis darauf, dass in ihm grundlegende Lebensprinzipien formuliert sind. Der indische Subkontinent ist nur eine Quelle der ayurvedischen Lehre. Das Wissen vom Leben ist universell und tritt in vielen Kulturen der Welt zutage.

Die ayurvedische Philosophie

Der Ayurveda betrachtet den Menschen als eine Einheit aus Körper, Geist und Seele. Entstanden aus den fünf Elementen, eingebunden in die Kräfte zwischen Himmel und Erde, befindet er sich in einem immerwährenden Austausch mit der Welt, die ihn umgibt.

Der ewige Kreislauf des Lebens entspringt der Antimaterie, dem Urgeist Purusha, an dem auch das unverwechselbare und unveränderliche Selbst des Menschen Anteil hat. Aus dieser Antimaterie geht Prakriti hervor, die Urkraft oder Materie, aus der alle Erscheinungen entstehen. Für diesen Moment der Schöpfung verwendet die moderne Wissenschaft das Bild des Urknalls, ein Ereignis weit zurückliegend in der Vergangenheit, das den Eindruck entstehen lässt, es wäre einmalig und längst abgeschlossen. Für den Ayurveda jedoch ist die Schöpfung ein immerwährender Prozess, der keinen Anfang und kein Ende hat. Der Mensch, die Welt, das belebte Universum entstehen jeden Augenblick neu aus dem kreativen Spannungsfeld dieser beiden Kräfte Purusha und Prakriti. Nur so ist Evolution, die Intelligenz eines sich weiter entwickelnden Lebens, möglich.

Durchdrungen wird die kosmische Urmaterie Prakriti von den Trigunas, den drei Urkräften Sattva Bewusstheit, Rajas Aktivität und Tamas Passivität. Sie wirken bis in die irdische Natur und in das tägliche Leben des Menschen, denn in ihnen wurzeln die drei elementaren Kräfte der Doshas Vata, Pitta und Kapha. Gemeinsam mit den Trigunas bestimmen sie als komplexe Regelsysteme über das psychische und körperliche Wohlbefinden des Menschen. Befinden sich alle diese ineinandergreifenden Ebenen in einem fließenden Gleichgewicht, ist der Mensch gesund.

Doch der Mensch ist nicht hermetisch abgeriegelt gegenüber seiner Umwelt. Er unterliegt fortwährend Einflüssen, die sein Gleichgewicht herausfordern. Die Tore, durch die die äußeren Geschehnisse sein inneres Erleben erreichen und bewegen, sind die fünf Sinne. Sie sind den fünf Elementen Raum, Luft, Feuer, Wasser und Erde zugeordnet, aus denen der Kosmos als

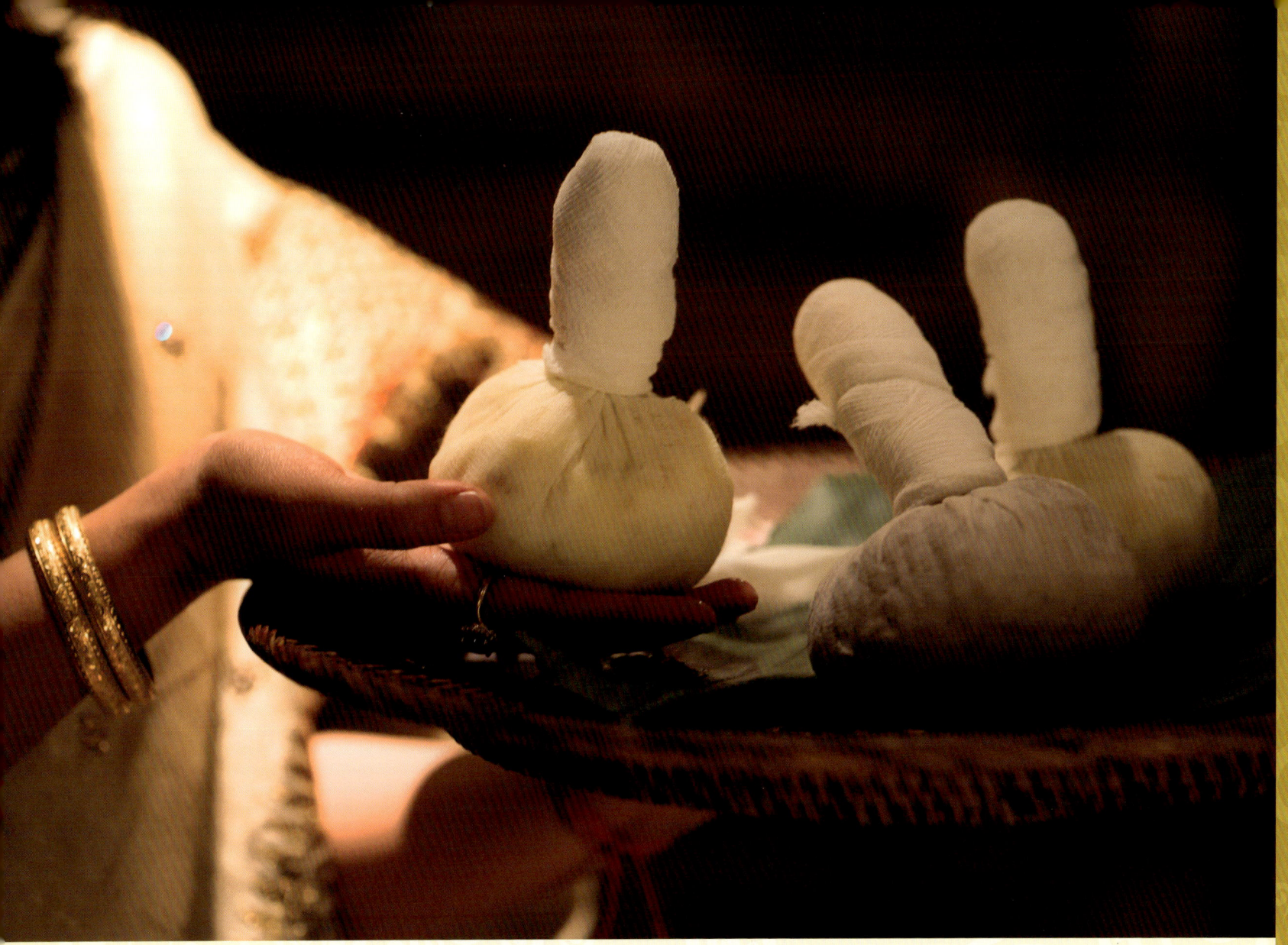

Ganzes und der Mensch als sein Teil bestehen. Erst durch die Wahrnehmung von Schall, Berührung, Farbe, Geschmack und Geruch bekommen ein Lied und ein Buch, eine Landschaft und eine Blume eine erfahrbare Wirklichkeit.

Für den Ayurveda ist der ständige Fluss von Information und Erkenntnis, Bewegung und Veränderung, ein natürlicher Ausdruck des Lebens. Und bei allem präzisem Wissen über das Behandeln von Krankheit ist der Er-

halt der Gesundheit sein wesentliches Ziel. Die Lehre dazu entspringt einem geistigen Prinzip, das alles einschließt und nichts ausgrenzt. Der Ayurveda nimmt die Welt, so wie sie ist. Er verbietet nicht, er gleicht aus und weist den Weg zu einem Leben in Einklang mit sich und der Natur. Nur dann kann der Mensch im wahren Sinne heil sein.

Die Regelkräfte der Doshas

Das Raum-Zeit-Kontinuum des irdischen Sonnensystems besteht aus den fünf Grundelementen Feuer, Wasser, Erde, Luft und Raum und wird bestimmt durch die aus ihnen sich entwickelnden Prinzipien der drei Doshas Vata, Pitta und Kapha. Ihre Kräfte wirken in den natürlichen Biorhythmen von Tag und Nacht, im Lauf der Jahreszeiten und im Werden und Vergehen der Jahre. Auch die Fülle der Materie unterliegt ihren Regelmechanismen und mit ihr der Mensch in seiner Vielfalt und Unverwechselbarkeit.

Ein individuelles, angeborenes Kräfteverhältnis der drei Doshas, die sogenannte Dosha-Konstitution, formt die körperliche Gestalt eines Menschen und bestimmt auch über persönliche Anlagen. Als übergeordnete Regelsysteme greifen die Doshas in alle Bereiche des Organismus ein, in der Zelle wie im gesamten Körper. Sie steuern die Geschwindigkeit der Denkprozesse, die Kommunikation zwischen Gehirn und Nerven, die Verdauung und die Verstoffwechselung von Nahrung, den Auf- oder Abbau von Gewebe.

Und sie drücken sich in allen Vorlieben und Abneigungen aus.

Nur selten gibt es Dosha-Konstitutionen mit nur einem charakterisierenden Dosha. Die meisten Menschen sind von zwei Doshas bestimmt. Sind alle Doshas gleichwertig ausgeprägt, spricht man von einer Tridosha-Konstitution (siehe Dosha-Test S. 168 ff.).

Das fließende Kräftegleichgewicht der persönlichen Dosha-Konstitution kann durch eine dauerhafte falsche Lebensführung verändert werden und Krankheit verursachen. Deshalb ist ein wichtiger Bestandteil der ayurvedischen Diagnose die Feststellung der angeborenen Konstellation sowie der Abweichung davon. So lassen sich Ungleichgewichte frühzeitig erkennen und behandeln.

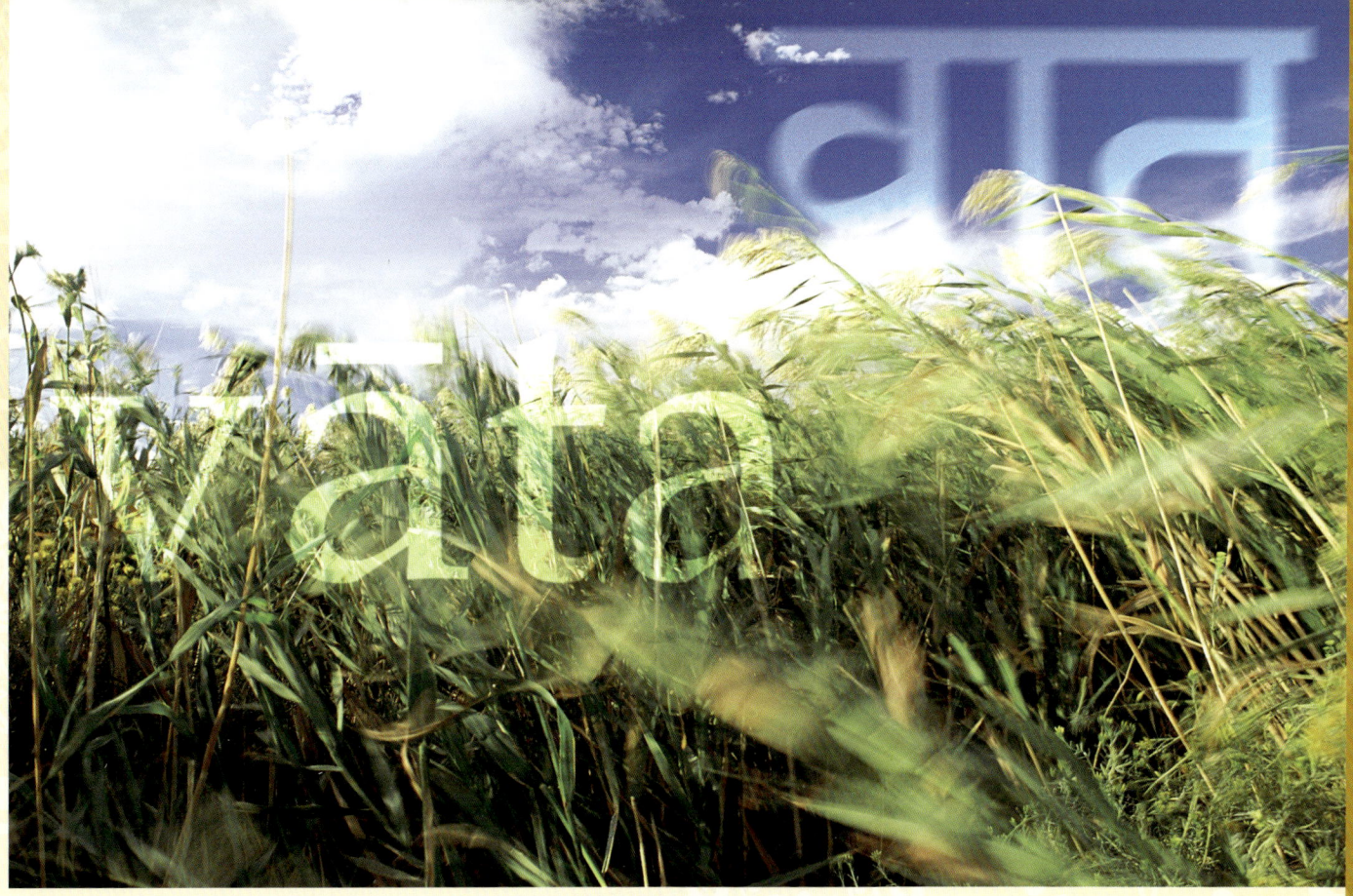

Das Dosha Vata

Vata speist sich aus den Elementen Raum und Luft und ist dem Hörsinn und dem Tastsinn zugeordnet. Die Eigenschaften von Vata sind trocken, leicht, mobil, beweglich, lebhaft, kalt, scharf und rau.

Seine universelle Kraft ist die Bewegung. Auf der kosmischen Ebene treibt es die Ausdehnung des Universums an, auf der planetaren Ebene erhält es die Erdatmosphäre, bewegt Kontinente und begleitet den Fluss auf seinem Weg von der Quelle zum Meer.

Im menschlichen Körper herrscht Vata über alle Hohlräume wie die Atemwege mit der Lunge und die Bauchhöhle. Es steuert die Bewegungsabläufe von Kreislauf, Atmung und Darmperistaltik. Und es ist der Motor für die Kommunikation im Nervensystem und die Aktivität des Geistes.

Menschen mit Vata-Konstitution sind entweder hochgewachsen oder eher klein, schlank und feingliedrig. Sie haben einen Drang zu häufigen Veränderungen und lieben die Abwechslung, neigen dabei aber zu Unsicherheit. Ihre Haut ist trocken und von gut sichtbaren Adern durchzogen. Sie frieren schnell und brauchen viel Sonne und Wärme. Ihr Appetit ist wechselhaft und wird allzu oft einfach übergangen, weil es Interessanteres zu tun gibt. Der vata-dominierte Mensch ist empfindsam, begeisterungsfähig, kreativ und von rascher Auffassungsgabe.

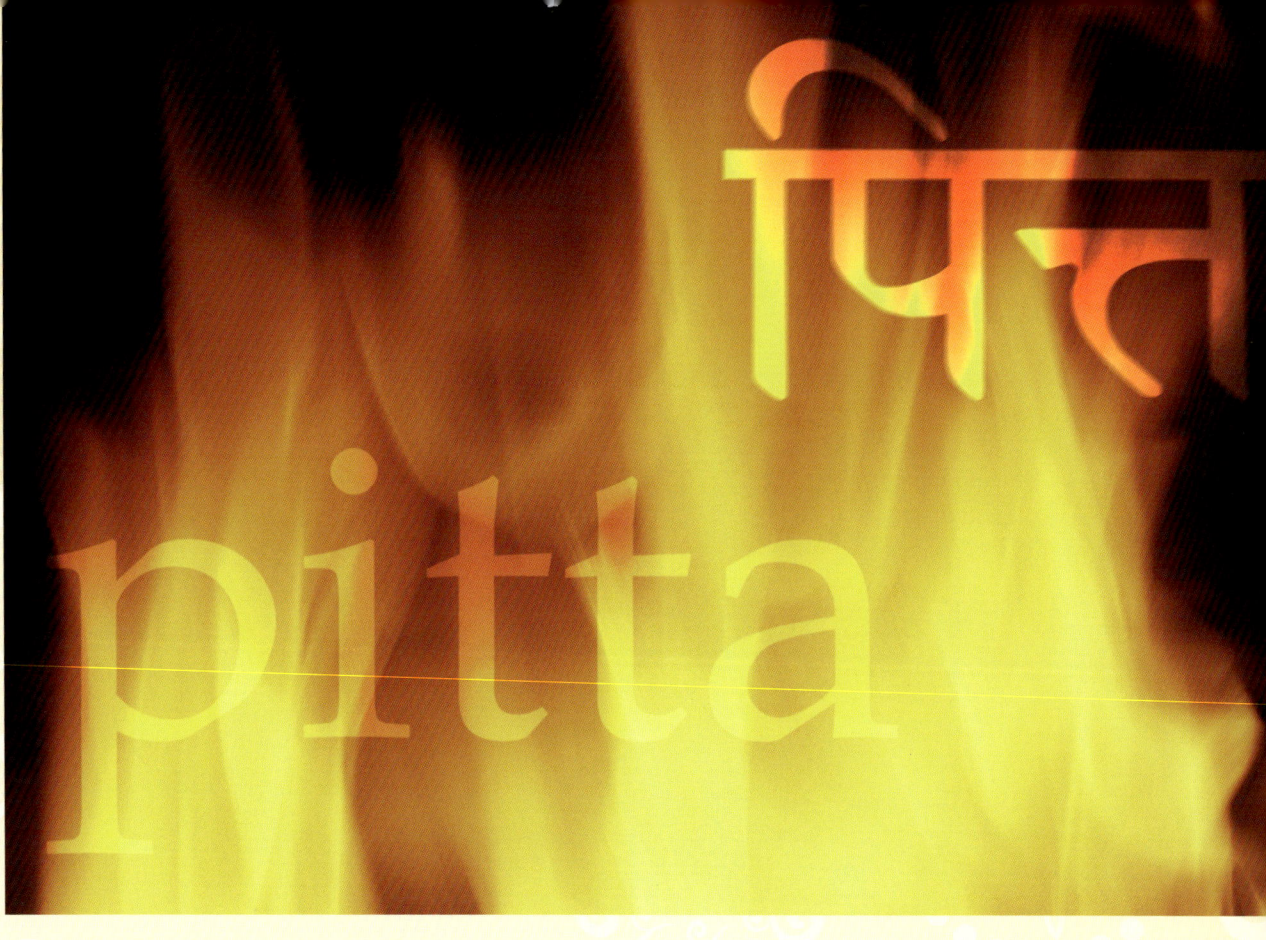

पित्त

pitta

Das Dosha Pitta

Pitta speist sich aus den Elementen Feuer und Wasser und ist dem Sehsinn und dem Geschmackssinn zugeordnet. Die Eigenschaften von Pitta sind heiß, flüssig, sauer und scharf.

Seine universelle Kraft ist die Transformation. Auf der kosmischen Ebene erzeugt es aus den verdichteten Gasen der irdischen Sonne lebensspendendes Licht, auf planetarer Ebene verwandelt es Felsen in Lava, Wasser in Wolken und Holz in Wärme.

Im menschlichen Körper ist Pitta das Stoffwechselprinzip, es reguliert das Verdauungssystem, die Körpertemperatur und den Wärmehaushalt. Im Verstand fördert es die Verarbeitung von Wahrnehmungen und Erfahrungen, es schärft den Intellekt und befördert die emotionale Ausdrucksfähigkeit.

Menschen mit Pitta-Konstitution sind mittelgroß, von athletischem Körperbau und wohlproportioniert. Sie haben einen großen Bewegungsdrang und lieben die sportliche sowie die berufliche Herausforderung. Ihre Haut ist empfindlich, gut durchblutet und gerötet. Sie schwitzen schnell, neigen zu frühem Ergrauen und zu Haarschwund. Ihr Appetit ist groß, die Verdauung sehr gut. Der pitta-dominierte Mensch ist analytisch, präzise bis perfektionistisch und ein überzeugender Redner.

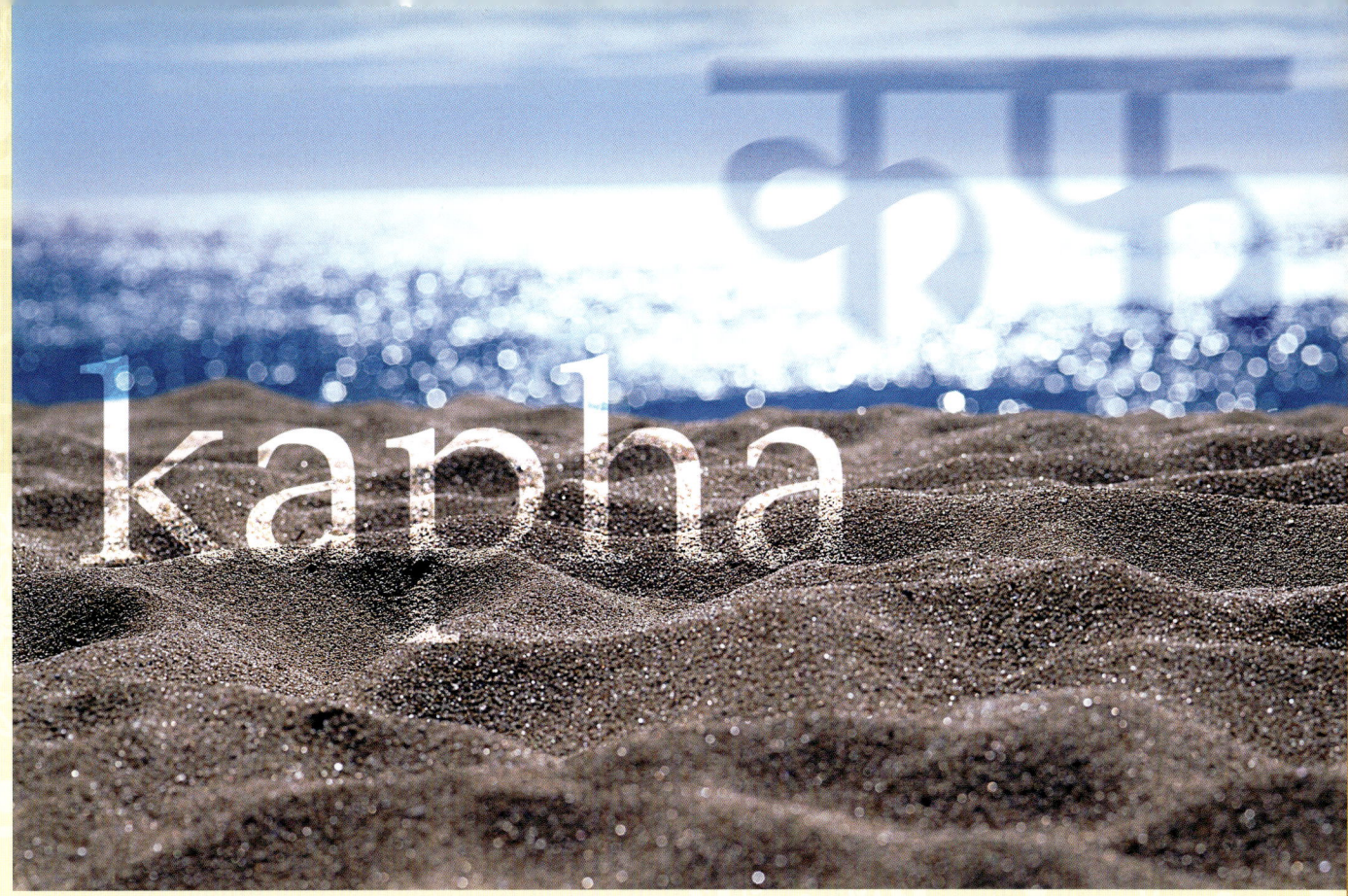

Das Dosha Kapha

Kapha speist sich aus den Elementen Erde und Wasser und ist allen fünf Sinnen zugeordnet. Die Eigenschaften von Kapha sind langsam, schwer, kalt, klar, dicht, klebrig, süß, fest, weich, sanft und üppig.

Seine universelle Kraft ist das Strukturprinzip. Auf der kosmischen Ebene baut es Sonnensysteme und sorgt mit seiner Schwerkraft dafür, dass die Planeten in ihrer Bahn bleiben. Auf planetarer Ebene ist es der Landschaftsarchitekt, der die Kontinente zusammenhält, die Berge verankert und die Erde bewässert.

Auch im menschlichen Körper ist Kapha das Strukturprinzip, es bildet die Gestalt, sorgt für die Stabilität des Knochengerüsts und den Zusammenhalt der Gewebe, reguliert den Flüssigkeitshaushalt, befeuchtet die Schleimhäute und erhält die Abwehrkraft.

Menschen mit Kapha-Konstitution sind stämmig und von kräftigem Körperbau, dabei wohlproportioniert. Starke Muskeln und ein gut entwickeltes Fettgewebe geben ihnen große Ausdauer, ihre Liebe aber gehört der Entspannung. Ihre Haut ist rein und fest. Ihr Stoffwechsel ist eher langsam und sie bevorzugen den süßen Geschmack. Der kapha-dominierte Mensch ist beständig und geduldig, hat ein ausgezeichnetes Gedächtnis und ein großes Durchhaltevermögen.

Die Doshas im Tageslauf

Die frühmorgendliche Vata-Phase ab 2 Uhr morgens ist wichtig für die Produktion von Hormonen, die das Wachstum, das Immunsystem und den gesunden Schlaf-Wach-Rhythmus steuern. Wer in der Vata-Zeit vor 6 Uhr aufsteht, nimmt Leichtigkeit und Frische mit in den Tag. In der morgendlichen Kapha-Phase ab 6 Uhr fällt das Aufstehen zunehmend schwerer, es lässt den rechten Schwung missen, und der Körper braucht eine längere Anlaufzeit.

Das mittägliche Pitta dominiert ab 10 Uhr. Körperliche und geistige Arbeiten fallen leicht, Gedächtnis und Lernfähigkeit sind in Hochform. Neues Wissen, neue Aufgaben und natürlich die Hauptmahlzeit am Mittag lassen sich mit Hilfe von Pitta leicht verdauen. Die Kreativität bekommt mit dem nachmittäglichen Vata ab 14 Uhr einen neuen Schwung.

Das abendliche Kapha macht Körper und Geist ab 18 Uhr angenehm schwer. Wer vor 22 Uhr ins Bett geht, schläft am besten. Zwar macht das nächtliche Pitta ab 22 Uhr wieder munter, doch soll diese Energie nicht

dem Wachbleiben dienen, sondern den Stoffwechselvorgängen im schlafenden Körper. Wer in der Kapha-Zeit zu Bett gegangen ist, schläft tief, und Körper und Geist regenerieren sich optimal. Wärmeproduktion, Zellteilung und Hautstoffwechsel erreichen ihren Höhepunkt, ebenso wie die Produktion von Wachstumshormonen. Der Geist verarbeitet im Traum die Tagesereignisse.

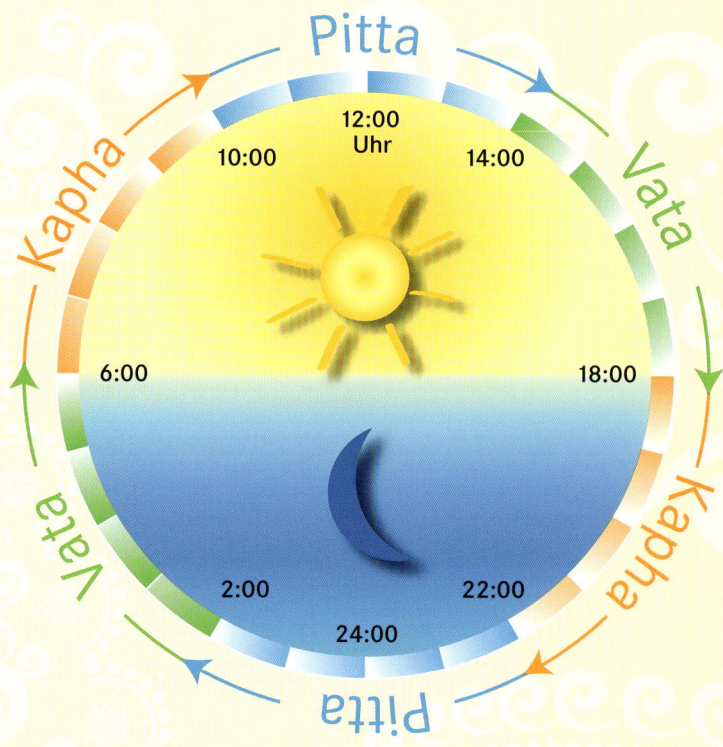

Die Doshas in den Jahreszeiten

Sonne, Wind und Wetter der vier Jahreszeiten bieten ein weites Spielfeld für die elementaren Kräfte der Doshas und nehmen Einfluss auf das menschliche Dosha-Gleichgewicht.

Im Frühling herrscht Vata mit launenhaftem Aprilwetter zwischen Regen, Schnee und ersten Sonnenstrahlen. Trotz Wärme ist der Wind noch aufgeladen mit der Schneekälte der Berge und oft ein Vorbote von Erkältungskrankheiten.

Über den Sommer regiert Pitta mit einer strahlenden Sonne und Hitze. Das Leben verlagert sich nach Draußen in die Natur und ans Wasser, es ist aktiv und bewegt und braucht immer wieder Kühlung im Schatten.

Im Herbst kehrt wechselhaft und windig das Vata zurück. Es ist leicht, fein, trocken, beweglich, rau und kalt, wie die tanzenden Blätter im Herbstwind. Die Haut wird spröde, der Schlaf leichter.

Im Winter herrscht Kapha vor, schwer und feucht schläft die Erde unter dem Schnee. Der Takt des Lebens wird träger und sucht die Wärme vor dem Ofen.

Der Dosha-Zyklus im menschlichen Leben

Wie der Tag und das Jahr unterliegen auch die großen Abschnitte eines Menschenlebens den Prinzipien der drei Doshas. Der erste Lebensabschnitt von Kindheit und Jugend bis zur Pubertät unterliegt dem Kapha-Prinzip. Der Geist lernt, der Körper wächst, alle Körpergewebe und die Immunabwehr befinden sich im Aufbau.

Der zweite Lebensabschnitt zwischen 16 und 50 Jahren unterliegt Pitta. Geist und Körper sind entwickelt, der Mensch ist in der aktivsten Phase seines Lebens. Er arbeitet an seiner Karriere, gründet eine Familie und wird sesshaft.

Im dritten Lebensabschnitt nach dem 50. Lebensjahr übernimmt Vata das Zepter. Die Spannkraft lässt langsam nach, körperliche Bedürfnisse rücken eher in den Hintergrund. Der Geist befreit sich nun leichter von irdischen Zielen und sucht die Weisheit.

Die Gunas

Nach der ayurvedischen Lehre sind die Urkräfte der drei Gunas, auch Trigunas genannt, älter als das Universum und Teil des Schöpfungsprozesses. Als Bewusstheit Sattva, Aktivität Rajas und Passivität Tamas gehören sie zum Wesen aller Dinge und aller Lebewesen.

Im Menschen prägen sie die psychologischen Merkmale des Geistes und bestimmen das Temperament, den Charakter und das Gemüt. Ähnlich den Doshas sind ihre Qualitäten jedem Menschen in unterschiedlicher Ausprägung angeboren. Wer sein vorherrschendes Guna kennt, kann falsche Erwartungen an sich selbst loslassen.

Die sattvische Mentalqualität

Sattva ist das Prinzip der Reinheit. Es strebt nach Bewusstsein und Beständigkeit. Wünsche, die aus Sattva entstehen, sind von Selbstlosigkeit bestimmt und suchen nach Wissen und Glück.

Die sattvische Konstitution ist sanft und bescheiden, einfühlsam und ver-ständnisvoll. Sie sucht nach Harmonie und Gleichgewicht und geht achtsam mit sich und anderen um. Sattva ist gleichzusetzen mit Ausgeglichenheit, Freundlichkeit und Fröhlichkeit.

Die rajasische Mentalqualität

Rajas ist das Prinzip der Aktivität und der Leidenschaft. Es strebt nach Bewegung und Entwicklung. Wünsche, die aus Rajas entstehen, sind selbstbezogen und streben nach Verwirklichung.

Die rajasische Konstitution ist dynamisch und produktiv, zielstrebig und fleißig. Ist Rajas im Übermaß vorhanden, macht es unzufrieden, selbstsüchtig und aggressiv. Seine Kreativität verwandelt sich in Manipulation, Mut wird zu Rücksichtslosigkeit, Stolz zu Arroganz.

Die tamasische Mentalqualität

Tamas ist das Prinzip der Untätigkeit. Es strebt nicht nach Zielen, sondern nach Ruhe und Nichtwissen. Aus Tamas entstehen keine klaren Wünsche, als Ersatz werden sie oft aus dem Umfeld übernommen.

Die tamasische Konstitution ist geduldig und enorm belastbar. Ist Tamas im Übermaß vorhanden, wandelt sich Nichtwissen in Irrtum, Toleranz zu Gefühllosigkeit und Belastbarkeit in eine negative Lebenshaltung mit Depressionen.

Von den drei Urkräften ist Sattva der Bewahrer des Universums. Rajas ist der Erschaffer und hält den Schöpfungsprozess in Gang, Tamas ist der Zerstörer und schafft so Platz für Neues. Die Kräfte der Trigunas stehen für den großen Kreislauf des Lebens, für den Anfang, das Ende und die Erneuerung, der in jedem belebten und unbelebten Objekt wirkt. Eine Pflanze braucht Tamas, um in der Erde zu überdauern, Rajas, um emporzuwachsen und Sattva, um ihre Blüte zu entfalten.

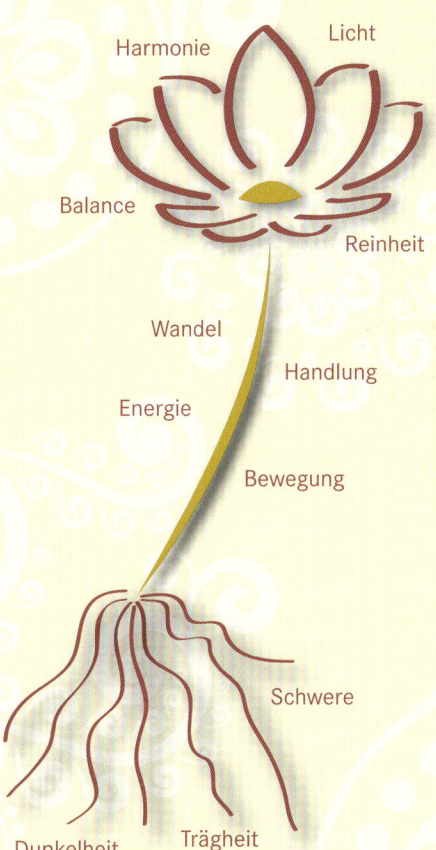

Schematische Darstellung der Gunas

Harmonie · Licht · Balance · Reinheit · Wandel · Handlung · Energie · Bewegung · Schwere · Dunkelheit · Trägheit

Sattva
ist das Prinzip der Reinheit. Es strebt nach Bewusstsein, Wissen und Glück.

Rajas
ist das Prinzip der Leidenschaft. Es strebt nach Bewegung und Entwicklung.

Tamas
ist das Prinzip der Untätigkeit. Es strebt nicht, es verharrt. Es steht für Unbewusstheit, Nichtwissen und Trägheit.

Das ganzheitliche Konzept des Parkschlösschens

Alles wirkt, alles ist Ayurveda

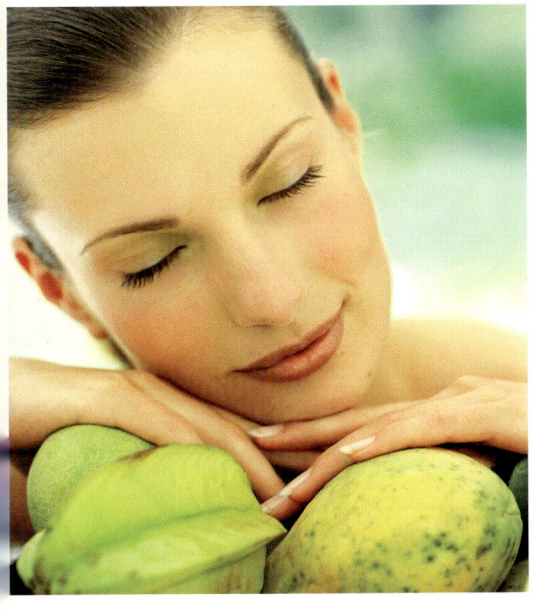
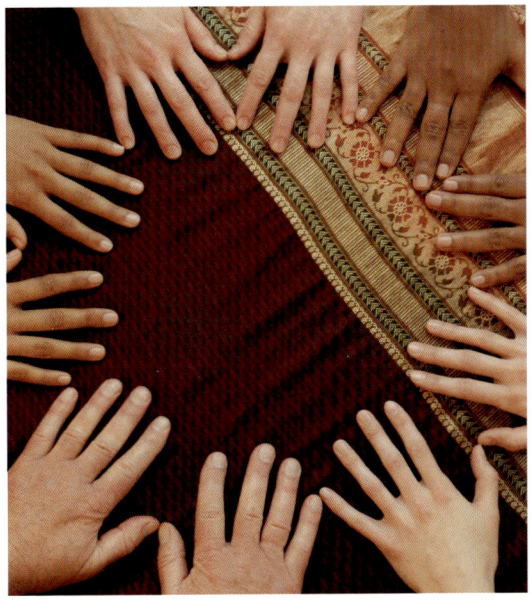
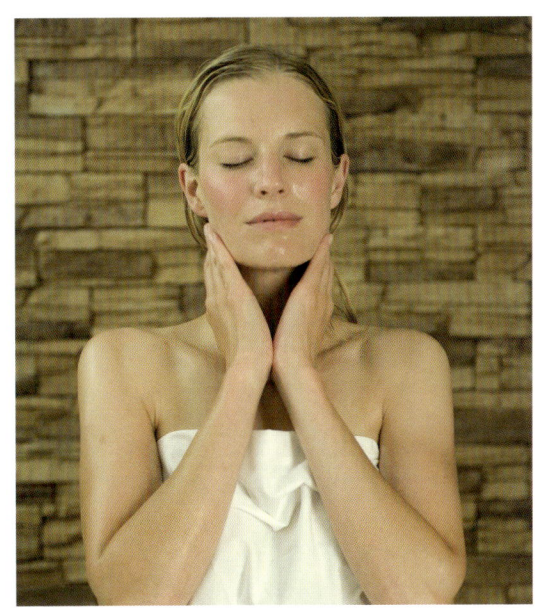
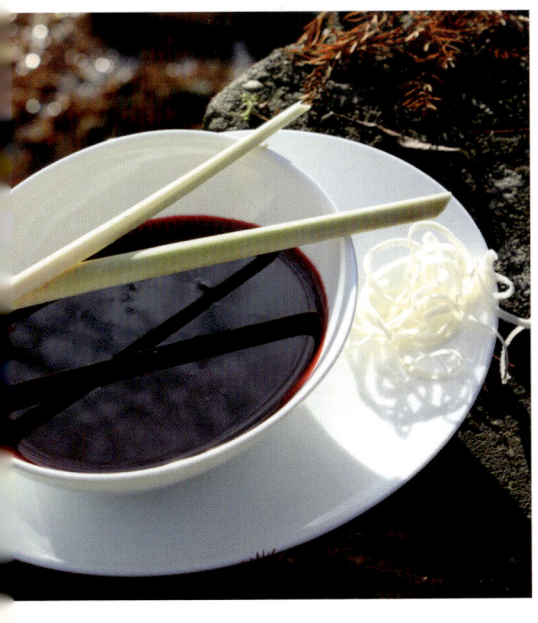
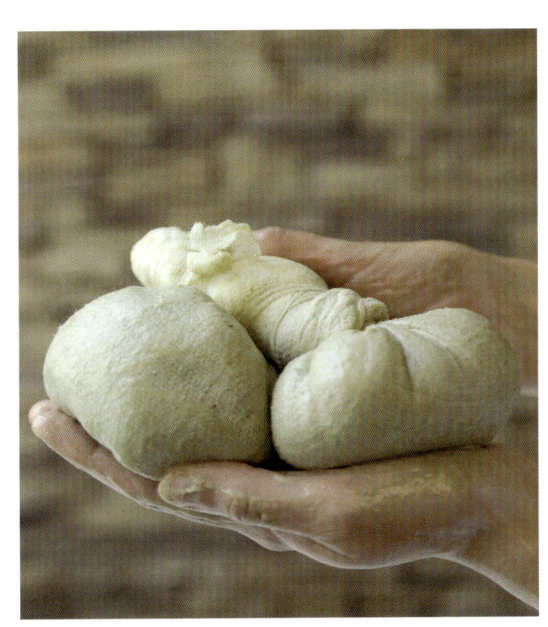
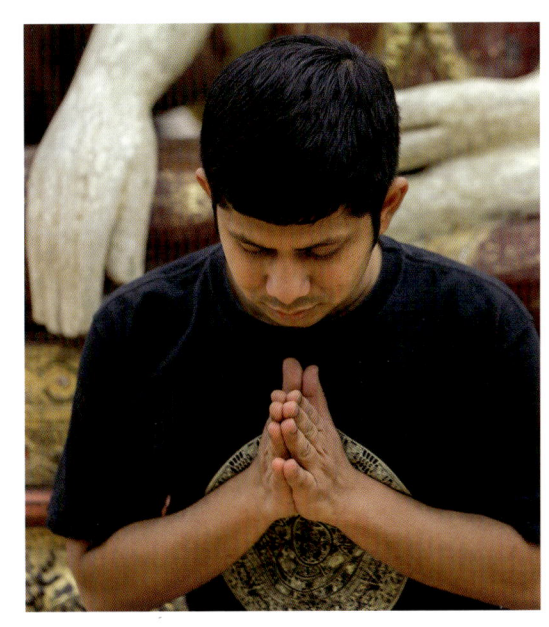
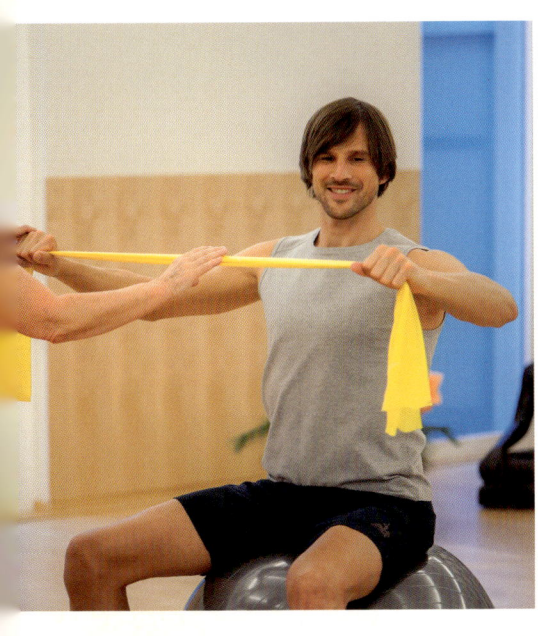
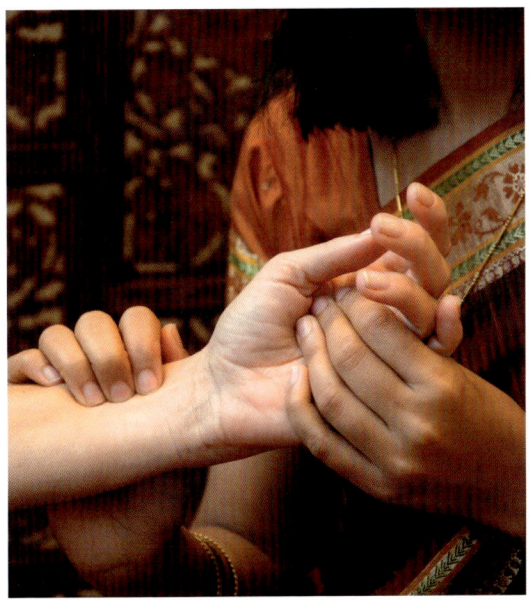
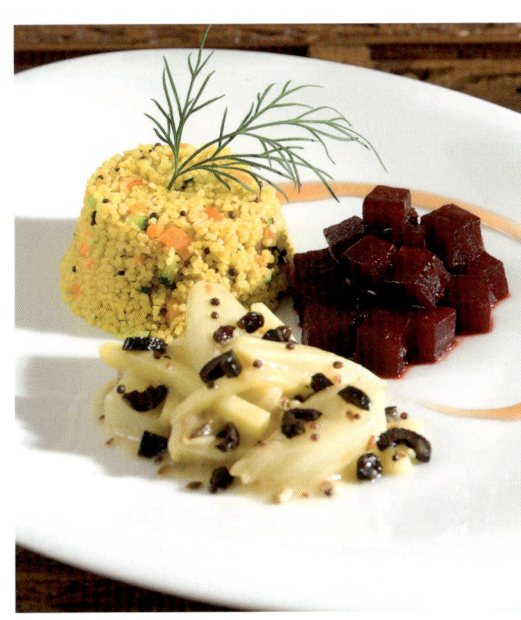

Richtig leben im Sinne des Ayurveda

In der Philosophie ist Vollkommenheit ein Moment, der im einen Augenblick erreicht, im nächsten doch wieder flüchtig ist. Ihre Erlangung ist weniger ein Zustand als ein dauerhaftes Streben danach.

Für den Ayurveda ist der Zustand der Vollkommenheit schlicht Gesundheit. Ein Mensch ist gesund, wenn seine körperlichen und geistigen Funktionen im Einklang arbeiten, er in Harmonie mit sich und der Umwelt lebt und auf sich selbst und auf seinen Nächsten achtet. Deshalb gilt es als höchstes Ziel, die Gesundheit zu erhalten.

Die Einhaltung der ayurvedischen Tagesroutine ist die beste Grundlage dafür. Sie berücksichtigt die Tageszeiten, die Ernährung und die Abwechslung zwischen Arbeit und Erholung, damit die Doshas im Gleichgewicht bleiben.

Das Aufstehen ohne Wecker ist der angenehmste Start in den Tag. Wer sein Schlafbedürfnis kennt und danach handelt, wird zuverlässig von der inneren Uhr geweckt. Als erstes Getränk regt ein Glas heißes Wasser die Verdauung an. Später kann ein warmer Vitaltrunk mit Zitrone zur Entgiftung und allgemeinen Stärkung eingenommen werden. Danach folgt die Morgentoilette mit ayurvedischer Mundpflege und einer Ganzkörper-Massage mit körperwarmem, gereiftem Sesamöl. Beginnend mit Kopf und Kopfhaut arbeitet man sich bis zu den Füßen vor, auch je ein Tropfen in Nase und Ohren ist Teil der Behandlung. Das Öl kann unter der Dusche vollständig entfernt oder einfach nur aus den Haaren gewaschen werden.

Ein Moment der Stille mit Yoga, Pranayama und Meditation ist wunderbar, um den Tag zu begrüßen und den Geist zu klären. Nach dem Frühstück erfrischt ein Spaziergang oder der Fußweg zur Arbeit den Kopf. Doch bei aller Energie sind kleine Atempausen und der regelmäßige Griff zur Tasse mit heißem Wasser wichtig für den vormittäglichen Arbeitsfluss.

Nach der Hauptmahlzeit mittags mit allen sechs Geschmacksrichtungen braucht der Körper Zeit für die Verdauung. Etwas Ruhe auf einer Bank im Grünen oder ein Verdauungsspaziergang sollten zur Mittagspause gehören, danach ist die Arbeitskraft regeneriert.

Nach einem leichten Abendessen ist Zeit für Bewegung oder für einen kleinen Spaziergang. Der Abend gehört der persönlichen Entspannung. Ein letzter Gang an die frische Luft und ein gut gelüftetes Schlafzimmer bereiten den erholsamen Schlaf vor, ebenso wie eine Tasse warme Milch mit etwas

Ghee, Ingwer, Kardamom und braunem Zucker. Eine kurze Massage der Fußsohlen und Handflächen mit körperwarmem Sesamöl oder Ghee hilft, die Tagesereignisse endgültig loszulassen und zur Ruhe zu kommen.

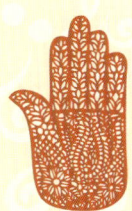

Die ayurvedische Tagesroutine

Am Morgen
Kurz vor 6 Uhr morgens entspannt aufwachen und aufstehen (Vatazeit)
> 1 Tasse heißes Wasser
> Stuhlgang
> Vitaltrunk: 1 Tasse lauwarmes Wasser mit 1/4 Zitrone (erhöht Kapha), 1 TL Honig (erhöht Pitta)
> Zähne putzen
> Gandusha: Mundspülung mit Öl und Zunge abschaben
> Öl in Nase und Ohren
> Massage oder Einreibung von 5–25 Minuten
> Yoga
> Duschen
> Pranayama und Meditation

Mahlzeiten
> Frühstück bis 8 Uhr (Kaphazeit)
> Mittagessen (Hauptmahlzeit) zwischen 12–14 Uhr (Pittazeit)
> Ruhepause oder stiller Spaziergang von 10–15 Minuten
> Kleine Zwischenmahlzeit zwischen 15–16 Uhr (Teepause) für Vata und Pitta
> Leichtes Abendessen um 18 Uhr
> Entspannungsphase

Schlaf
Vor dem Einschlafen Fußmassage, Gandharva Veda oder Badam-Milch (nicht bei erhöhtem Kapha; Rezept siehe Schlafstörungen S. 83)
> Geruhsam einschlafen um 22 Uhr

Die vollständige Dosha-Tageszeiten-Grafik finden Sie auf S. 28 ff.

Die Ursachen von Gesundheit und Krankheit

Krankheiten fallen nicht vom Himmel, sondern sind das Resultat all der kleinen Sünden, die der Mensch täglich begeht. Diese Weisheit sprach einst der griechische Gelehrte Hippokrates aus. Die weitaus ältere Erkenntnis des Ayurveda stimmt damit überein und mehr noch, sie geht der Ursache auf den Grund. Tatsächlich sind die sogenannten „Sünden" nämlich falsche Entscheidungen, die im Fluss des Lebens fortlaufend getroffen werden. Wer die Frage nach Fleisch oder Gemüse, Mittagspause oder Durcharbeiten, Reden oder Streiten immer einseitig beantwortet, schadet der Gesundheit.

Die klassischen ayurvedischen Texte bezeichnen den Irrtum des Intellekts als letztendliche Ursache einer Krankheit. Schließlich ist es der Verstand, der Für und Wider abwägt und über eine Entscheidung befindet. Der Weg, solche Fehler des Intellekts zu umgehen, liegt für den Ayurveda darin, Geist und Körper zu klären und den Menschen zu der unmittelbaren Wahrnehmung seiner natürlichen Bedürfnisse zurückzuführen.

Ist der Mensch mit sich im Reinen, entscheidet er im Einklang mit seiner Natur, und alle äußeren Einflüsse bewirken nur kurzfristige Veränderungen im angeborenen Dosha-Gleichgewicht Prakriti. So wie ein Mobile, das von einem sanften Luftzug zum Schwingen gebracht wird, nehmen die Doshas die Bewegung auf und kommen dann wieder zur Ruhe.

Können die Doshas jedoch nicht mehr in ihr ursprüngliches Gleichgewicht zurückkehren, befindet sich der Mensch in der dauerhaften Störung Vikriti. Die ständigen Entscheidungen zu einer ungesunden Lebensweise, aber auch äußere Faktoren wie Schadstoffe oder Infektionsquellen haben sich dann zu einer Dauerbelastung des Organismus summiert, die dieser nicht mehr verarbeiten und verdauen kann. Als Folge des zunehmend eingeschränkten Verdauungsfeuers Agni entstehen erst Stoffwechselschlacken Ama und dann Krankheit.

Ama gilt im Ayurveda als eine der wichtigsten Ursachen von Krankheiten. Es bildet sich aus allem Unverdauten und gleicht einer zähen Masse, die die feinen Körperkanäle des Lymphsystems und des Blutkreislaufs verstopft und die Organe und Gewebe verschlackt. Wie Sand im Getriebe blockiert es den reibungslosen Ablauf der für die Gesundheit so wichtigen Prozesse von Verdauung und Stoffwechsel. Im Frühstadium erkannt, kann Ama mit verdauungsfördernden Maßnahmen und leichter Kost abgebaut werden.

Der Ayurveda geht davon aus, dass alle Krankheiten im Ungleichgewicht der drei Doshas Vata, Pitta und Kapha wurzeln. Mit der großen Reinigung einer Panchakarma-Kur, passender Ernährung und der richtigen Lebensweise begleitet von Yoga und Meditation weist er die Richtung zu einer Rückkehr ins individuelle Gleichgewicht und baut eine starke, neue Basis für Gesundheit.

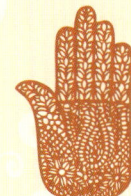

Was wir denken,
das erschaffen wir.

Was wir erschaffen,
das werden wir.

Was wir werden,
bringen wir zum Ausdruck.

Was wir zum Ausdruck bringen,
erfahren wir.

Was wir erfahren,
das sind wir.

Was wir sind,
das denken wir.

Ayurvedische Weisheit

Diagnostik und Behandlung

Die Panchakarma-Kur im Parkschlösschen

Der indische Subkontinent ist eine unvergleichliche Reiseregion und die Wiege des Ayurveda. Seine exotische Vielfalt ist reizvoll, doch wenn es um den rechten Ort für eine Panchakarma-Kur geht, gibt es für Europäer ausgezeichnete Alternativen.

Notwendige Impfungen im Vorfeld und die lange Flugreise nach Indien oder Sri Lanka belasten den Organismus, der Jetlag und die klimatische und kulturelle Umstellung sind schon für den gesunden Menschen eine Herausforderung.

Da liegt es nahe, sich für ein europäisches Ayurveda-Zentrum zu entscheiden, um den Wert einer Panchakarma-Kur für Erholung und Gesundheit vollkommen auszuschöpfen. Kurze Anreisewege, hohe hygienische Standards, eine abwechslungsreiche internationale Küche und ein vertrautes sprachliches Umfeld sind ein fruchtbarer und tragfähiger Boden für die Genesung.

Der Weg zur Heilung beginnt im Parkschlösschen mit dem Aufschwingen der schmiedeeisernen Tore, die sich in die Weitläufigkeit des Parks öffnen. Das Eintauchen in die wohlumsorgte Welt des Parkschlösschens und seine warme, behütete Atmosphäre ist Balsam für Leib und Seele.

Die Einkehr in die Ruhe und Stille der Parkschlösschen-Welt geht Hand in Hand mit der Rückkehr zum natürlichen Lebensrhythmus. Schlafen, wenn man müde ist, Aufstehen ohne Wecker im Vertrauen auf die innere Uhr, auch das trägt seinen Teil zu einer erfolgreichen Kur bei. Gerade die erste Zeit einer Kur darf dazu dienen, bei sich selbst anzukommen und die eigenen Bedürfnisse wieder zu spüren. Ein reichhaltiges Angebot an Vorträgen und Aktivitäten rund um den Ayurveda bietet gehaltvolle Abwechslung fernab der täglichen Routine, und im friedlich strömenden Fluss der Zeit lassen sich Park und Weinberge, Mosel und die hauseigene Veda-Therme erkunden.

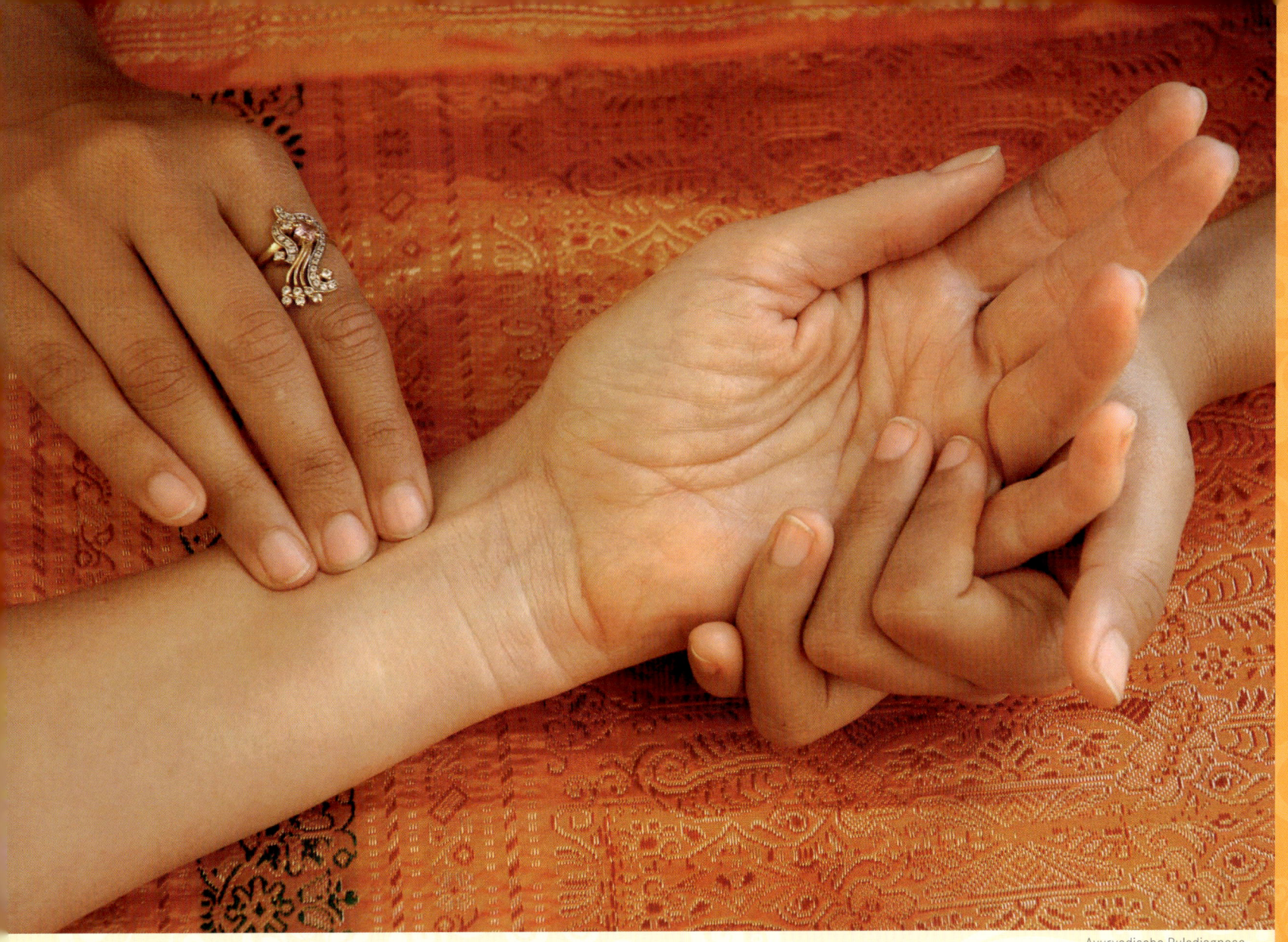

Ayurvedische Pulsdiagnose

Der appetitliche und unverzichtbare Schlüssel zur Stoffwechselumstellung ist die ayurvedische Gourmetküche im Parkschlösschen. Gleich zu Beginn der Kur gibt die Umstellung auf vegetarische Kost den ersten heilsamen Impuls. Alle Gerichte der Küche sind frisch, hochwertig und reich an Vitalstoffen. Als natürliche Medizin spenden sie dem Körper neue Lebensenergie.

Die Ayurveda-Ärzte im Parkschlösschen, mit Wurzeln in beiden Kontinenten und vertraut mit europäischen Lebensgewohnheiten, setzen einen hohen Standard in Diagnostik und Therapie. Als Mediziner schöpfen sie aus einer profunden langjährigen Praxiserfahrung sowohl in der westlichen als auch östlichen Lehre. Als Menschen sind sie das lebendige Beispiel des gelebten Ayurveda und geben ihren Wissensschatz gerne weiter, auch an den großen Stab von hochspezialisierten erfahrenen Therapeuten, die die ärztlichen Verordnungen zur Heilung des Gastes umsetzen.

Panchakarma – Die Königstherapie

Panchakarma ist die Primär-Therapie aus dem jahrtausendealten und gereiften medizinischen Erfahrungsschatz des Ayurveda. Die verschiedenen Reinigungs- und Behandlungsverfahren greifen so fein verzahnt ineinander, dass sie in der Kombination ein Vielfaches ihrer möglichen Einzel-Heilwirkung entwickeln.

Dieser enorme Wirkungsgrad begründet die Einzigartigkeit der Panchakarma-Kur oder der Königstherapie, wie sie auch genannt wird.

Die Therapie bekämpft dabei nicht Symptome oder die Krankheit an sich, sondern setzt direkt und hocheffektiv bei der Ursache an, den gestörten Doshas und den dadurch geschwächten Organsystemen. Unerwünschte Stoffwechselnebenprodukte werden aus dem Körper entfernt und das Gleichgewicht der Doshas als Grundlage von Gesundheit wiederhergestellt. So dient die Panchakarma-Kur nicht nur der Heilung von Krankheit, sondern auch der Wiederherstellung und Erhaltung der Gesundheit. Ihr Ziel ist die Aktivierung der Selbstheilungskräfte des Organismus und die präventive Gesundheitsvorsorge.

Ihren Namen erhielt die Königstherapie aus gutem Grund. Neben kostbaren Rohstoffen machten vor allem die zahlreichen spezialisierten Therapeuten und die erforderliche Zeit das Verfahren so einzigartig. In längst vergangenen Zeiten war es in Indien den Königen vorbehalten, sich für eine Kur von 6 Wochen und mehr zurückzuziehen. Heutzutage haben weitaus mehr Menschen die Möglichkeit, aktiv etwas für ihre Gesundheit zu tun, der Ayurveda ist nach seinem Eroberungszug um die Welt vielerorts erlebbar und die Kurlängen haben sich den Möglichkeiten der modernen Gesellschaft angepasst.

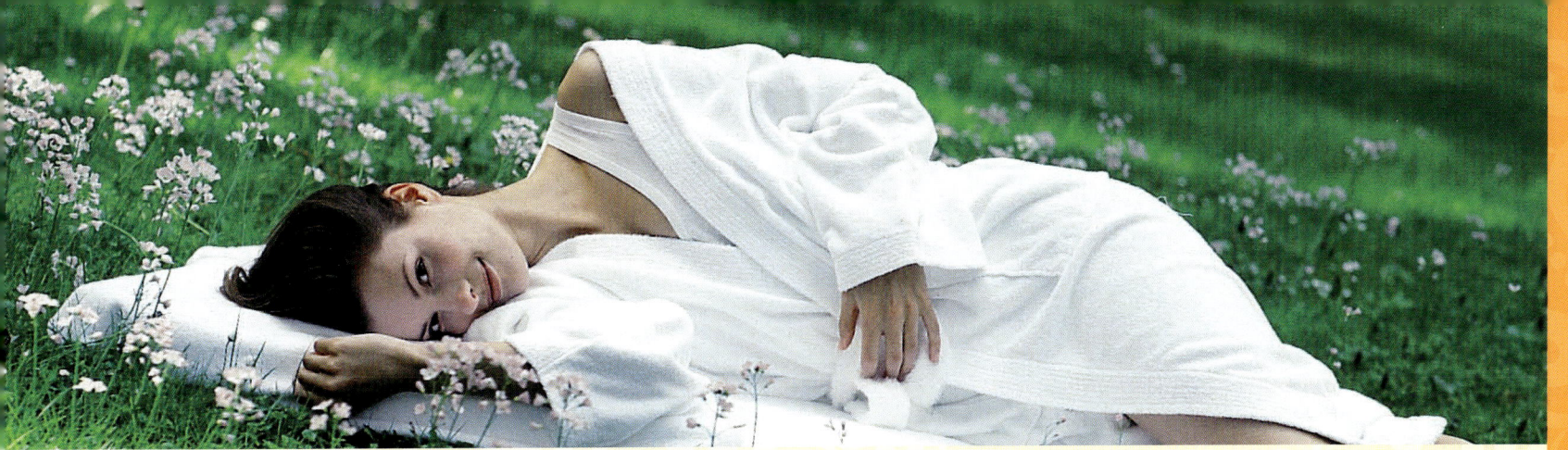

Das Kurergebnis

Die Königstherapie wirkt auf allen Ebenen. Sie befreit von alten seelischen Lasten ebenso wie von Stoffwechselschlacken und stellt das Gleichgewicht zwischen Körper, Geist und Seele wieder her. Sie schützt vor degenerativen Erkrankungen, hat einen verjüngenden Effekt und verleiht neue Energie, Vitalität und eine positive Ausstrahlung.

Einen hohen Wirkungsgrad hat eine Panchakarma-Kur insbesondere bei chronischen Krankheiten wie Allergien, Bluthochdruck, Bronchialasthma, Kopfschmerzen und Rheuma. Zu den positiven Nebeneffekten gehören in der Regel die Behebung von Schlafstörungen, die Regulierung des Körpergewichts, eine Straffung des Bindegewebes und die Kräftigung der Muskulatur. Auch Tinnitus-Patienten können, je nach Krankheitsursache, deutliche Linderung erfahren.

Eine ganzheitliche Unterstützung ist eine Kur bei Rekonvaleszenz nach Chemotherapie, Strahlenbehandlungen und Operationen. Der Aufenthalt im Parkschlösschen sollte frühestens 3 Monate nach größeren Eingriffen und in enger Absprache mit dem Ärzte-Team geplant werden.

Auch bei Stress, einem der großen Krankmacher der modernen Gesellschaft, ist der Ayurveda erfolgreich. Dauerhaft erhöhte Werte des Stresshormons Cortisol führen zu Burn Out, Depressionen und anderen schwerwiegenden Erkrankungen. In einer Studie des Parkschlösschens wurde erfolgreich nachgewiesen, dass eine Panchakarma-Kur den Cortisolspiegel bei chronisch gestressten oder erschöpften Patienten normalisiert und die negativen Folgen auf den Organismus beseitigt. Zurück in der eigenen Mitte und mit gesteigerter körperlicher und geistiger Leistungsfähigkeit gelingt die Rückkehr in einen Alltag erfüllt von neuer Lebensfreude.

Eine Wiederholung der Panchakarma–Kur in Abständen von 1–2 Jahren ist die beste Burn-Out-Vorsorge und eine wirksame Maßnahme für ein langes Leben in Gesundheit.

> Ich habe die Erfahrung gemacht, je öfter ich die Panchakarma-Kur mache, umso besser geht es mir. Es ist wie das Aufladen deiner eigenen Batterie, eine Inspektion deines Motors, deines ganzen Lebenssystems. «

Prof. Dr. Lothar Seiwert

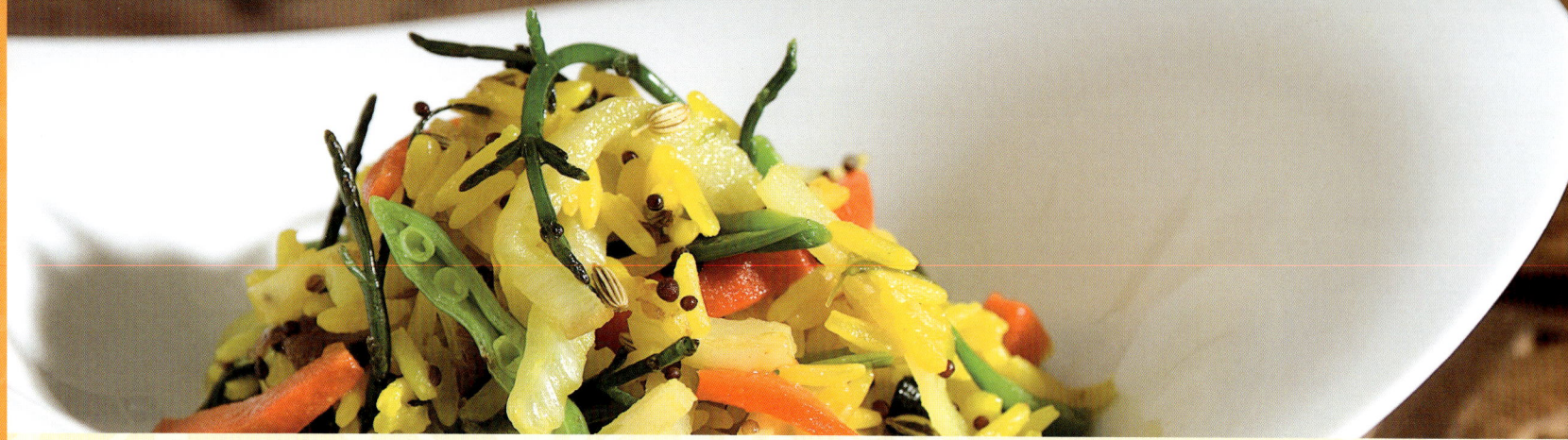

Vegetarische Paella

Die Vorkur zuhause

Während der ayurvedischen Königstherapie Panchakarma findet ein dichter Prozess des Wandels und der Erneuerung statt, der bis in die tieferen Schichten von Körper, Geist und Gefühlswelt reicht. Um eine solche Entgiftung möglichst effektiv und heilsam zu gestalten, empfiehlt sich eine Zeit der Vorkur zuhause, in der man sich in gewohnter Umgebung und im eigenen Rhythmus auf die Panchakarma-Kur vorbereitet.

Obwohl nur kleine Veränderungen in Tagesablauf und Ernährungsgewohnheiten vollzogen werden, ist die Wirkung weitreichend. Das Absetzen von Reizstoffen und die Umstellung der Ernährung stimuliert behutsam den Stoffwechsel, die Rückbesinnung auf die eigenen Bedürfnisse lässt neue Reserven entstehen.

Je mehr Zeit der Vorkur eingeräumt wird, desto entspannter, sanfter und gründlicher kann die anschließende Panchakarma-Kur verlaufen. Auch weniger angenehme Begleiterscheinungen einer Entgiftung wie Kopfschmerzen und Müdigkeit fallen deutlich geringer aus. Und die kostbare Kurzeit im Parkschlösschen, in der Regel 2 Wochen, lässt sich mit größtmöglichem Erfolg für die Gesundheit nutzen.

Kurvorbereitung

Im Abstand von 1–2 Wochen vor der Kur leitet eine Umstellung von Ernährung und Tagesroutine sanft den Entschlackungsprozess für Körper und Geist ein. Die Veränderungen im Alltag sollten jedoch nicht in Stress münden, im Zweifelsfall sind wohltuende, kleine Schritte die bessere Alternative.

Ernährung

Die beste Vorbereitung auf die Kur sind leicht verdauliche Speisen und ein Verzicht auf tierische Eiweiße. Zahlreiche wohlschmeckende und sättigende vegetarische Gerichte auf der Grundlage von Reis, Pasta und Gemüse bieten die italienische und asiatische Küche.

Die warme Hauptmahlzeit wird am besten mittags eingenommen. Das Abendessen sollte mindestens drei Stunden vor dem Schlafengehen liegen und besonders bekömmlich sein. Eine gute Wahl sind Gemüse- und Getreidesuppen, die den Körper nicht belasten und zudem leicht und schnell zuzubereiten sind.

Förderlich ist Ruhe während des Essens und eine Entspannungszeit danach von 10–15 Minuten.

Getränke

Eine hohe Flüssigkeitsaufnahme liefert einen wichtigen Beitrag zur Entschlackung. Warmer oder heißer Kräutertee ist das Getränk der Wahl, dazu mindestens 5–6 Gläser heißes, abgekochtes Wasser über den Tag verteilt oder alternativ zimmerwarmes Mineralwasser ohne Kohlensäure.

Gänzlich ungeeignet sind eisgekühlte Getränke, sie löschen das Verdauungsfeuer. Ebenfalls zu vermeiden sind Alkohol, Koffein und Teein.

Bewegung

Ein Verdauungsspaziergang an der frischen Luft nach dem Mittag- und Abendessen tut gut und spendet neue Energie. Anstrengende Sportprogramme wiederum kosten den Körper wichtige Energie und sollten vorläufig aus dem Programm gestrichen werden.

Chrono-Hygiene

Ein verschlankter Terminkalender und ein harmonischer Tagesablauf tragen ihren Teil zum Erfolg einer Vorkur bei. Dazu gehören auch regelmäßige Mahlzeiten und idealerweise Bettruhe vor 22:00 Uhr.

Medizinische Besonderheiten

Akute Infektionskrankheiten und kurzfristig zurückliegende Operationen, aber auch eine Schwangerschaft können erheblichen Einfluss auf den rechten Zeitpunkt einer Kur nehmen und bedürfen einer Rücksprache mit dem Parkschlösschen-Ärzteteam.

Zu empfehlen

Nahrungsmittel
> frisches, gekochtes Gemüse
> frische Kräuter
> Reis
> gekochtes Getreide wie Weizen, Hirse, Dinkel u. a.
> Nudeln
> Pfeffer

Getränke
> Kräutertee
> Wasser

Zu meiden

Nahrungsmittel
> Fleisch
> Wurst
> Fisch
> Milchprodukte wie Quark, Hartkäse, Joghurt
> Rohkost (Salate)
> Frittiertes
> Konserven
> aufgewärmtes Essen
> Salz

Getränke
> Bohnenkaffee
> schwarzer Tee
> Alkohol

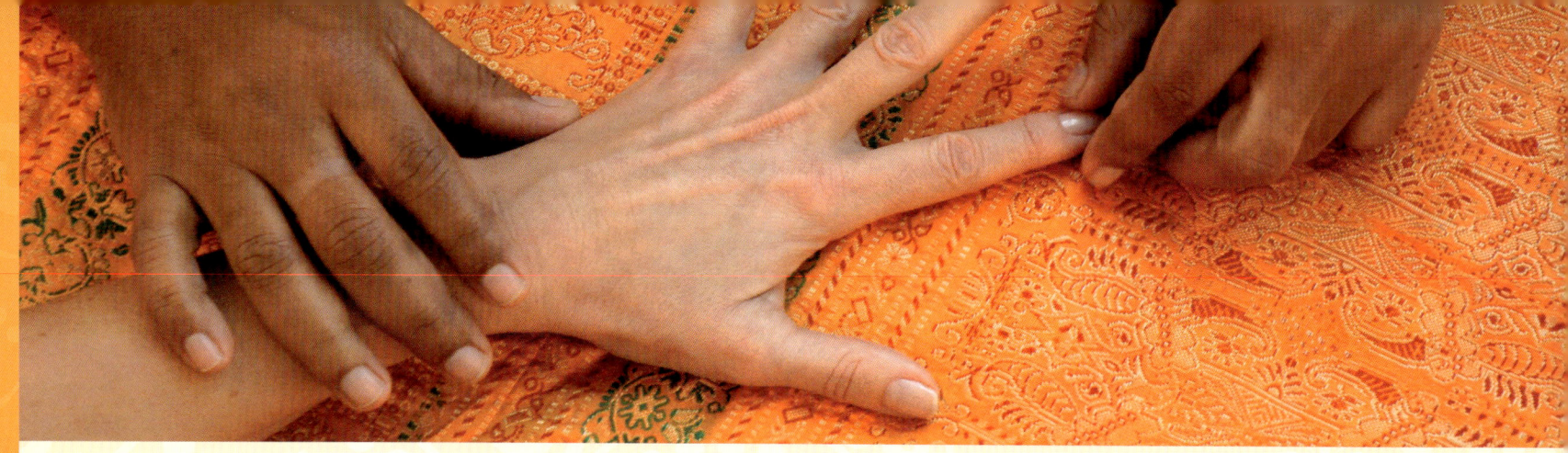

Die ayurvedische Diagnose

Am Beginn jeder Ayurveda-Kur steht eine umfassende ärztliche Untersuchung, bei der ein ganzheitlicher Eindruck des Menschen mit seinen typbedingten Besonderheiten entsteht. Gleichzeitig wird die Befindlichkeitsstörung oder Krankheit mit den ihr zugrunde liegenden Ursachen erfasst.

Der Ayurveda-Arzt geht dabei nach der 8-Punkt-Diagnose vor, die alle wichtigen Informationen des körperlichen, geistigen und seelischen Zustands sammelt und ordnet. Seine Vorgehensweise beruht auf drei Prinzipien: der Befragung, der Beobachtung und der Berührung.

Im ausführlichen Gespräch erfährt der Arzt vieles über Gewohnheiten, Lebensanschauung und die Beschwerden aus Sicht des Patienten. Durch die Beobachtung sammelt er mit Hilfe seiner Sinne exakte Daten über das äußere Erscheinungsbild eines Menschen. Vom ersten Moment der Begegnung zieht er aus Haltung, Bewegung und Gesichtsausdruck zahlreiche medizinisch relevante Schlussfolgerungen. Nicht umsonst heißt es, man könne in einem Gesicht

lesen wie in einem offenen Buch. Bei der Berührung ertastet er schließlich den Zustand der Körpergewebe und wendet die ayurvedische Pulsdiagnose an, um die Qualität des Pulses zu erfassen. Aus der Gesamtheit dieser Erkenntnisse speist sich die endgültige Diagnose.

Die 8-Punkt-Diagnose

Insgesamt acht verschiedene Untersuchungen sind fester Bestandteil einer vollständigen ayurvedischen Diagnostik und ergeben das Gesamtbild vom Zustand des Patienten.

Die ayurvedische Pulsdiagnose

Während die westliche Medizin mit dem Puls allein die Häufigkeit des Herzschlags pro Minute misst, bietet der Puls dem erfahrenen Ayurveda-Arzt eine Vielzahl von Informationen über sein Gegenüber. Die Pulsdiagnose ist das bedeutsamste Diagnose-Instrument des Ayurveda.

Im Puls finden sich die unveränderlichen Merkmale eines Menschen wie

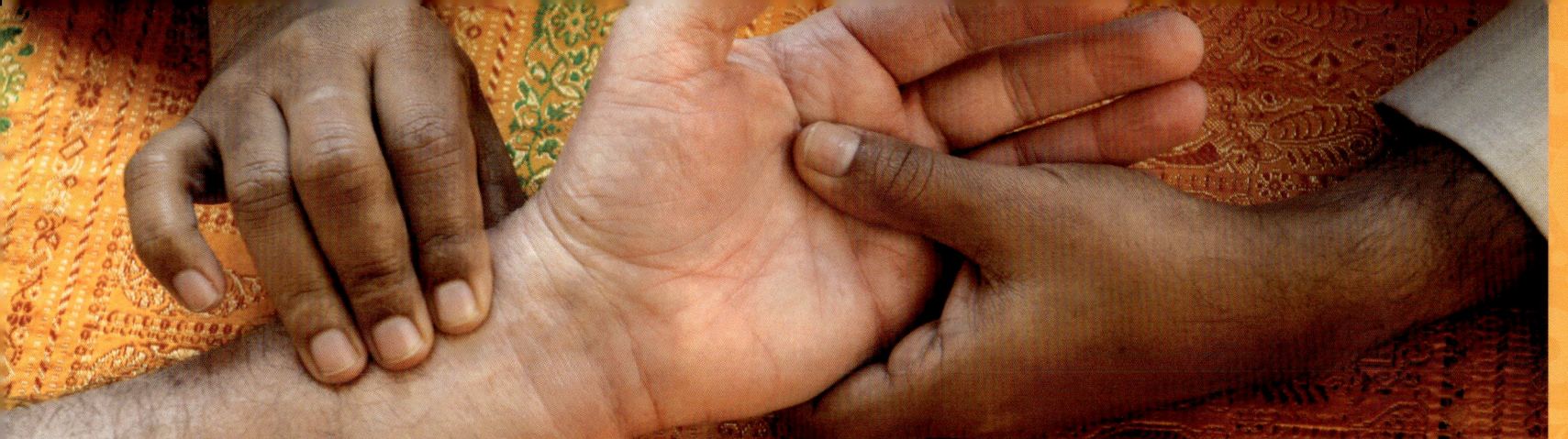

seine Dosha-Konstitution ebenso wieder wie seine unmittelbare Reaktion auf Veränderungen in der Umgebung oder auf körperliche und seelische Belastungen.

Den Puls liest der Ayurveda-Arzt etwas unterhalb des Handgelenks mit gleichmäßigem Druck von Zeige-, Mittel- und Ringfinger. Traditionell wird der Konstitutionspuls bei Frauen an der linken, bei Männern an der rechten Hand ermittelt, zur exakten Diagnostik wird er jedoch immer beidseitig gemessen und dann verglichen. Insgesamt gibt es sieben verschiedene Ebenen, die bei der Pulsdiagnose differenziert wahrgenommen werden. Solche Präzision der Wahrnehmung haben nur Ayurveda-Ärzte mit ähnlich langjähriger und weitreichender Erfahrung wie das Team im Parkschlösschen. Auf ihrem Weg durch die Gewebeschichten registrieren die Fingerspitzen antennengleich die feinsten Veränderungen. An Takt und Rhythmus, Tempo und Kraft, Tiefe und Form lesen sie Gleichgewicht oder Ungleichgewicht der Doshas, den Zustand des Verdauungsfeuers, das Ausmaß der Verschlackung und konkrete körperliche und geistige Beschwerden ab.

Während der Pulsdiagnose nimmt der Arzt auch die Eigenschaften der Haut und ihre Temperatur, den Füllungszustand der Gefäße und die Beschaffenheit und Stärke des Fettgewebes wahr.

Der gesunde Pulsschlag wird maßgeblich durch das vorherrschende Dosha beeinflusst. Der Vata-Puls schlängelt, der Pitta-Puls hüpft und der Kapha-Puls gleitet dahin.

Die Zunge

Die Zungendiagnose ist die zweitwichtigste Untersuchung nach der Pulsdiagnose und bietet einen direkten Blick auf den Zustand der Verdauungsorgane. Der Magen etwa findet sich im vorderen Drittel, der Dünndarm im Übergang vom mittleren zum hinteren Drittel.

Insbesondere Beläge auf der Zunge sind ein Gradmesser von Schlacken im Körper oder weisen auf Infektionskrankheiten hin. Weiterhin überprüft werden Form und Farbe, Oberflächenstruktur und Feuchtigkeit und schließlich die Funktion des Geschmackssinns.

Eine gesunde Zunge ist rosafarben, glatt und belagfrei.

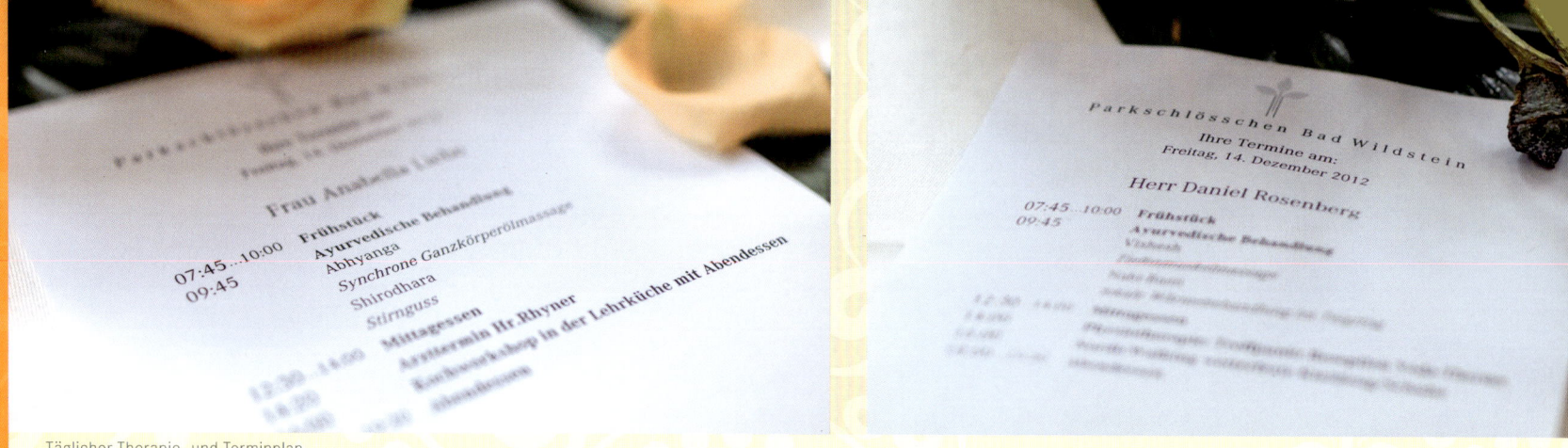

Täglicher Therapie- und Terminplan

Die Augen

Die Farbe, Beweglichkeit, Sehkraft und vor allem auch Klarheit und Ausdruck der Augen tragen weitere Details zum Gesamtbild bei.

Der Urin

Farbe, Klarheit, Geruch und Menge zeigen mögliche Krankheiten der Ausscheidungsorgane an und sind Indikatoren für die allgemeine körperliche Verfassung. Der gesunde Urin ist klar und durchsichtig ohne Trübstoffe.

Der Stuhlgang

Eine gute Verdauung ist die Grundlage für einen gesunden Körper. Häufigkeit, Zeitpunkt, Konsistenz, Farbe, Geruch, Menge und Form sagen vieles über die Verdauungskraft, Schlacken und Gifte im Körper aus.

Die Stimme

Rau oder süß, durchdringend oder wohltönend kann die Stimme sein. Klang, Kraft und Tonlage verraten vieles über die Seelenlage des Sprechers.

Die Haut

Die Beschaffenheit der Haut, ihre Schwellungen, Rötungen und Falten, lässt direkte Rückschlüsse auf den Zustand der Organsysteme zu. Eine Tastuntersuchung ergänzt die Inaugenscheinnahme um Informationen zu Temperatur, Durchblutung und Elastizität der Gewebe.

Das äußere Erscheinungsbild

Aussehen, Haltung und Bewegungsabläufe, aber auch Farbe und Struktur der Haare geben wichtige äußerliche Hinweise auf den Dosha-Typ, das Alter und Krankheiten im Bewegungsapparat.

Die 8-Punkt-Diagnose kann durch weitere diagnostische Maßnahmen erweitert werden, die beispielsweise die Mentalqualitäten der Gunas die Verdauungskraft Agni oder die Gewebe Dhatus überprüfen.

Nach der gründlichen Eingangsuntersuchung erstellt der Ayurveda-Arzt einen individuellen Thearapieplan, welcher auf die medizinischen Bedürfnisse des Gastes abgestimmt wird.

Exemplarischer Therapieplan bei einer 14tägigen Panchakarma-Kur

	Detoxtage	Anwendungen	Kopf-behandlungen	Wärme-behandlungen	Darm-behandlungen	Sonstige Termine
Tag 1	Anreisetag / Ärztliches Aufnahmegespräch, Erstellen eines Kurplans					
Tag 2	Detoxgetränk	Udvartana Synchrone Ganzkörper-Peeling-Massage		Svedana Kräuterdampf-bad		
Tag 3	Ghee	Vishesh Synchrone Tiefenmuskel-Massage	Shirodara Öl-Stirnguss			
Tag 4	Ghee	Abhyanga Synchrone Ganzkörper-Öl-Massage		Svedana Kräuterdampf-bad		Ärztlicher Kontrolltermin
Tag 5	Ghee	Garshan Synchrone Ganzkörper-Massage mit Seidenhandschuhen				
Tag 6					Abführtag individuell angepasstes Abführmittel	Ärztlicher Kontrolltermin
Tag 7	Ruhetag					
Tag 8		Pizzichilli Synchroner Ganzkörper-Ölguss				
Tag 9		Abhyanga Synchrone Ganzkörper-Öl-Massage				
Tag 10		Pinda-Sveda Synchrone Ganzkörper-Massage mit Zitronen-Kokos-Stempeln			Spezial-Matra Spezialbasti mit Kräuterölen	Ärztlicher Kontrolltermin
Tag 11		Rückenmassage			Shodana-Basti Ausleitende Darmtherapie	
Tag 12		Kalarimassage Energetisierende Öl-Massage			Spezial-Matra Spezialbasti mit Kräuterölen	
Tag 13		Padabhyanga Bein- und Fußmassage				
Tag 14	Abreisetag / Ärztliches Abschlussgespräch, Empfehlungen für Zuhause					

Detoxgetränke, Ghee und Abführmittel sowie alle Öle bei den Körperbehandlungen orientieren sich an der Dosha-Konstitution bzw. an deren Ungleichgewicht und werden individuell verordnet.

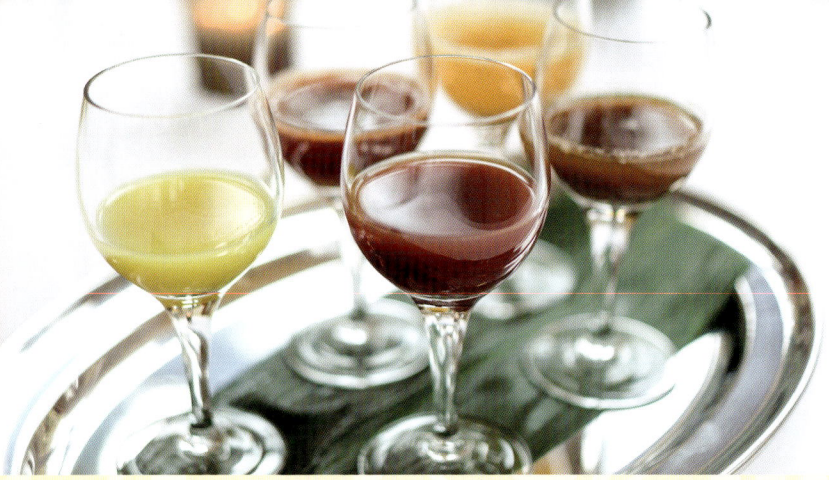
Detoxgetränke

Die 1. Phase der Panchakarma-Kur

Die große Reinigung durch eine Panchakarma-Kur lässt sich zum besseren Verständnis in drei Phasen unterteilen. Die erste Phase bereitet den Körper auf die Reinigung vor und dient der Mobilisierung von Schlacken und Toxinen im Körper. Die zweite Phase führt die Ausleitung dieser giftigen Stoffe durch. In der dritten Phase erfolgen der Aufbau und die Regeneration der Körperfunktionen.

Die Mobilisierung von Schlacken mittels Detoxgetränken

Zu Beginn der ersten Kurphase sind Detoxgetränke häufig ein medizinisch notwendiger Impuls, um Ama, abgelagerte Gifte oder Schlackenstoffe, aus allen Körpergeweben zu lösen. In den Detoxgetränken verbinden sich Gewürze, Früchte und Kräutermischungen zu wahrhaftigen Lebenselixieren, die den Entgiftungsprozess fördern, gezielt die Regeneration und Stärkung von Organen anregen und den Organismus mit einem ganzen Cocktail an Vitalstoffen und Heilstoffen durchtränken.

Das Ärzte-Team im Parkschlösschen kann auf eine wirksame und bewährte Auswahl an maßgeschneiderten Detoxgetränken zurückgreifen, die je nach Dosha-Konstitution und Diagnose verordnet werden. Speziell die Detoxgetränke auf Gewürze-Früchte-Basis sind durch ihre fettfreie Zusammensetzung geeignet für Menschen mit Übergewicht oder einem schwächeren Verdauungsapparat, sowie für Menschen im fortgeschrittenen Alter.

Bei besonders starker Verschlackung empfehlen sich diese Detoxgetränke vor dem tiefenwirksamen Ghee als erster Schritt einer stufenweisen Entgiftung.

Die Mobilisierung von Schlacken mittels Snehana

Snehana bedeutet im Ayurveda die innere und äußere Ölung des Körpers. Sie ist der klassische Einstieg in die Panchakarma-Kur mit dem Ziel, die Körpergewebe weich und geschmeidig zu machen.

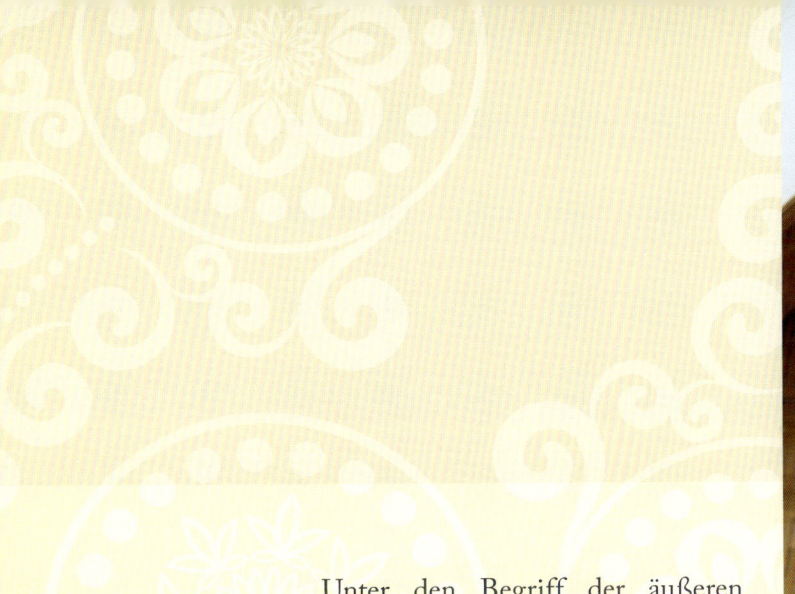
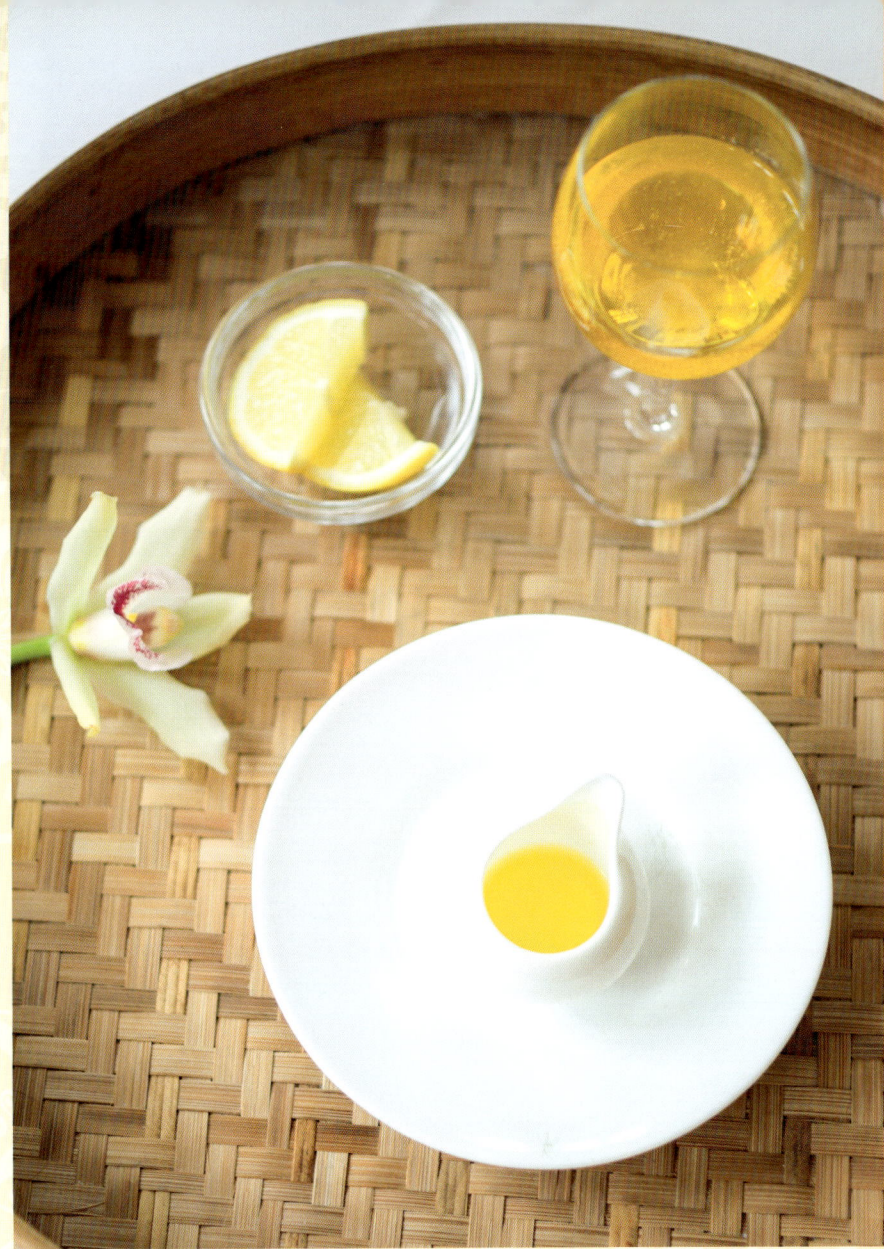

Ghee

Unter den Begriff der äußeren Ölung fallen sämtliche ayurvedischen Ganzkörper-Massagen und Wärmeanwendungen, welche die Schlacken und Toxine aus den tief liegenden Geweben lösen und ihre Ausscheidung fördern. Alle diese Behandlungen bleiben über den gesamten Verlauf der Panchakarma-Kur ein unverzichtbarer und wohltuender Bestandteil des Therapieplans.

Die innere Ölung besteht traditionell aus der Einnahme von Ghee, dem ayurvedischen Butterreinfett. Diese Maßnahme ist auf eine individuell festgelegte Menge und eine begrenzte Anzahl von Tagen beschränkt und wiederholt sich im weiteren Verlauf der Kur nicht.

Die innere Ölung mit Ghee

Ghee ist eines der raren Heil- und Lebensmittel, das alle Körpergewebe durchdringt. Es ist verdauungsfördernd, nährend für alle Gewebe, kühlend und fördert die kognitiven Fähigkeiten. Im Ayurveda hat es insbesondere wegen seines enormen Wirkungsgrads bei der Mobilisierung von Schlacken einen hohen Stellenwert als Heilmittel.

Fettstoffe im Körper, ob als Zellbestandteil oder als Fettgewebe, sind ein Langzeitspeicher für Toxine wie etwa Schwermetalle. In seiner Eigenschaft als reines Fett kann Ghee die belastenden Depots an fettlöslichen Giftstoffen aus den Geweben entfernen. Sobald es vom Verdauungstrakt über die Blutbahnen bis tief in die Gewebestrukturen geschleust wird, überwindet es die Zellmembran und dringt tief bis in das Innere der Zellen vor. Dort bindet es die fettlöslichen Giftstoffe an sich und transportiert sie in den Darm.

Nach Beendigung der Gheetage werden die Rückstände von Ghee und Toxinen mit Hilfe eines Ausleitungsverfahrens restlos aus dem Darm ausgeschieden.

Die Detoxtage

An mehreren aufeinanderfolgenden Tagen in der ersten Phase der Panchakarma-Kur erfolgt die Gabe von Ghee oder einem alternativen Detoxgetränk. Die beste Einnahmezeit dafür liegt zwischen 7 und 8 Uhr morgens, also während der Kaphazeit. Die Einnahme erfolgt auf nüchternen Magen, bei Ghee in angewärmter, flüssiger Form. Frühestens zwei Stunden danach darf wieder schluckweise heißes Wasser oder Tee getrunken werden.

Die Kurkost ist den besonderen Bedürfnissen des Körpers während der Detoxtage angepasst. Das Frühstück entfällt, da die Verdauung mit der Verarbeitung der Detoxgetränke ausgelastet ist. Die erste Mahlzeit ist frühestens das Mittagessen oder später der Nachmittagsimbiss. Ein echtes Hungergefühl signalisiert, dass der Körper tatsächlich für die Verdauung von neuer Nahrung bereit ist. Es ist wichtig, darauf zu hören, da eine verfrühte Mahlzeit die Wirkung der Detoxgetränke einschränken würde. Das Abendessen besteht aus einem leichten, fettarmen Gericht.

Der Körper benötigt in dieser Zeit Ruhe und Schonung, da seine ganzen Energien im Entgiftungsprozess gebunden sind. Das Gefühl von Schwere und Mattigkeit ist eine natürliche Reaktion auf diese intensive Arbeit des Organismus. Gelegentliche Kopfschmerzen oder Gelenk- und Muskelschmerzen sind das Zeichen für eine erfolgreiche Reinigung. So ist der Organismus bald optimal auf die nächste Kurphase vorbereitet.

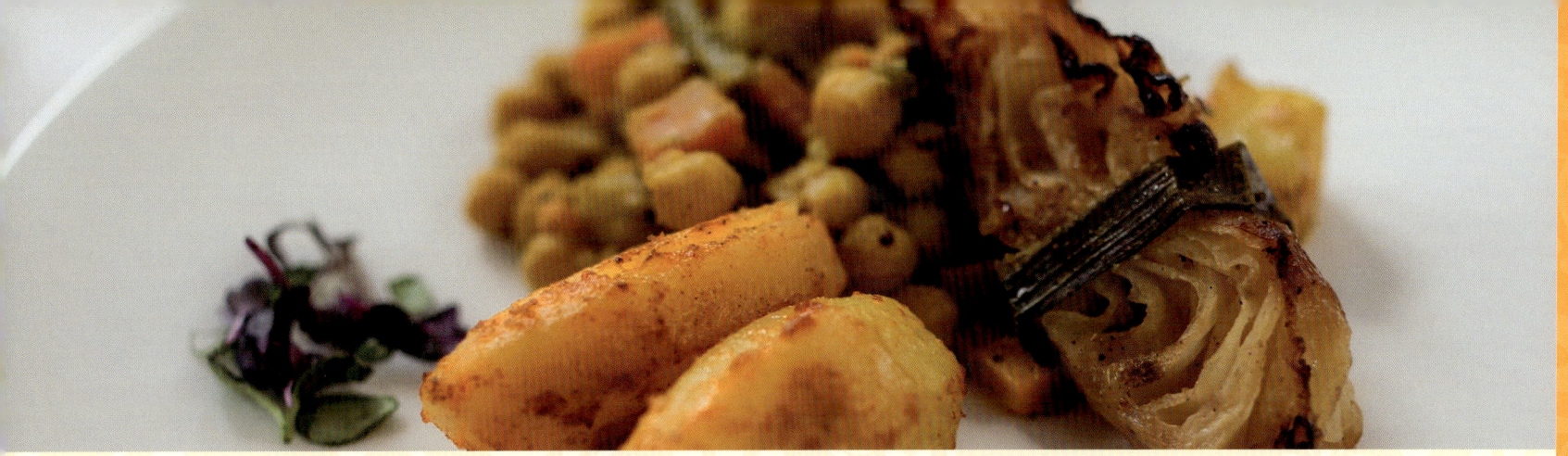

Feines Kichererbsengemüse an Wirsingschnitz und gebratenen Paparikakartoffeln

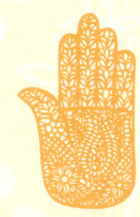

Detoxgetränke auf Ghee-Kräuter-Basis

Neben reinem Ghee kommt im Parkschlösschen eine Auswahl an medizinierten Ghees zum Einsatz.

Ghee
> entgiftend
> nährend
> verdauungsfördernd
> Stärkt die kognitiven Fähigkeiten

Amruta-Ghee
> blutreinigend
> entzündungshemmend
> senkt Vata und Pitta

Ashwagandha-Ghee
> nährend
> stärkt das Nervensystem
> mindert Gelenkbeschwerden
> senkt Vata

Bitter-Ghee
> blutreinigend
> entwässernd
> mindert Hautprobleme
> fördert Leber- und Gallenfunktion
> senkt Pitta

Brahmi-Ghee
> beruhigend
> ausgleichend
> Stärkt die kognitiven Fähigkeiten

Ingwer-Ghee
> beruhigend
> für schwachen Stoff-Wechsel geeignet
> gut verträglich bei Kapha-Konstitution

Shatavari-Ghee
> Nährend und kräftigend
> entsäuernd
> entzündungshemmend
> Senkt Vata und Pitta

Triphala-Ghee
> entgiftend
> blutreinigend
> beruhigend für Schleimhäute und Darmschleimhaut
> fördert die Leber- und Gallenfunktion
> ausgleichend für Vata, Pitta und Kapha

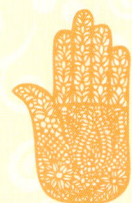

Detoxgetränke auf Gewürze-Früchte-Basis

Amalakichurna mit Aloe-Vera-Saft
> entgiftend
> blutbildend
> entsäuernd
> stärkt Leber- und Immunsystem
> regeneriert die Haut
> senkt Vata und Pitta

Amalakichurna mit Granatapfelsaft
> entgiftend
> blutbildend
> entsäuernd
> stärkt Leber- und Immunsystem
> senkt Vata und Pitta

Granatapfelsaft
> entgiftend
> entwässernd
> stärkt die Leber- und Gallenfunktion
> senkt Vata und Pitta

Ingwersaft mit Honig
> entgiftend
> nährend
> verdauungsfördernd
> stärkt die kognitiven Fähigkeiten
> senkt Vata und Kapha

Ingwersaft mit Palmzucker
> entgiftend
> entwässernd
> entschleimend
> verdauungsfördernd
> reinigend für Magen und Darm
> ausgleichend für Vata, Pitta, Kapha

Pippali-Abkochung
> entgiftend
> verdauungsfördernd
> gewebeabbauend
> senkt Kapha

Shatavarichurna mit Aloe-Vera-Saft
> blutreinigend
> entsäuernd
> beruhigt das Herz
> entzündungshemmend
> stärkt Verdauung und Lungenfunktion
> senkt Vata und Pitta

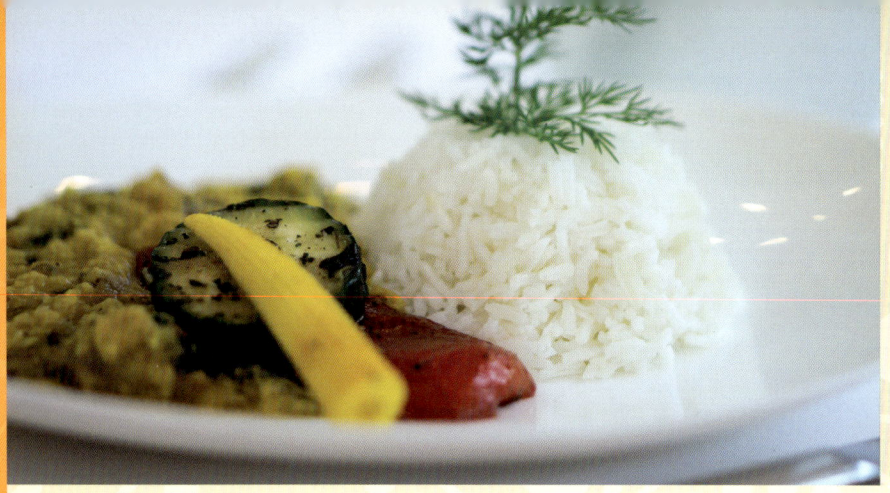
Leichtes Dalgericht mit Reis

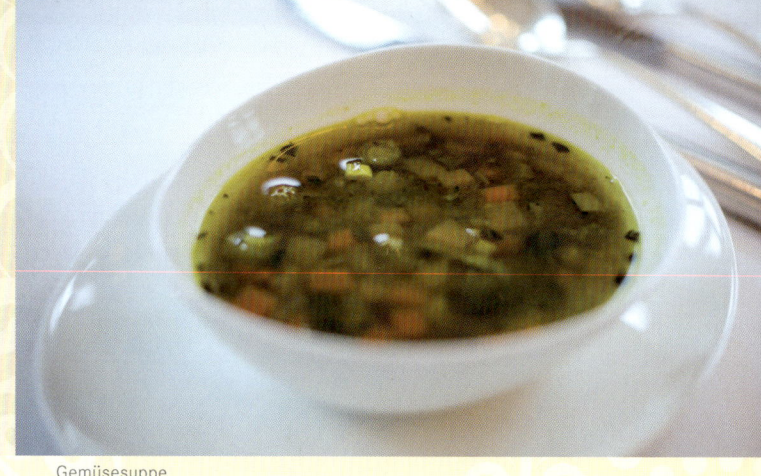
Gemüsesuppe

Die 2. Phase der Panchakarma-Kur

Der zentrale Abschnitt der Panchakarma-Kur ist das Ausleiten der mobilisierten Gifte zur Reinigung der Körpergewebe. Alle Schlacken und Toxine, die durch Detoxgetränke, Ghee und Ernährung, Massagen und Wärmebehandlungen, Yoga und Bewegung im Körper gelöst wurden, aber nicht über Niere, Lunge oder Haut auszuscheiden sind, werden durch spezielle Maßnahmen ausgeleitet.

Nach der klassischen Lehre des Ayurveda stehen dafür fünf verschiedene Ausleitungsverfahren zur Verfügung, von denen drei, die Abführung, die Darmsanierung und eine intensive Form der Nasenbehandlung, ein fester Bestandteil des Kurprogramms im Parkschlösschen sind. Sie leiten überschüssige Doshas aus, unterstützen die Rückkehr in das individuelle Gleichgewicht der Doshas und führen zu einer grundlegenden Entgiftung des Körpers. Zwei weitere Therapieformen, das therapeutische Erbrechen und der Aderlass, bleiben ausgesuchten Krankheitsfällen vorbehalten.

Vamana

Das therapeutische Erbrechen ist erfolgreich bei schweren Kapha-Störungen wie Asthma und chronischer Bronchitis, kommt jedoch in Europa praktisch nicht zum Einsatz und wird auch im Parkschlösschen nicht angewendet.

Rakta-Mokshana

Der Entzug von Blut über Aderlass, Blutegel oder Schröpfen hilf bei Pitta-Störungen und chronischen Hauterkrankungen. Er wird im Parkschlösschen nur sehr selten verordnet.

Virechana

Ein zentraler Bestandteil der Panchakarma-Kur ist die gründliche Reinigung des Darms im Anschluss an die Detoxtage. Ein Abführmittel befreit den Körper von Giftstoffen, die zuvor gelöst und im Verdauungstrakt angesammelt sind. Auch überschüssige Doshas werden dabei reduziert.

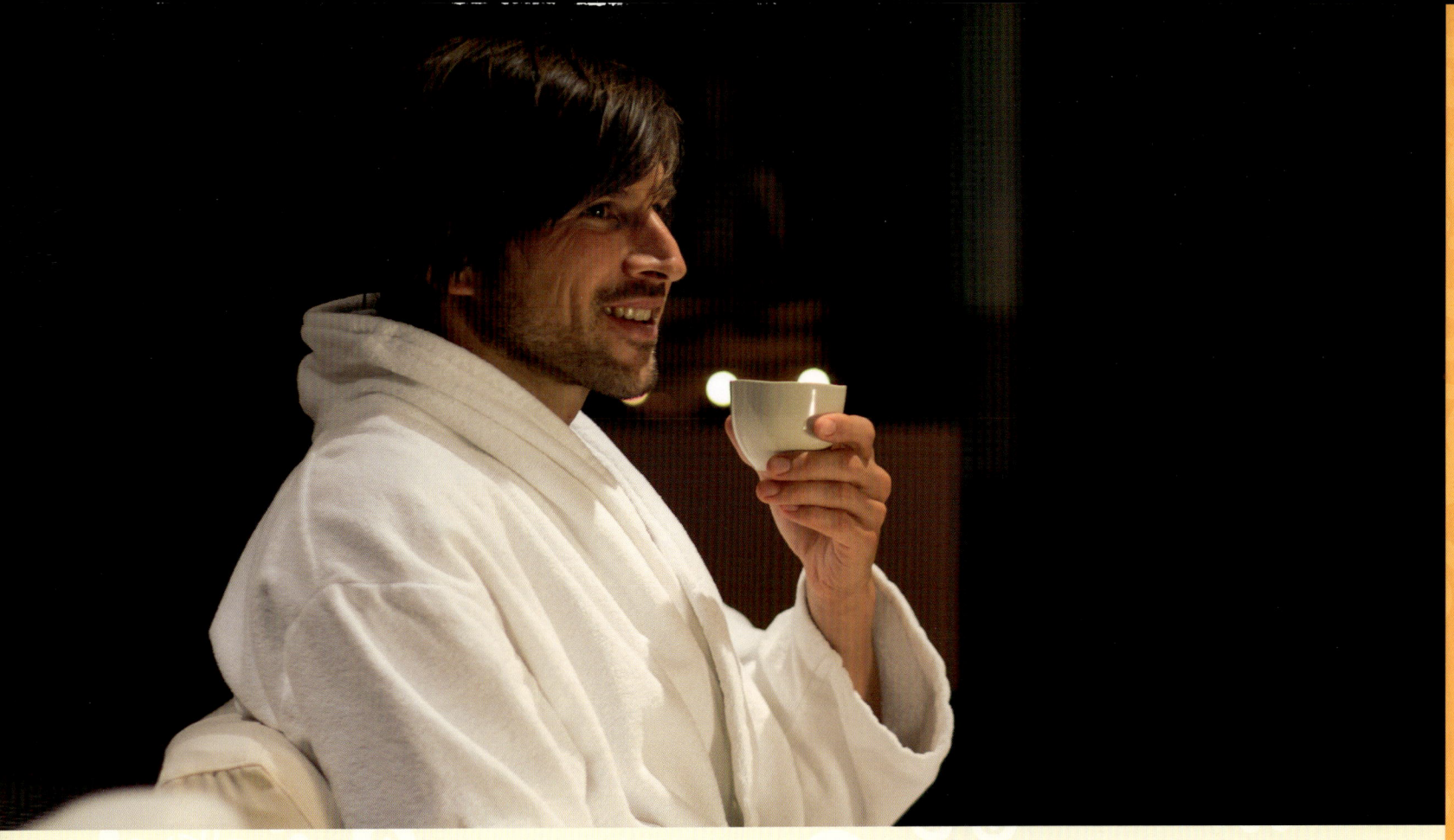

Die Ernährung in dieser Zeit ist auf die Bedürfnisse des Darms abgestimmt. Am Tag der Einnahme bleibt der Patient nüchtern. Ein Glas warmes Wasser, direkt nach dem Aufstehen und schluckweise getrunken, ist gestattet, bevor das Abführmittel, im Parkschlösschen zumeist Rizinusöl gemischt mit Granatapfel- oder Traubensaft, eingenommen wird. Nach 1–2 Stunden setzt die gewünschte Wirkung ein, die in ihrer Dauer individuell sehr unterschiedlich ausfällt. Das Abführen entzieht dem Körper viel Flüssigkeit, deshalb ist es besonders wichtig, nach jeder Darmentleerung reichlich heißes Wasser und Tee zu trinken.

Nach dem Abklingen der Darmreaktion darf Lassi, ein Joghurt-Wasser-Getränk, als erste Mahlzeit eingenommen werden. Das Abendessen des Abführtages und die Mahlzeiten des folgenden Tages bestehen aus einer leichten Reissuppe mit etwas Mungbohnen. Am Tag darauf darf mittags ein leichtes Reisgericht mit Dal und abends wieder Kurkost verzehrt werden. Diese langsame Rückkehr zu normaler Kurkost unterstützt und schont den Darm.

Auch wenn die Auswirkungen von Virechana auf den Darm am konkretesten sind, der tatsächliche Entgiftungsprozess ist weitaus tiefgreifender und reicht bis in die feinstoffliche Ebene. Seelischer Ballast wird abgeworfen und vielen Ursachen von Unruhe, Ängstlichkeit und Schlaflosigkeit die Grundlage entzogen. Es ist sinnvoll, diesen Prozess mit Yoga, Pranayama und Meditation zu begleiten.

Nasya

Unter einem Nasya versteht man eine spezielle Nasenbehandlung, bei der ein Heilmittel durch die Nase verabreicht wird. Das Ziel dieser Behandlung ist die Reinigung und Kräftigung des Kopfbereiches einschließlich Hals und Schultern.

Eine ausgiebige Massage von Kopf, Nacken und Schultern, die Inhalation von ätherischen Ölen und heiße Kompressen zur Erwärmung der Nasennebenhöhlen bereiten eine optimale Aufnahme des Heilmittels vor. Leichter Tränenfluss oder Niesreiz ist eine erwünschte Reaktion auf das Nasya, da das überschüssige Dosha Kapha verflüssigt und ausgeleitet wird.

Für ein bestmögliches Ergebnis gehören die Stunden nach dem Nasya der Ruhe. Der Geist sollte fern von Büchern oder anderen Medien entspannen, der Körper vor Witterungseinflüssen wie Hitze und Kälte, Wind und Wasser geschützt sein.

Nasya hilft bei chronischen Erkrankungen der Nasennebenhöhlen, Heuschnupfen und Migräne. Es stärkt

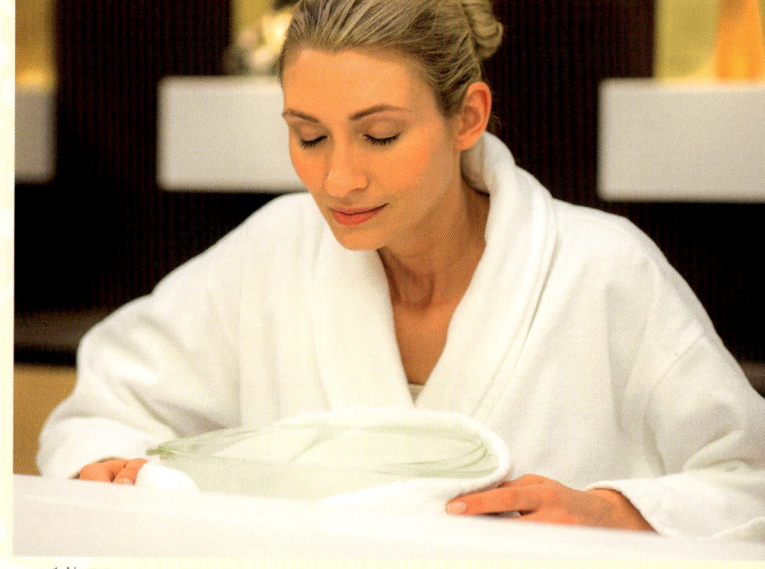

1 Nasya

Geist und Intellekt und hinterlässt ein angenehmes Gefühl von Leichtigkeit und Klarheit im Kopf.

Bastis

Die medizinischen Heilkräuter-Einläufe gehören zu den wichtigsten Säulen der Panchakarma-Kur und haben je nach Zusammensetzung eine ausleitende oder nährende Wirkung. In der Regel folgen sie auf eine ayurvedische Massage und Wärmebehandlung.

Alle Bastis reinigen den Körper auf tiefgreifende Weise und haben eine gut kontrollierbare und langsam einsetzende

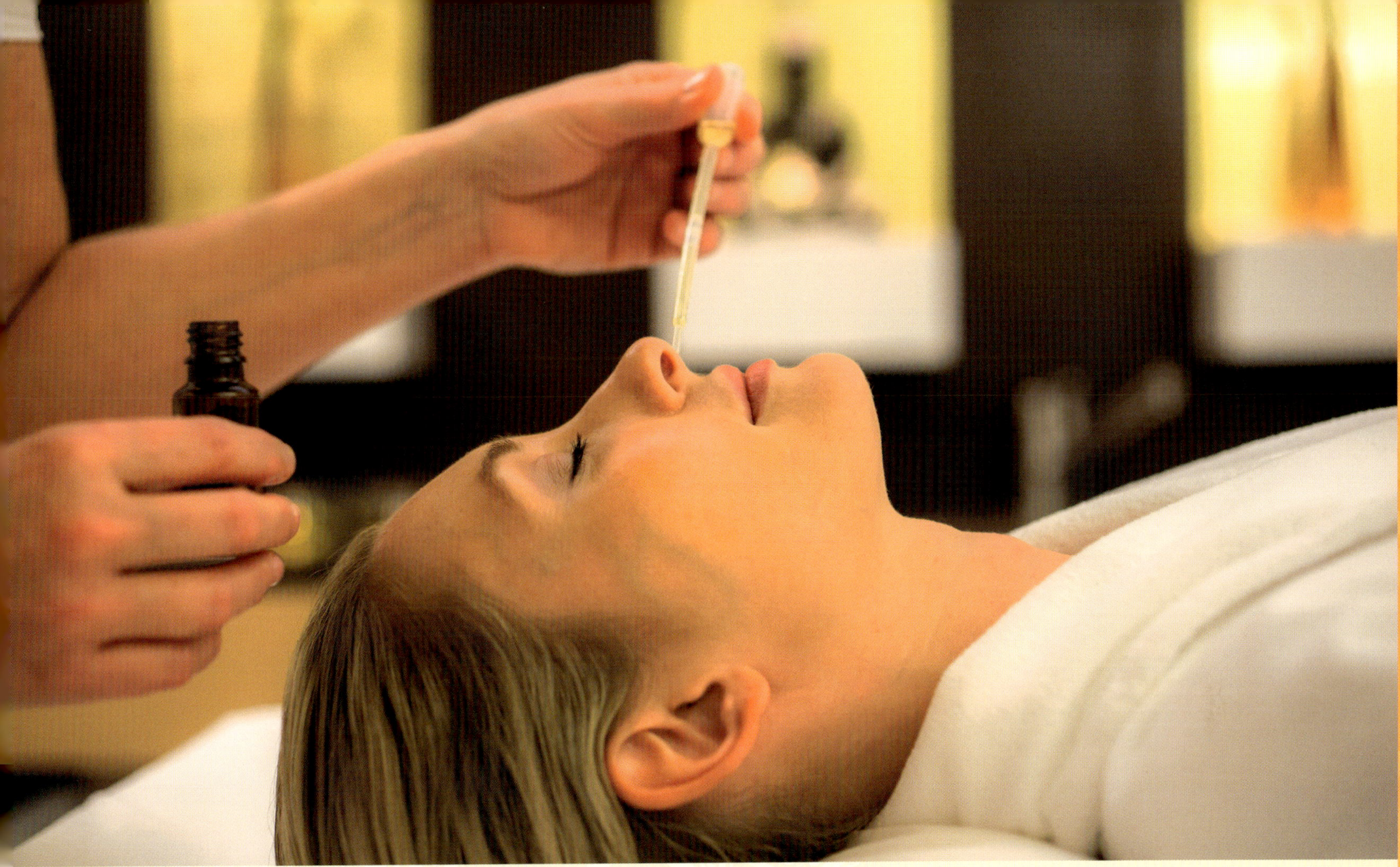

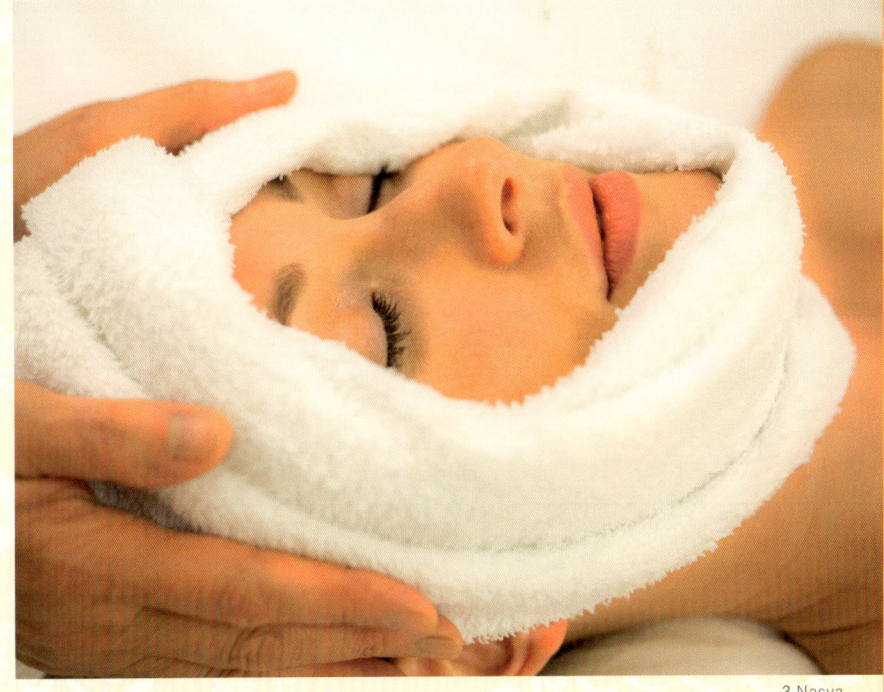

2 Nasya

Wirkung. Sie sind wohltemperiert, bestehen aus Zutaten wie Ghee, Sesamöl, Honig und Kräuterabkochungen und werden sanft und ohne Druck verabreicht.

Matra Bastis sind nährende und aufbauende Einläufe aus verschiedenen öligen Substanzen. Sie dürfen über längere Zeit im Darm verweilen und werden manchmal auch vollständig aufgenommen.

Shodana-Bastis sind reinigende und abführende Einläufe von komplexer Zusammensetzung. Sie sollten maximal 1 Stunde nach der Verabreichung wieder ausgeschieden sein.

3 Nasya

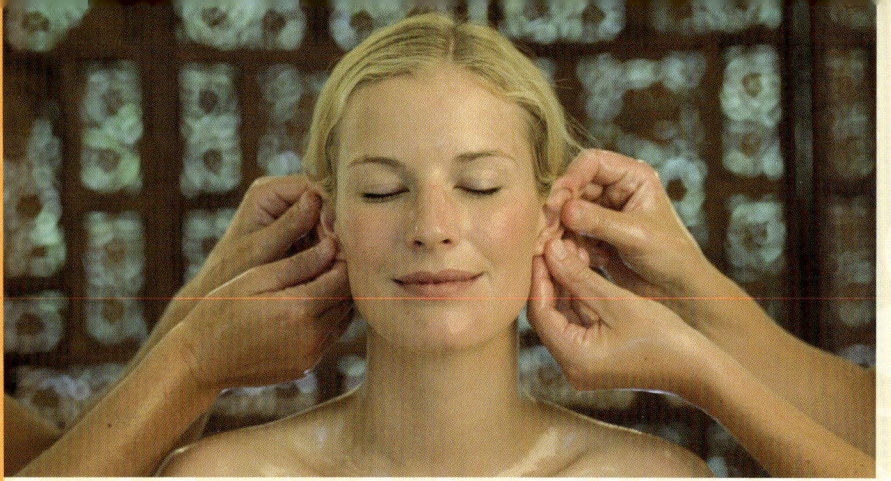
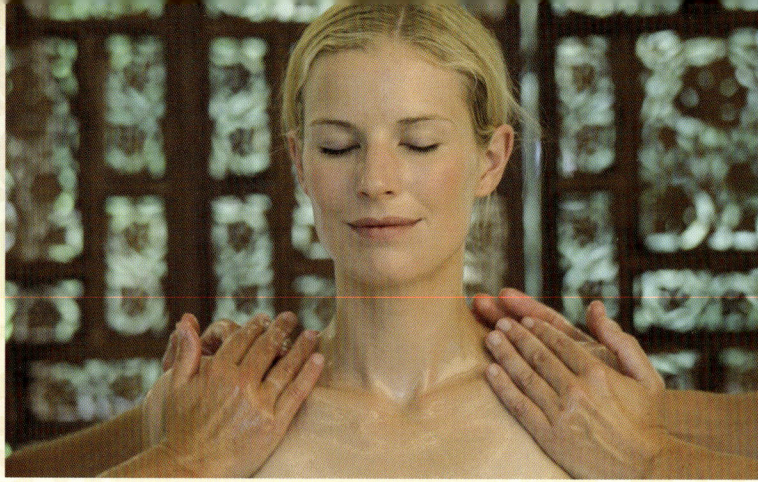

Die Synchron-Massage

Eine der tiefgreifendsten und aufwändigsten therapeutischen Behandlungen während einer Ayurveda-Kur ist die traditionelle Synchron-Massage. Zwei Therapeuten führen dabei alle Handlungen am Körper gleichzeitig und vierhändig aus, während sie sich allein durch Blickkontakt in ihrer Vorgehensweise abstimmen, um jede Bewegung und jeden einzelnen Schritt zu synchronisieren. Nur ein vollkommen aufeinander eingespieltes Team kann den hohen therapeutischen Anforderungen gerecht werden, deshalb ist diese Behandlung in europäischen Ayurveda-Zentren eher selten anzutreffen und selbst in Indien und Sri Lanka längst keine Selbstverständlichkeit mehr.

Eine der Besonderheiten aller Synchron-Massagen liegt in ihrer unmittelbaren Wirkung auf das Gehirn. Während die meisten menschlichen Aktivitäten nur eine Gehirnhälfte ansprechen, stimuliert die Synchron-Massage durch die zeitgleiche Behandlung beider Körperhälften das gesamte Gehirn. Die beständige Übertragung der rhythmischen Berührungsreize an beide Hemisphären löst

die einschränkende Grenze zwischen Ratio und Emotion auf und gibt den Impuls für ein natürliches ganzheitliches Empfinden. Als direkte Folge davon sendet das vegetative Nervensystem Entspannungsimpulse an Herzschlag und Atmung, Gefäßsystem und Blutdruck, Verdauung und Stoffwechsel.

Die warme Hülle des Öls und seine auf die Dosha-Konstellation abgestimmte Zusammensetzung, die harmonisierende Massage und ihre reinigende und anregende Wirkung auf Gewebe und Vitalpunkte entfalten in der Summe einen tiefgreifenden medizinischen Effekt auf Geist und Körper und schärfen die Sinneswahrnehmung.

Damit die Massagen ihre enorme Heilkraft ungehindert entfalten können, hält sich das Parkschlösschen strikt an die Empfehlungen der alten vedischen Schriften. Ein wichtiger Teil der Therapie ist die Stille bei allen Behandlungen. Nur so kann sich der Behandelte ohne Ablenkung seinem Inneren zuwenden. Ein universelles Gesetz besagt, dass Energie dorthin fließt, worauf sich die Aufmerksamkeit kon-

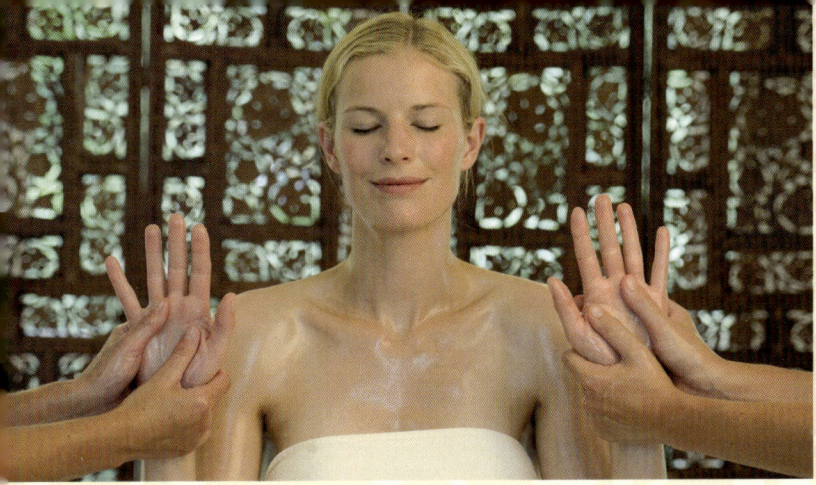

zentriert. Durch die Betrachtung der eigenen Gefühle und Körperempfindungen entsteht demzufolge ein Fluss an Heilenergie, der gespeicherte Emotionen und Spannungen auflöst.

Eine weitere Empfehlung der alten Schriften, der selbst im heutigen Indien und Sri Lanka eher selten nachgekommen wird, ist die Geschlechtertrennung bei der Körperbehandlung. Das Parkschlösschen bietet beiden Geschlechtern einen völlig autarken und geschützten Bereich im Haus, wo Frauen von Frauen und Männer von Männern behandelt werden und im vertrauensvollen Loslassen eine heilsame Entspannung erfahren.

Die Öle

Eine hohe Qualität der Öle ist für den Behandlungserfolg aller ayurvedischen Massagen wesentlich. Sie dringen durch die Hautbarriere in die darunter liegenden Gewebeschichten ein, nähren und kräftigen die Zellen und unterstützen den Körper vorrangig bei der Mobilisierung und Ausscheidung von Giftstoffen im Bindegewebe.

Die medizinierten Öle und Kräuterzusätze im Parkschlösschen stammen aus biologischem Anbau. Sie werden in einer Ölmühle nach hauseigenen Rezepturen für das Parkschlösschen hergestellt und von den Therapeuten entsprechend der ärztlichen Verordnung auf den jeweiligen Dosha-Typ eines jeden Gastes angewendet.

Die wichtigsten Öle stammen von Sesam, Distel, Olive, Mandel, Kokos und Sonnenblumenkernen, je nach Indikation werden auch spezielle Ölmischungen selbst hergestellt. In besonderen Fällen wird zusätzlich mit Ghee oder Joghurt behandelt.

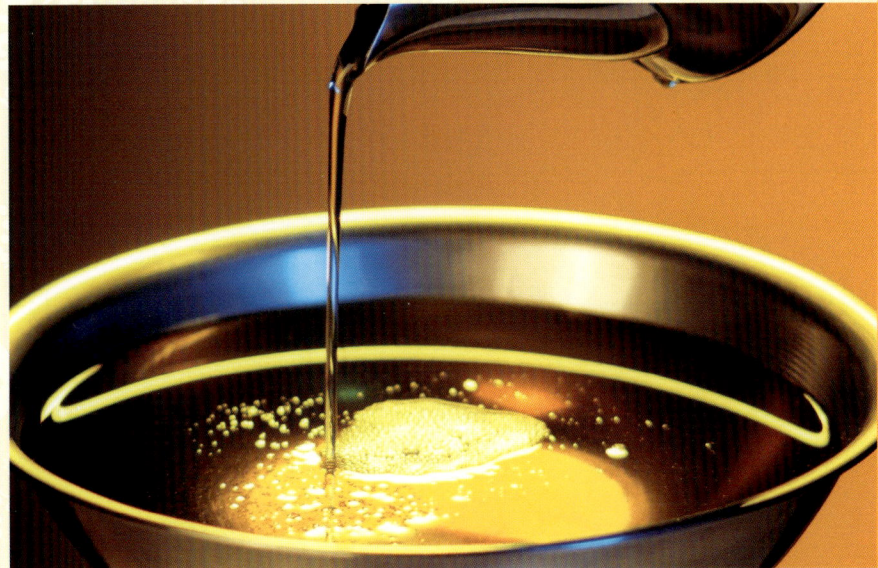

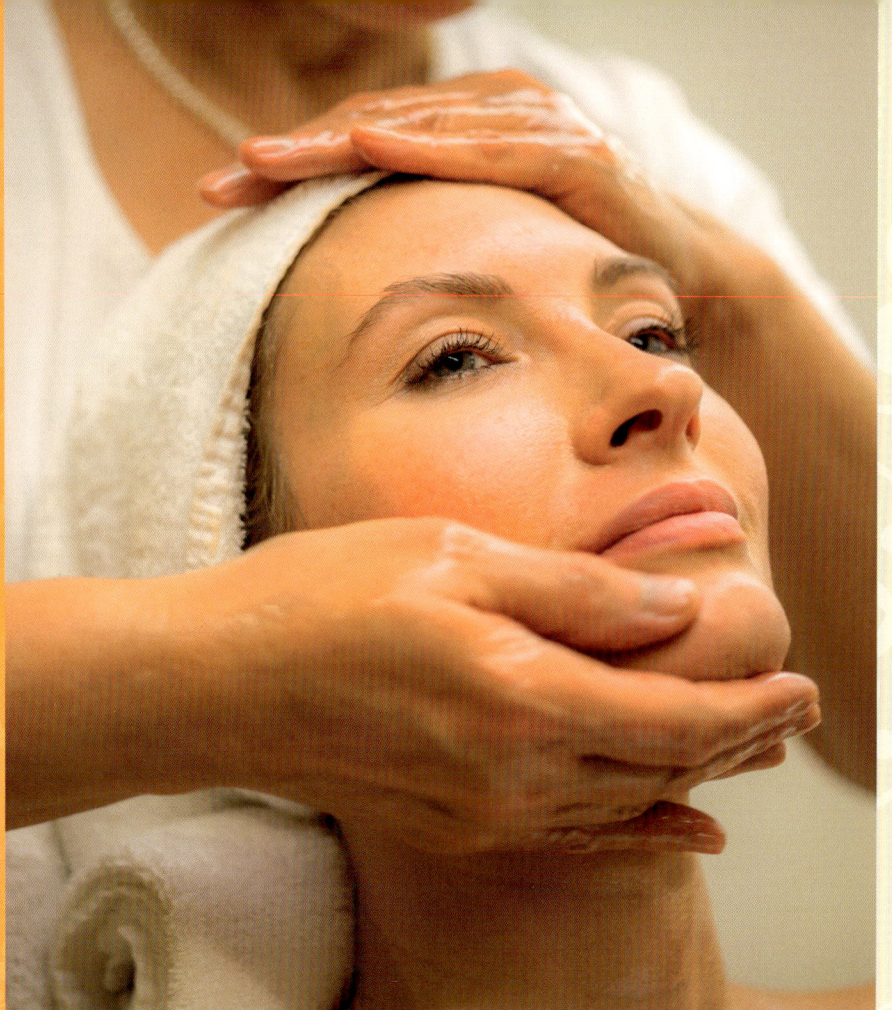

1 Abhyanga

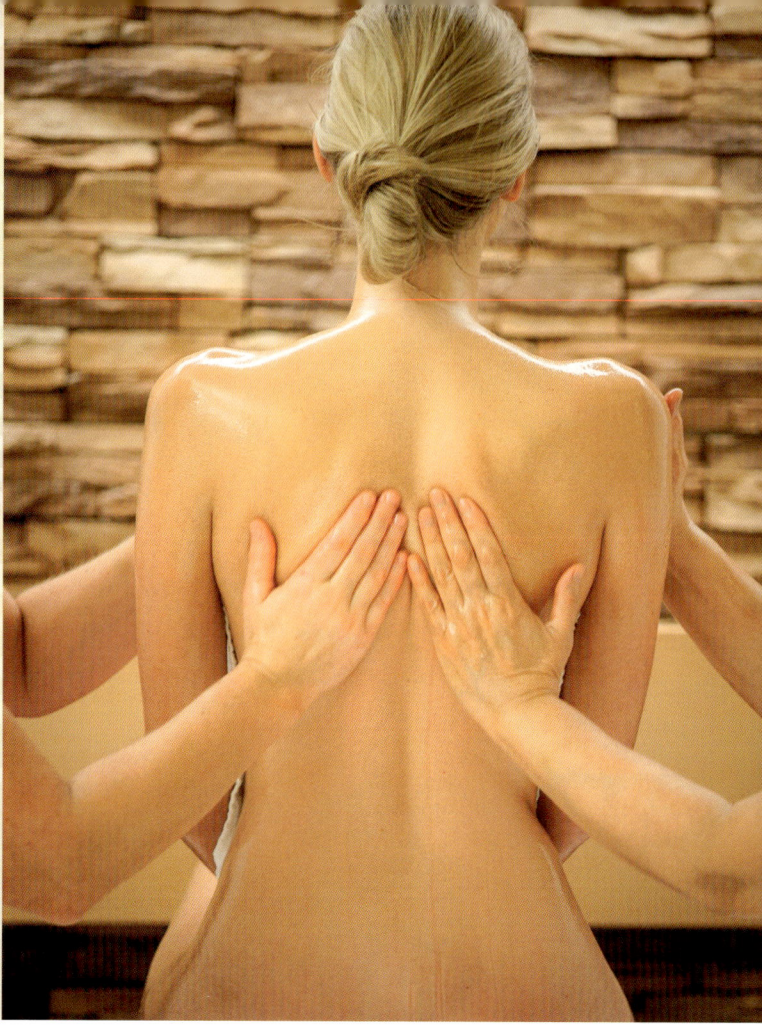

2 Abhyanga

Die folgenden Massagen werden im Parkschlösschen grundsätzlich vierhändig und von zwei Therapeuten durchgeführt.

Abhyanga

Abhyanga, die Einreibung mit Öl, ist die am häufigsten angewendete Massage im Ayurveda und in vielen Haushalten Indiens bis heute ein täglicher Bestandteil der Körper- und Gesundheitspflege.

Als medizinische Maßnahme wird diese Ganzkörper-Massage mit warmem Öl von zwei Therapeuten synchron ausgeführt. Die streichenden Bewegungen sind sehr entspannend, ausgleichend und beruhigend.

Abhyanga harmonisiert das Nervensystem, beruhigt das Dosha Vata und

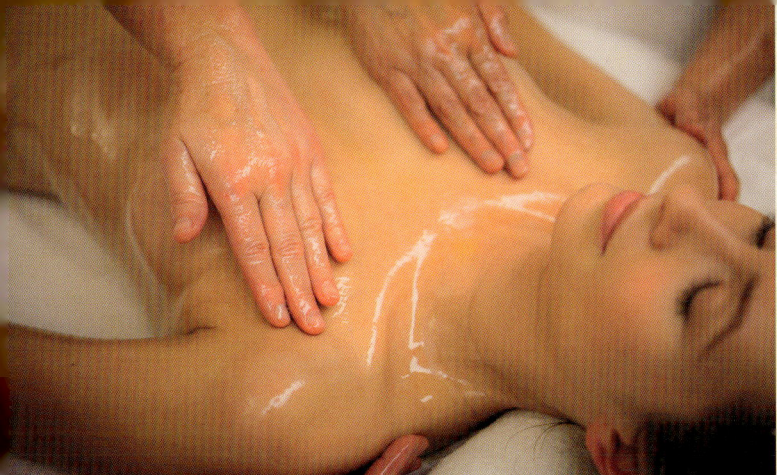

Abhyanga

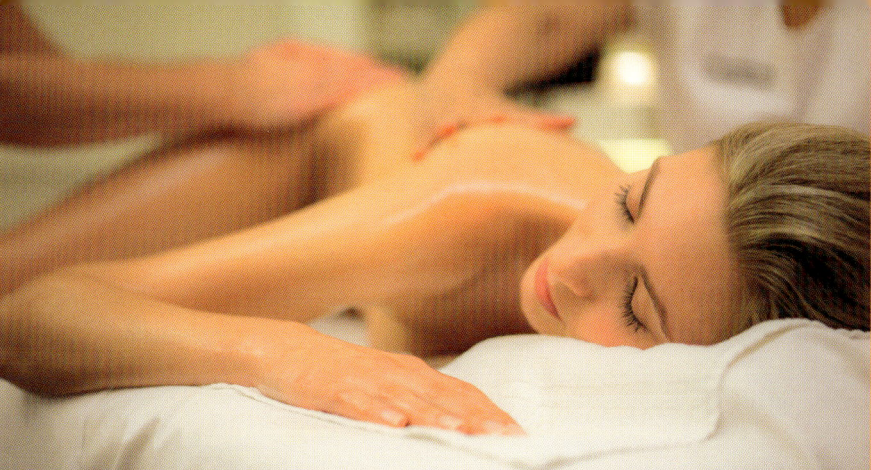

4 Abhyanga

unterstützt einen ruhigen Schlaf. Die Behandlung wirkt entgiftend, nährend und kräftigend für alle Gewebe und lindert Schmerzzustände. Sie fördert nachhaltig das Wohlbefinden, verhilft zu einer guten Ausstrahlung und beugt Alterungsprozessen vor.

Dank ihres großen Heilpotentials kann die Massage der liebenden Hände, wie sie wörtlich übersetzt heißt, eine starke Grundlage für weitere Be-

handlungen bilden oder ganz für sich alleine stehen.

Abhyanga ist wunderbar für die Selbstbehandlung oder die gegenseitige Partnerbehandlung zuhause geeignet. Eine ausführliche Anleitung dazu finden Sie auf S. 152.

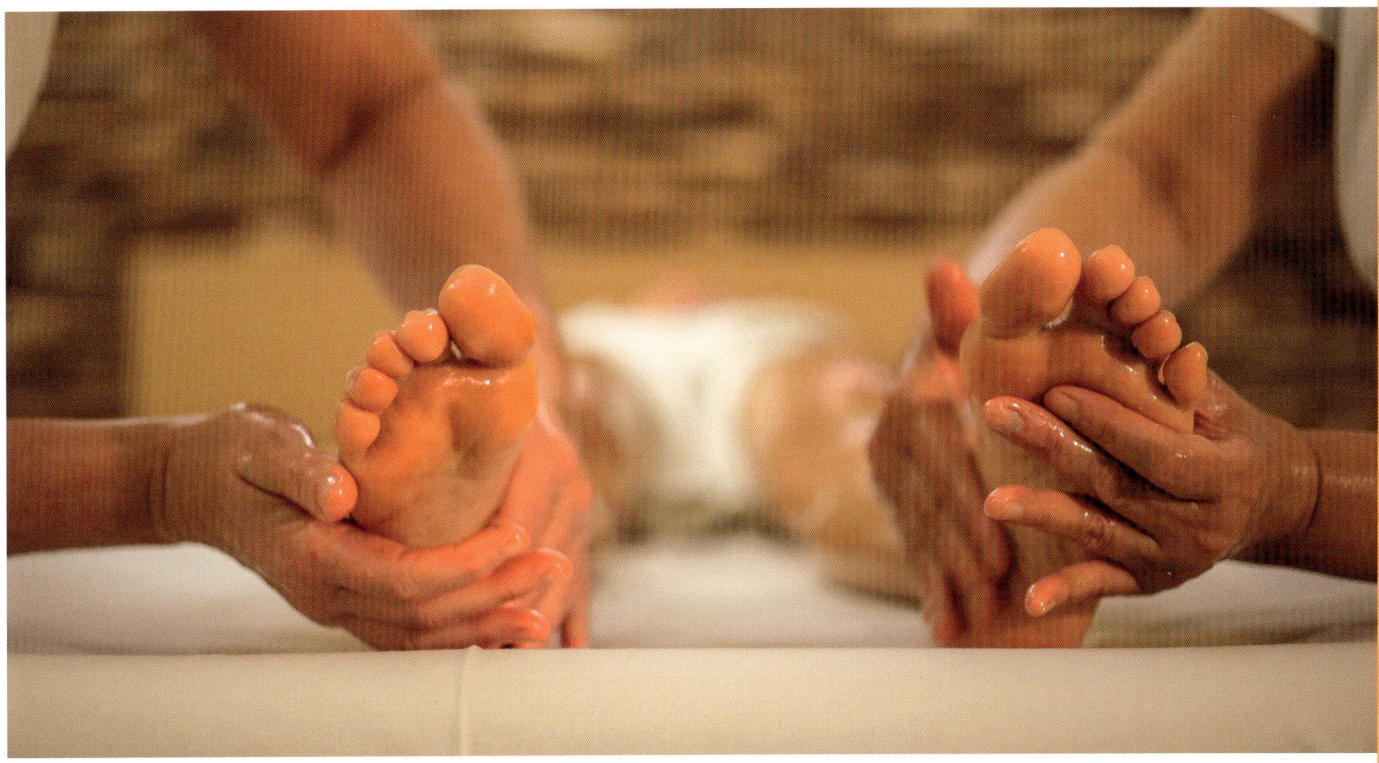

5 Abhyanga

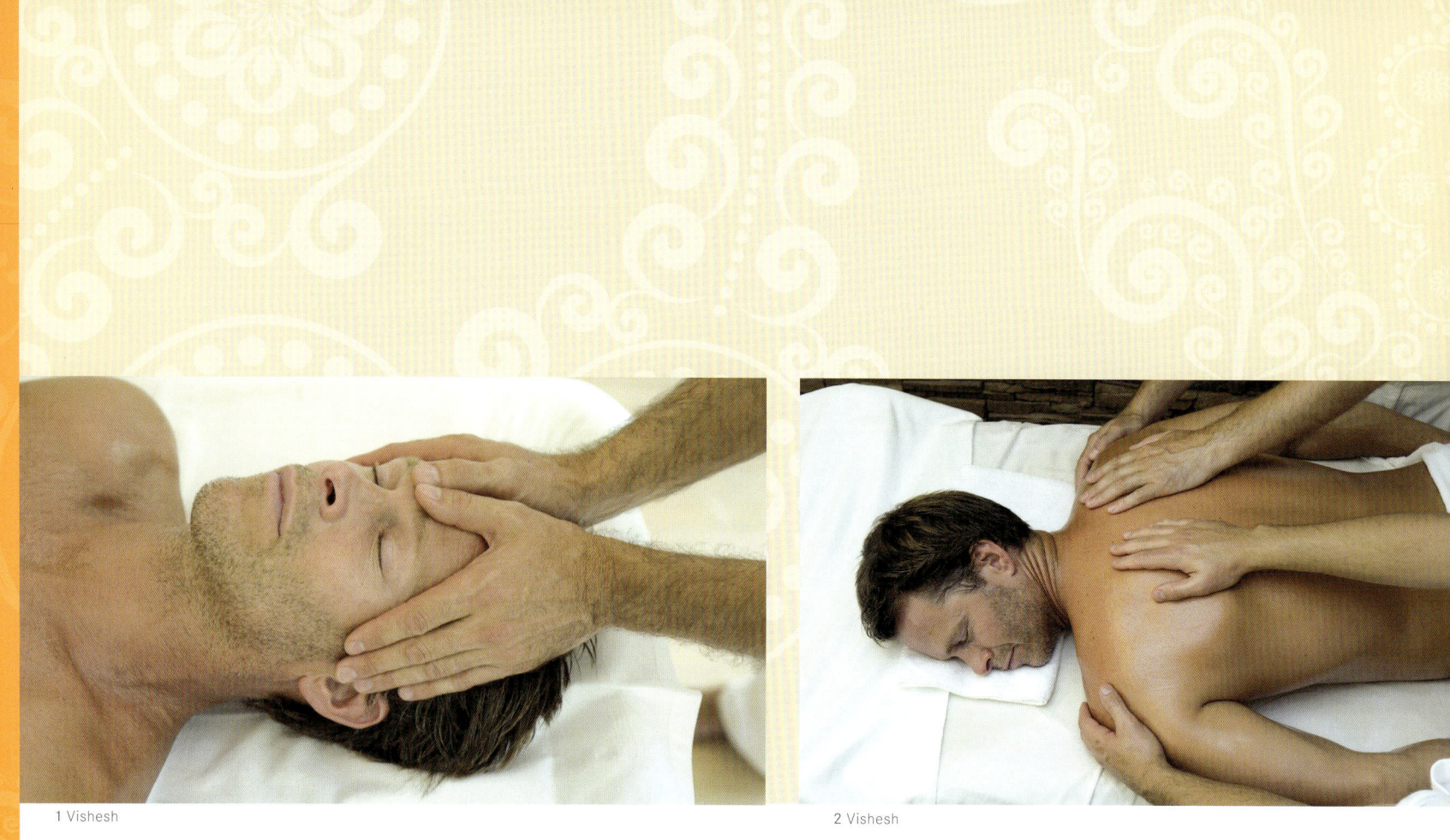

1 Vishesh

2 Vishesh

Vishesh

Die Tiefenmassage ist eine synchrone dem Abhyanga verwandte Massage. Insgesamt arbeiten die beiden Therapeuten jedoch mit mehr Druck und Dynamik, um Binde- und Muskelgewebe zu aktivieren.

Vishesh senkt erhöhtes Kapha, regt Kreislauf und Lymphfluss an. Der gekräftigte Stoffwechsel sorgt für eine gute Verdauung und reduziert Ama. Der Reinigungsprozess vermindert Wasseransammlungen im Gewebe und strafft das Bindegewebe.

Die vitalisierende Wirkung auf Geist und Körper vertreibt Müdigkeit, Lethargie und Stimmungsschwankungen.

Pizzichilli

Pizzichilli oder auch „der Königsguss" ist ein Ganzkörper-Ölguss, bei dem zwei Therapeuten den Körper sanft und synchron von Kopf bis Fuß massieren, während sich ein kontinuierlicher Strom von warmem Öl über den gesamten Körper ergießt. Um einen steten Fluss zu gewähren, befinden sich die insgesamt 7 Liter Öl in einem Kreislauf: Das abfließende Öl sammelt sich in einem kleinen Becken an der Liege und wird erneut erwärmt, um dann wieder zum Einsatz zu kommen.

Von allen Ayurveda-Massagen ist Pizzichilli die intensivste Anwendung. Sie vereint die Vorteile von Abhyanga und Svedana, doch regt die Kombi-

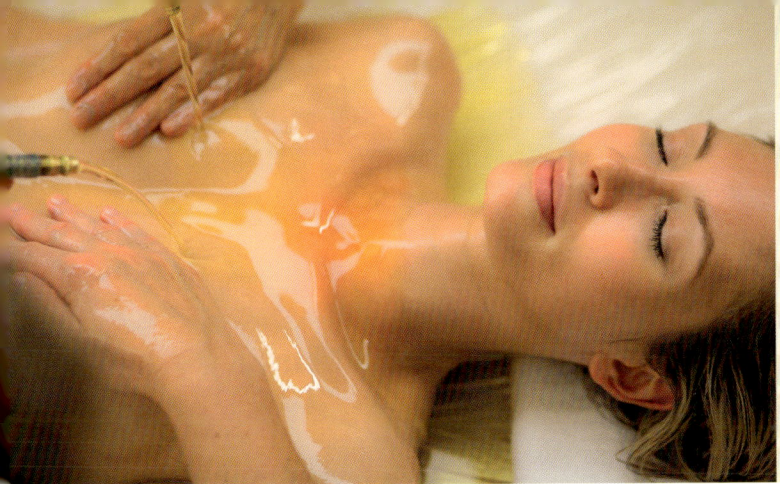
Pizzichilli

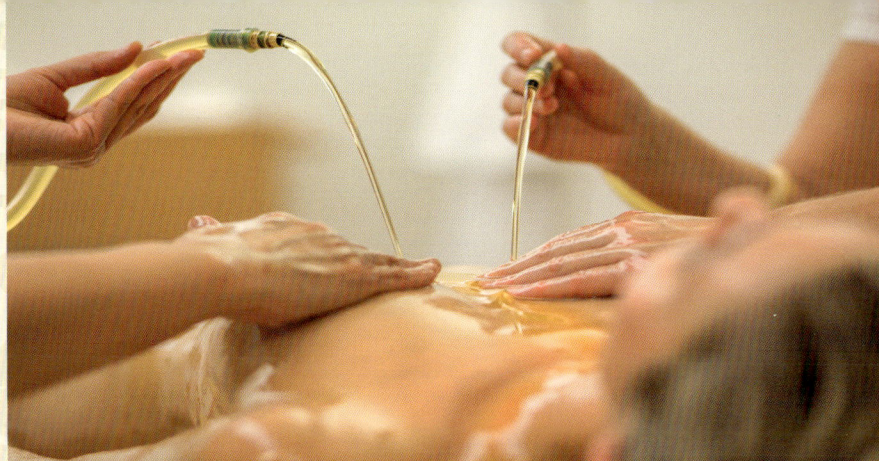
2 Pizzichilli

nation aus Massage, Ölguss und Wärmebehandlung den Stoffwechsel von Haut und Organen sehr viel stärker an. Das warme Öl dringt leicht und tief in die Gewebe ein und entfaltet dort seine weitreichende therapeutische Wirkung, während es den Körper nachhaltig durchwärmt.

Der Ganzkörper-Ölguss setzt eine tiefenwirksame Entgiftung und Entspannung in Gang. Er senkt Vata, löst starke Muskelverspannungen, Stress und Hyperaktivität auf der körperlichen Ebene und wirkt tonisierend und regenerierend auf das zentrale Nervensystem.

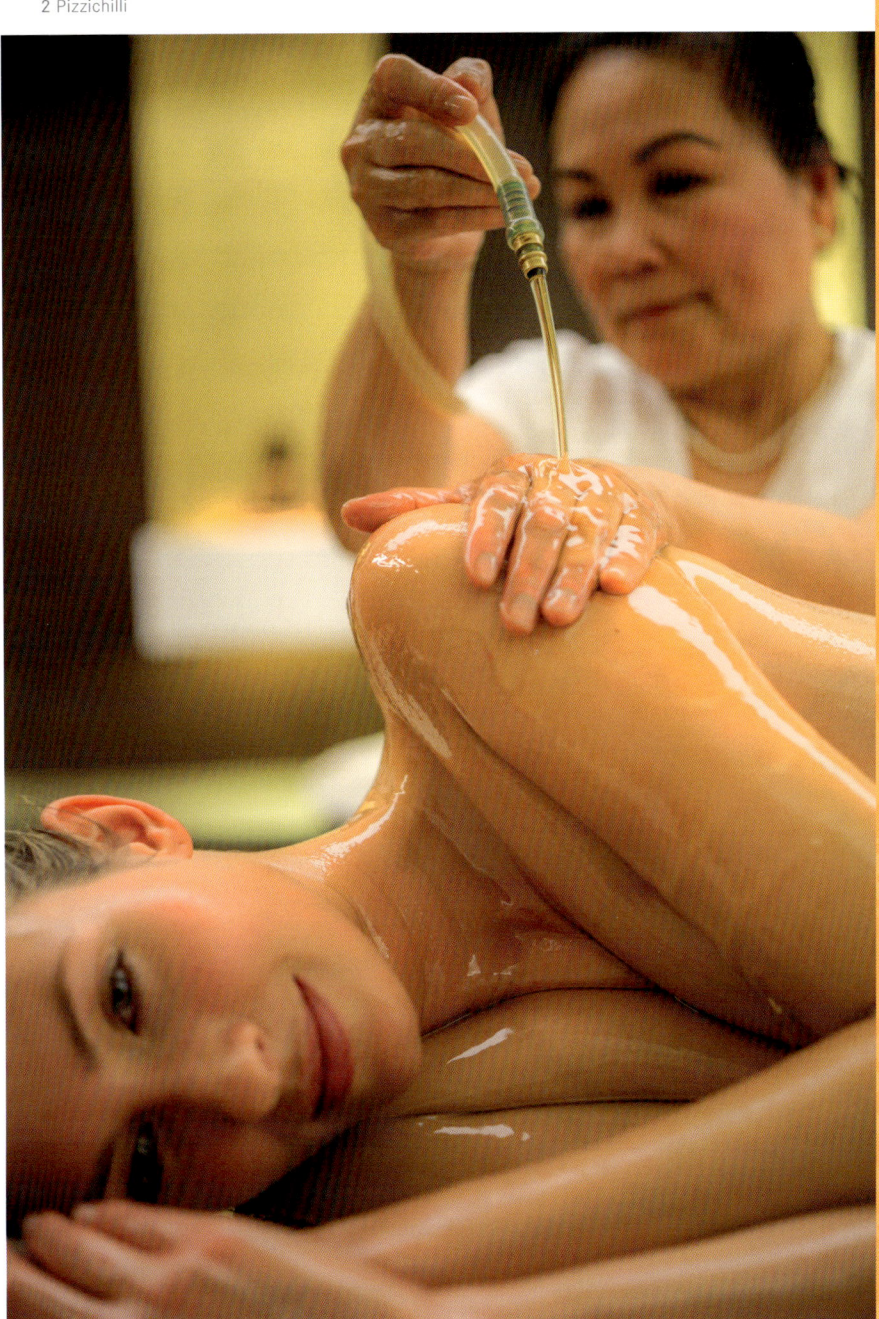
3 Pizzichilli

Pinda Sveda

Pinda Sveda ist eine synchrone Ganz-körper-Massage, bei der die Therapeuten den Körper nicht direkt mit den Händen, sondern mit heißen Baumwollstempeln behandeln. Je nach Indikation sind die Stempel mit Kräutern, Getreide und weiteren Inhaltsstoffen befüllt und werden während der gesamten Behand-lungszeit wiederholt in einer Flüssigkeit erhitzt. So durchtränken sie den ganzen Körper mit ihrer Wärme und den medizinisch wirksamen Inhaltsstoffen.

In Milch und Kräutersud gekochte Reisstempel wirken beruhigend und senken erhöhtes Vata und Pitta. Die Behandlung löst Verspannungen und nährt das Gewebe.

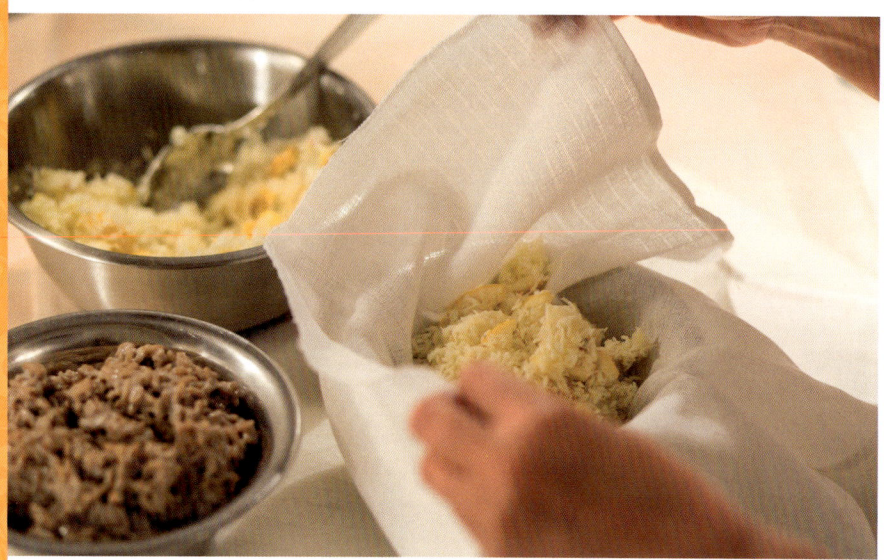

1 Pinda Sveda

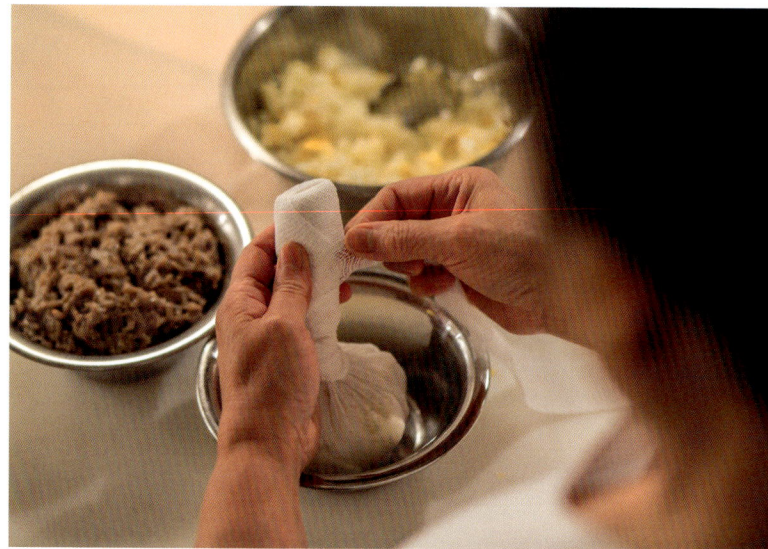

2 Pinda Sveda

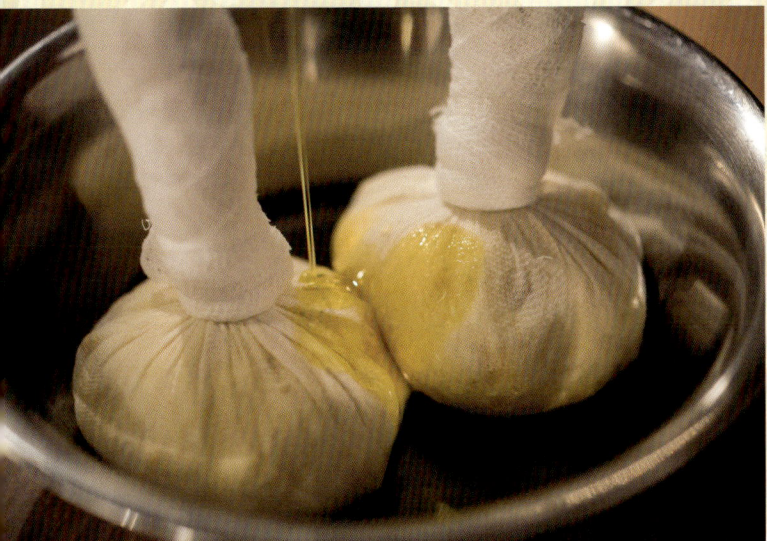
Pinda Sveda

Eine in warmem Öl getränkte Kokos-Zitronen-Füllung der Stempel ist anregend und senkt erhöhtes Kapha. Sie löst überschüssiges Körperfett und verschönt die Haut.

Die Pindas sind auch für eine Teilmassage geeignet, dann nur von einem Therapeuten durchgeführt, und wirken effektiv gegen Stress sowie Beschwerden im Hals- und Lendenwirbelbereich.

Pinda Sveda zählt zu den Rasayanas, den verjüngenden Behandlungen des Ayurvedas. Sie regt den Stoffwechsel an, erneuert und strafft das Gewebe und steigert die geistige Vitalität.

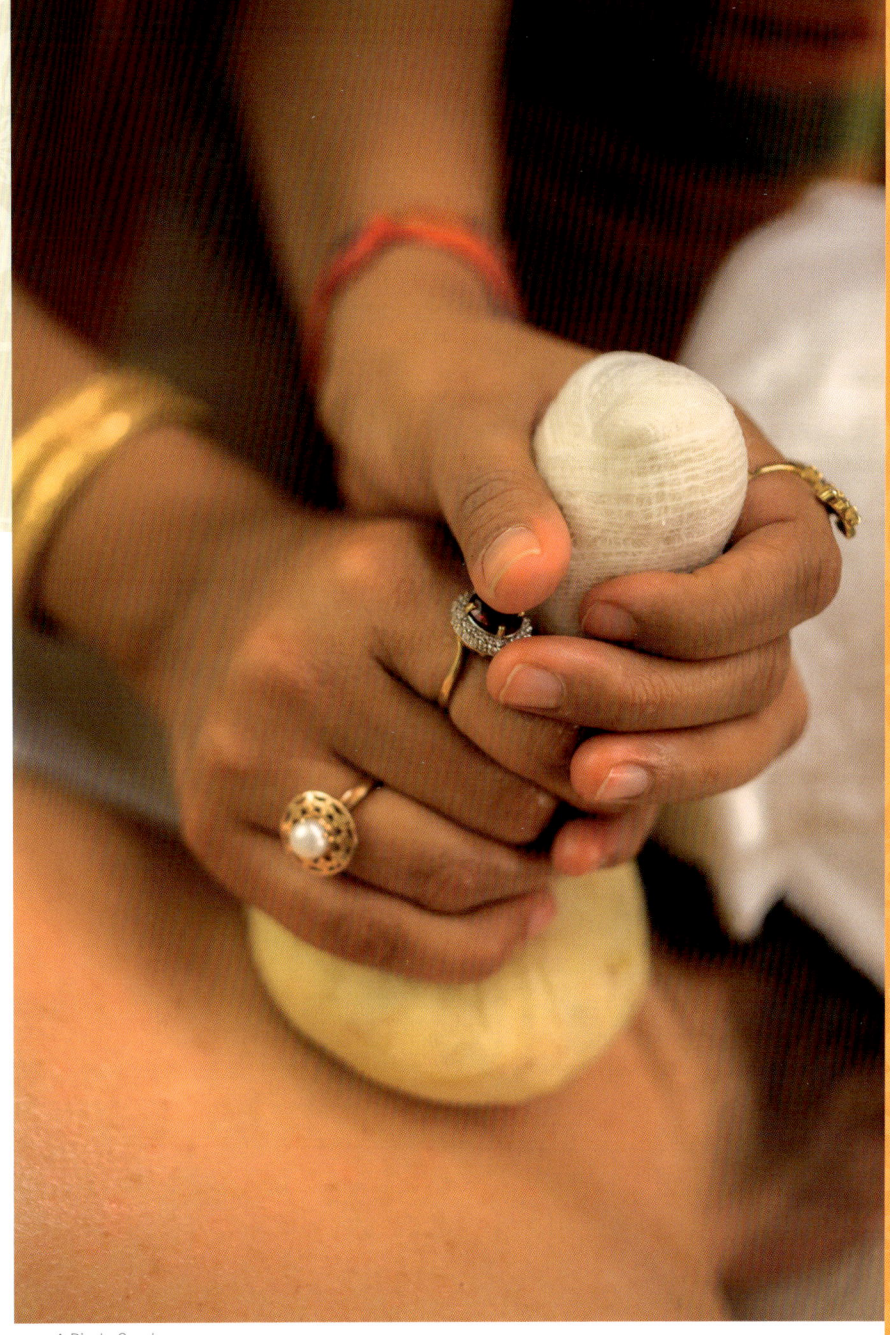
4 Pinda Sveda

Garshan

Garshan ist eine Ganzkörper-Synchron-Massage, bei der die Therapeuten Handschuhe aus Bourette-Seide tragen. Zur Vorbereitung wird der ganze Körper erst leicht eingeölt, danach erfolgt die kräftige und durch die angeraute Oberfläche der Seide belebende Trockenmassage. Ähnlich wie bei Abhyanga werden die langen Gliedmaßen in streichenden und die Gelenke in kreisenden Bewegungen behandelt.

Diese Massage regt Kreislauf und Stoffwechsel an und hat sich als wirksam beim Abbau überschüssiger Gewebe und Cellulite erwiesen. Erhöhtes Kapha wird gesenkt und ein körperliches oder seelisches Schweregefühl gegen Leichtigkeit eingetauscht. Für die Haut entsteht der klärende Effekt eines Peelings.

Menschen mit öliger Haut, Kapha-Konstitution oder erhöhtem Kapha können ein Garshan zuhause an jedem zweiten Tag in 5 bis 10 Minuten möglichst vor der morgendlichen Dusche durchführen. Dabei sollte jedoch die zarte Haut des Gesichts und des Dekolletés ausgespart werden.

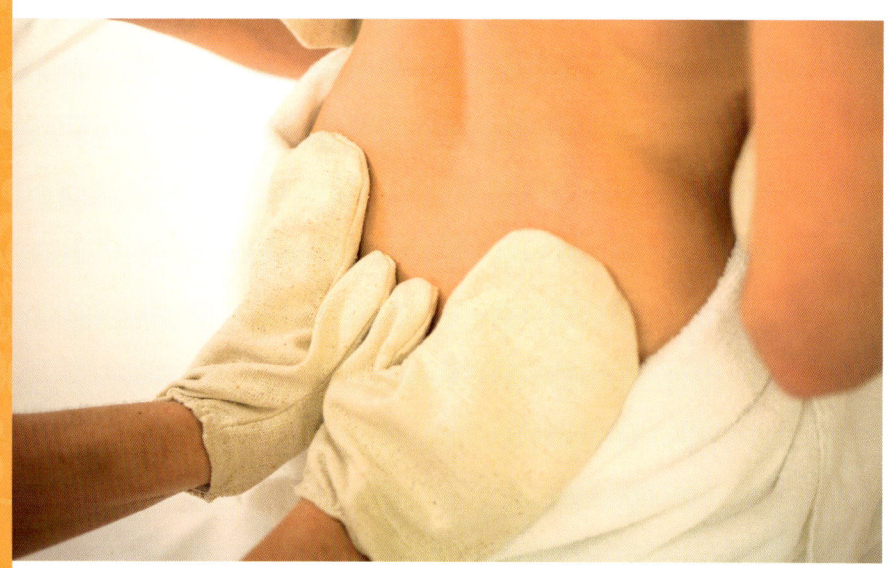

2 Garshan

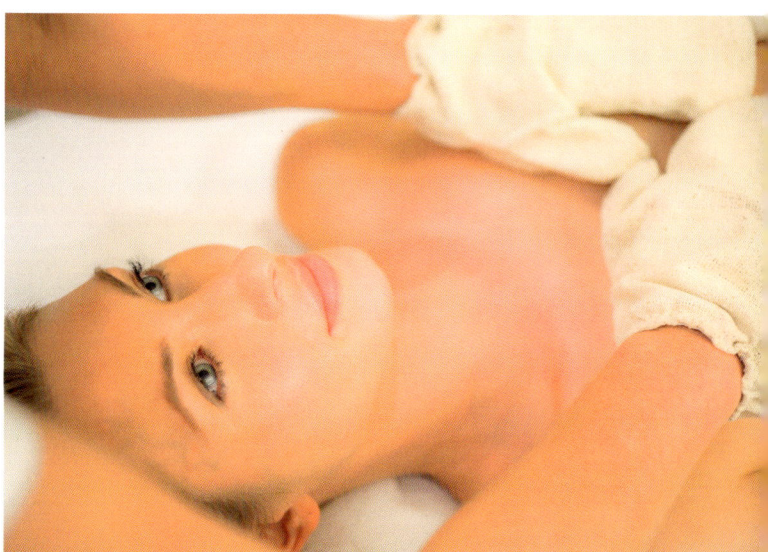

3 Garshan

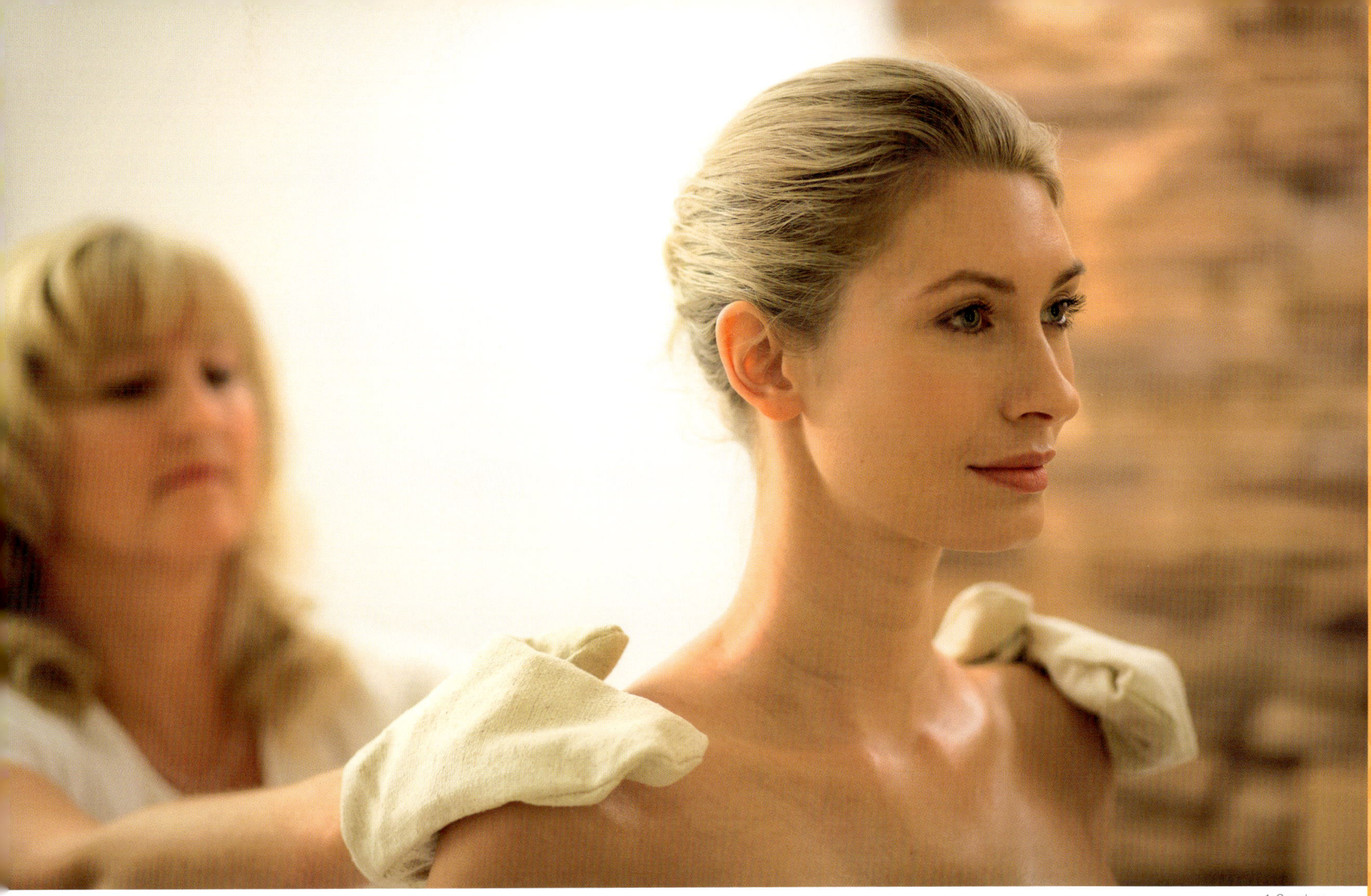

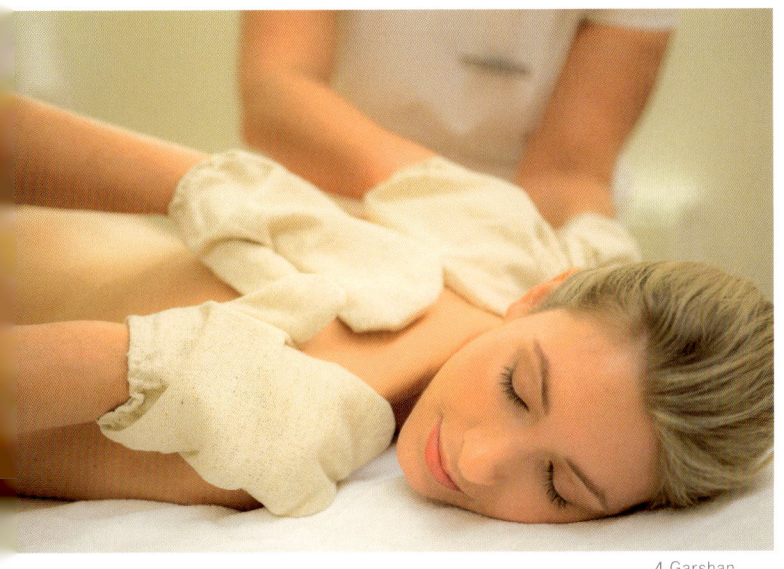

1 Garshan

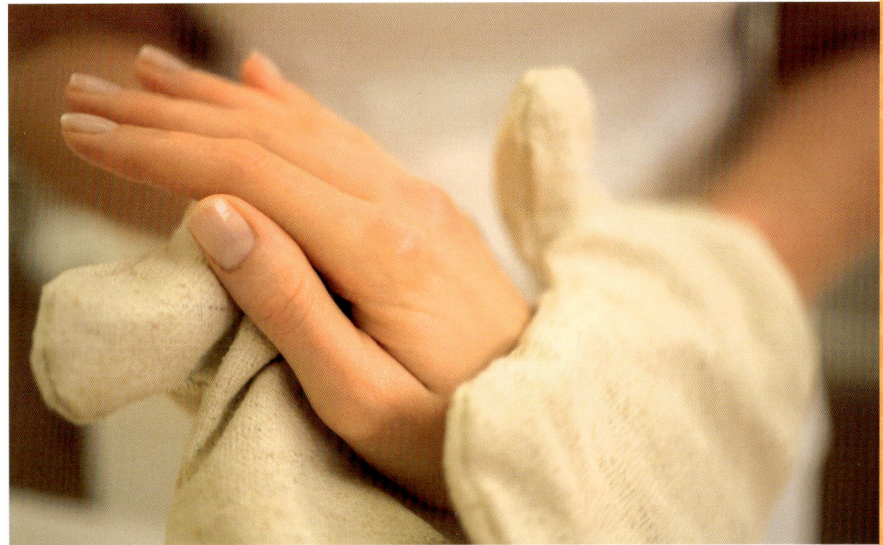

4 Garshan

5 Garshan

Samvahana

Samvahana ist eine sanfte und ausgleichende Synchron-Massage speziell für Frauen, die den Körper zart verwöhnt und umhüllt. Die beiden Therapeuten behandeln dabei den ganzen Körper nacheinander einfühlsam mit Seide, weichen Pinseln und duftenden Ölen von Mandel und Rose.

Diese beruhigende Form der Massage hat eine außerordentlich positive Wirkung auf das körperliche und seelische Wohlbefinden der Frau. Sie löst Anspannung, befreit aufgestaute Gefühle und stellt das emotionale Gleichgewicht wieder her.

In Indien ist es Brauch, eine Braut einige Tage vor der Hochzeit mit dieser liebevollen Behandlung auf ihren neuen Lebensabschnitt als Ehefrau einzustimmen und ihre Schönheit zum Leuchten zu bringen.

Samvahana ist ein wunderbarer Abschluss für eine Panchakarma-Kur. Erfüllt von Lebensfreude kehrt man danach in den Alltag zurück.

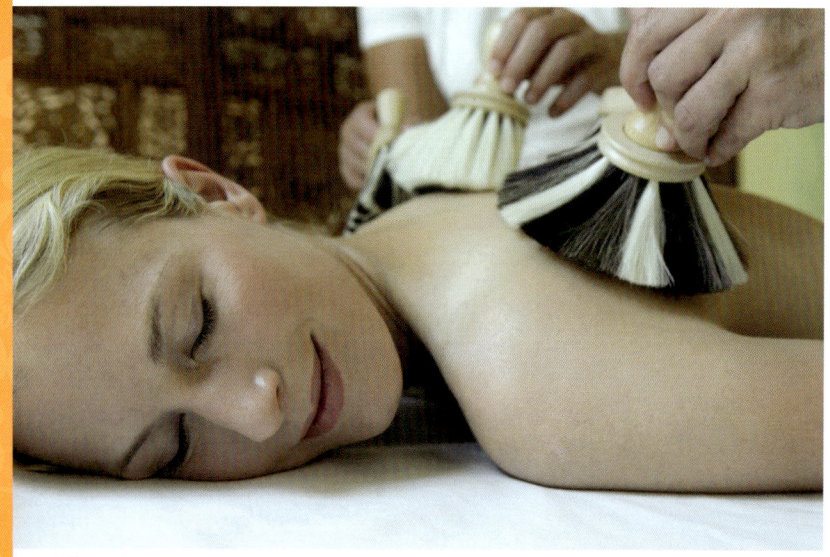

1 Samvahana

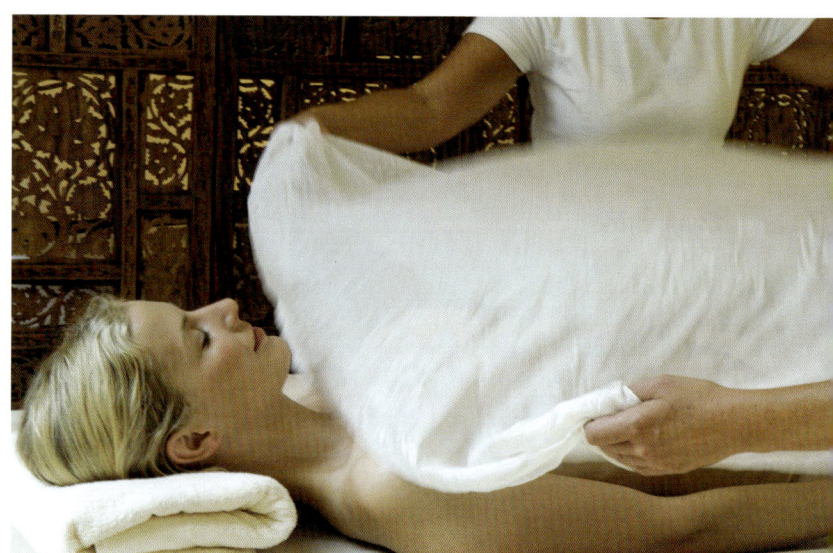

2 Samvahana

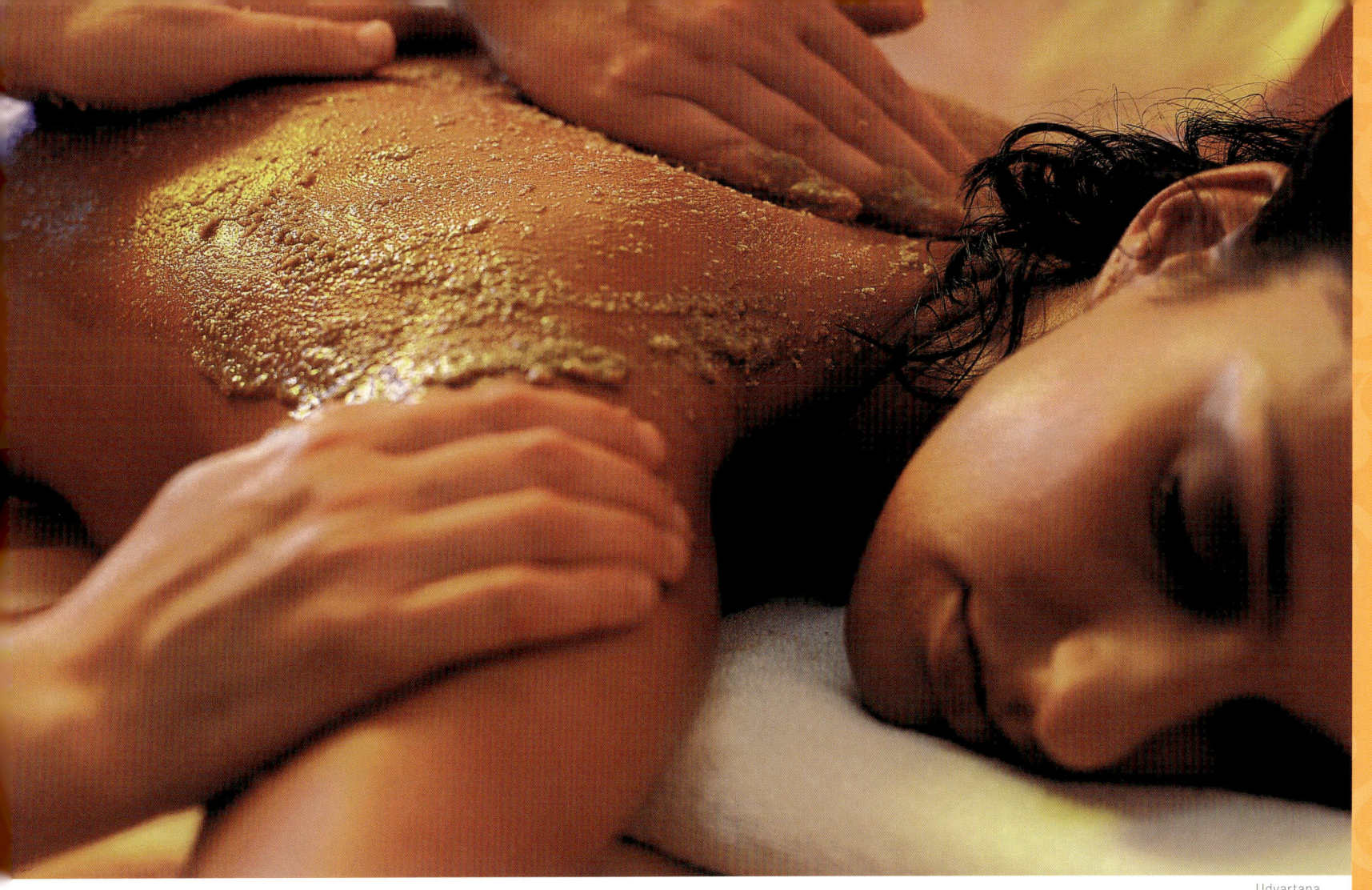

Udvartana

Udvartana ist eine synchrone Ganz-körper-Peeling-Massage, bei der die Therapeuten eher dynamisch vorgehen. Mit einer Paste aus Öl und Getreide oder Heilerde wird der Körper rhyth-misch und kräftig massiert.

Diese Behandlung zielt nicht in erster Linie auf die Entspannung von Geist und Seele, sondern auf eine star-ke Entgiftung des Körpers. Die kräfti-ge Massage fördert die Durchblutung, reduziert überschüssiges Wasser im Gewebe und senkt Kapha. Die inten-sive Anregung von Kreislauf und Zell- und Organstoffwechsel ist ein wirk-samer Impuls zur Gewichtsredukti-on, reinigt und verjüngt die Haut und wirkt sehr belebend.

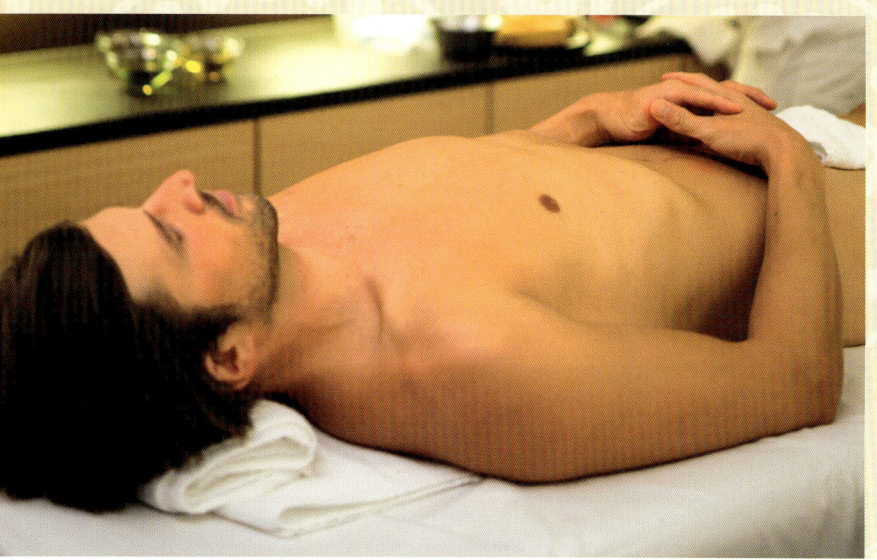

1 Kalari

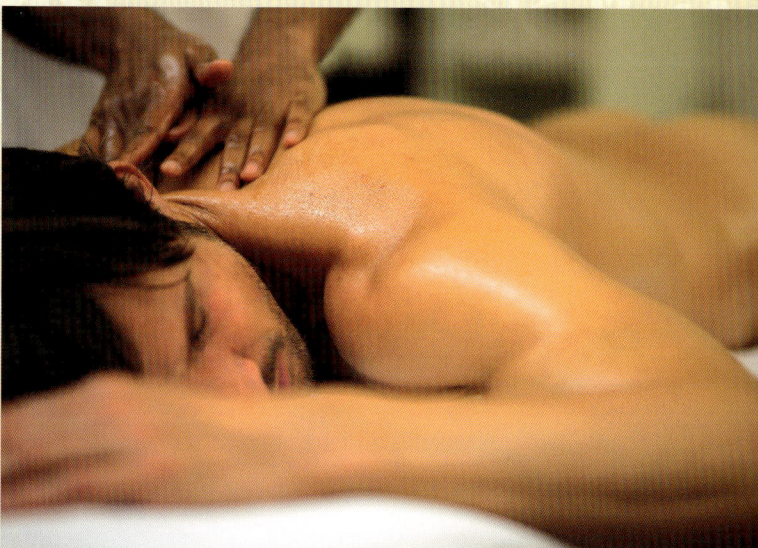

2 Kalari

Spezial-Anwendungen

Kalari

Die Kalarimassage ist eine dynamische Ganzkörper-Massage zur Optimierung des Energieflusses und Kräftigung des gesamten Organismus. Bei der Behandlung arbeitet der Therapeut mit kräftigen Streichbewegungen und wendet eine Kombination aus Massage- und Mobilisationstechniken an, die auch die Energiebahnen und Vitalpunkte mit einbezieht und stimuliert. Die Massage beseitigt die Folgen von Fehlbelastungen, Stauchungen und Blockaden und regt Entgiftungsprozesse an.

Ursprünglich ist Kalari eine indische Kampf- und Heilkunst, die sich im Süden Indiens, in Kerala, entwickelte. Ihr Ziel war eine optimale Kraft und Beweglichkeit des Körpers. Wenn sich Kalari-Krieger in früheren Zeiten für einen Kampf rüsteten, waren die Kalarimassagen ein traditioneller Teil der Vorbereitung. Voller Energie, aus-

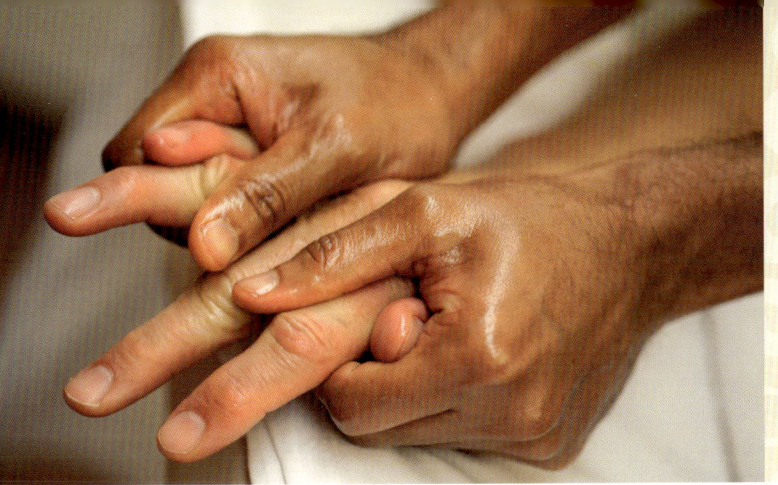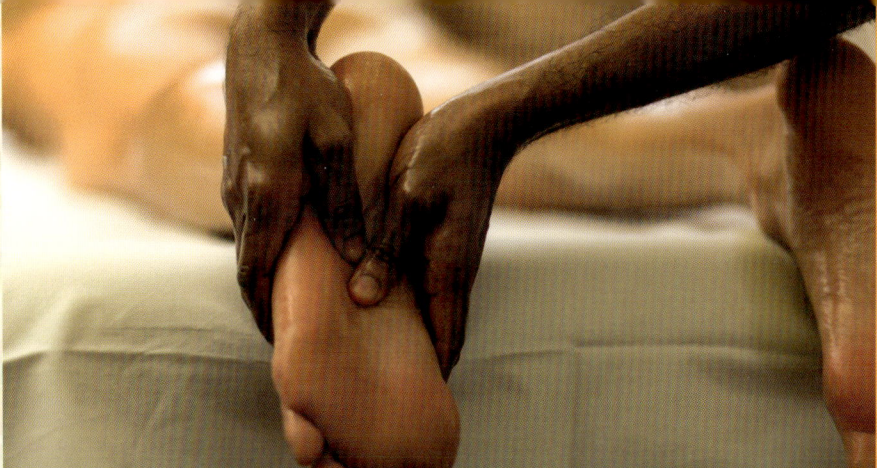

3 Kalari

4 Kalari

geglichen und mit geschärften Sinnen waren die Krieger danach bereit für große Taten. Nach dem Kampf unterstützten die Massagen die Regeneration und die Heilung von Verletzungen.

Eine Kalarimassage wirkt enorm vitalisierend. Sie stärkt den Körper, macht ihn geschmeidig, löst Verspannungen und geistige Anspannung.

Ob Krieger oder Mensch der Gegenwart und erschöpft von den täglichen Herausforderungen des Lebens – von der heilsamen Wirkung dieser Behandlungsmethode profitieren beide.

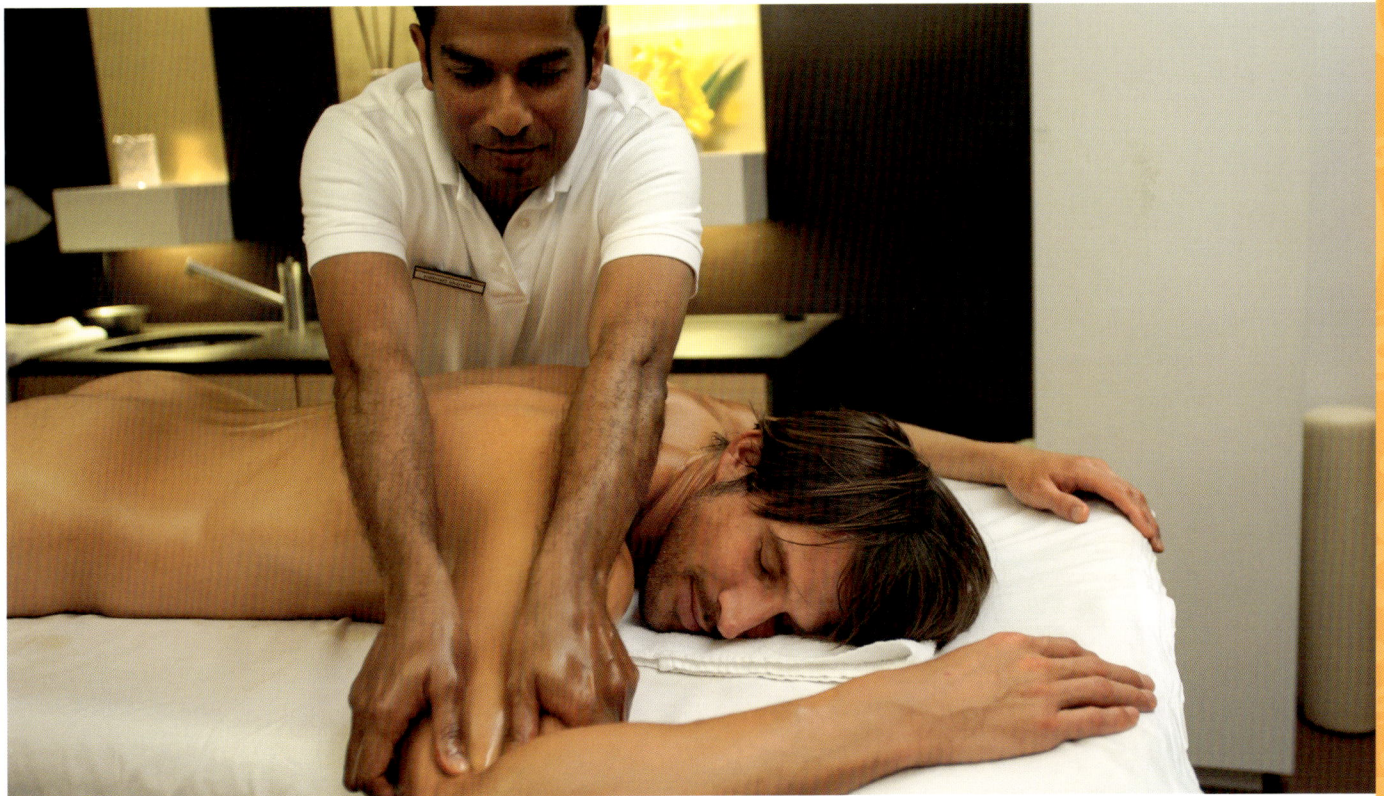

5 Kalari

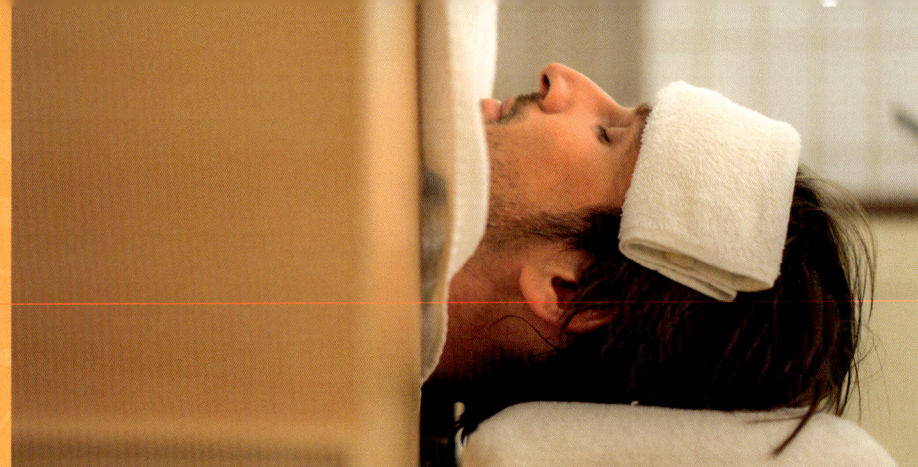

1 Svedana

Svedana

Der Begriff Svedana steht für die verschiedenen Arten von Wärmebehandlungen. Die Wärme kann trocken oder feucht sein und kann entweder lokal oder am ganzen Körper angewendet werden. Eine der gebräuchlichsten Wärmebehandlungen im Parkschlösschen ist ein Kräuterdampfbad für den gesamten Körper in einer eigens entwickelten Svedana-Box.

Die intensive Durchwärmung des gesamten Körpers mit dem Kräuterdampf erweitert die Gefäße, aktiviert die Drüsen und erleichtert den Abtransport und das Ausschwitzen von gelösten Giftstoffen aus den Geweben. Eine Svedana-Behandlung baut Ama ab und senkt erhöhtes Vata oder Kapha.

Padabhyanga

Die ayurvedische Fußmassage ist eine Unterform von Abhyanga und konzentriert sich weitgehend auf die Beine und Füße. Die Behandlung löst erfolgreich die Symptome von Überarbeitung und hoher Stressbelastung und regeneriert Körper und Geist. Die Stimulation der Vitalpunkte an den Fuß-

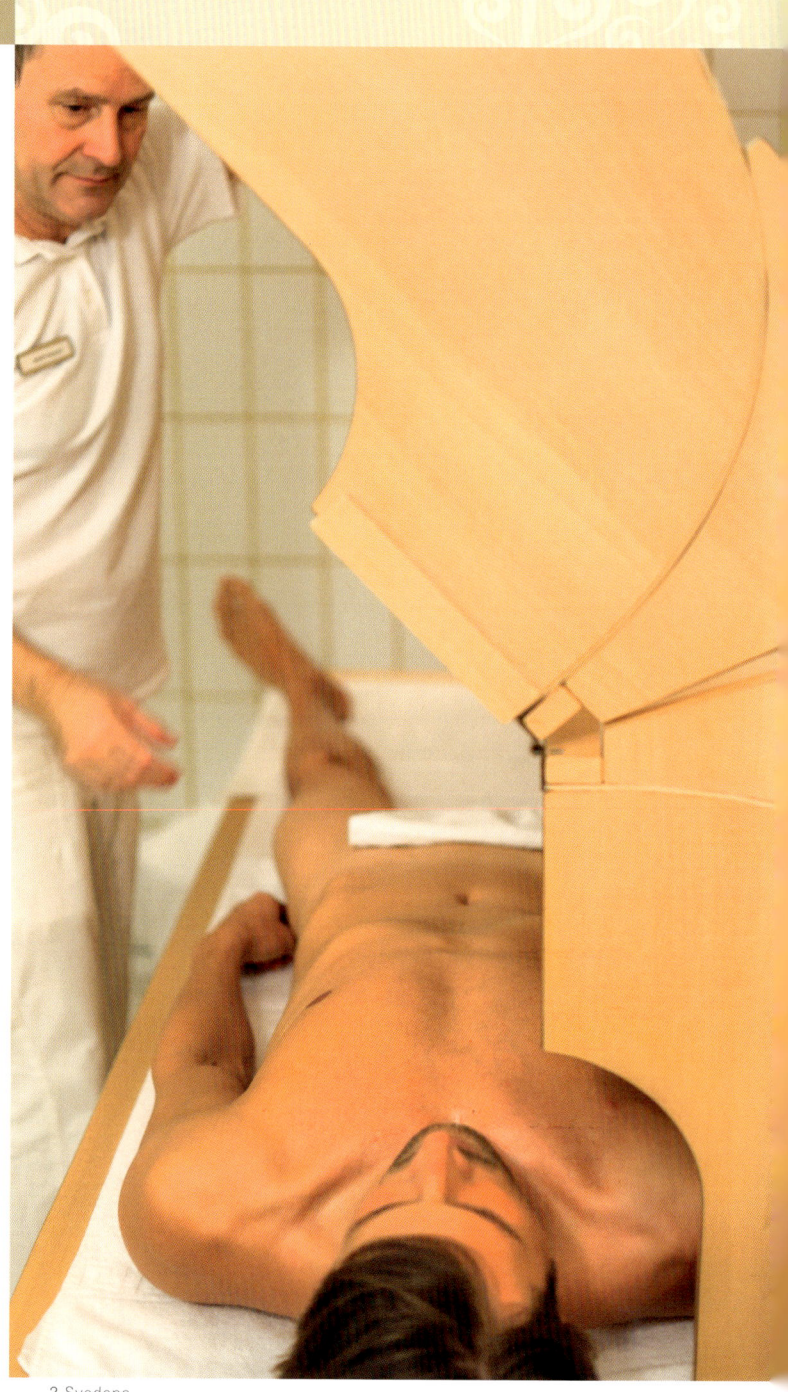

2 Svedana

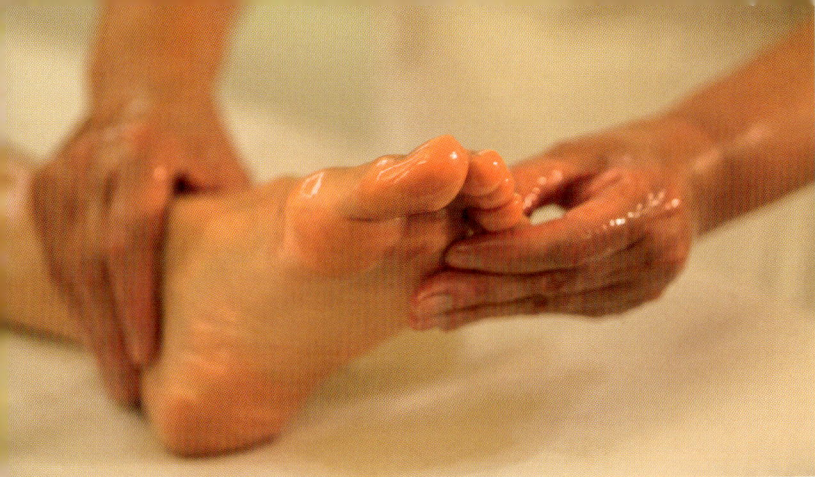
Padabhyanga

sohlen versorgt die Organsysteme mit neuer Energie. Zusätzlich gestärkt werden der Halteapparat des Fußes und das Sehvermögen der Augen.

Padabhyanga eignet sich gut für die Anwendung zuhause. Besonders abends wirkt die Massage lösend und befreiend, lässt die Gedanken zur Ruhe kommen und gewährt eine angenehme Nachtruhe.

Shirodara

Shirodara ist ein Öl-Stirnguss, bei dem ein angenehm temperierter Strahl von Öl kontinuierlich über die Stirn fließt. Der gleichmäßige und unaufhörliche Strom von Flüssigkeit führt in eine ungewöhnlich tiefe Entspannung.

Shirodara hilft bei Schlaflosigkeit und chronischen Kopfschmerzen und lindert insbesondere die Folgen von Dauerstress. Die Behandlung ist in hohem Maße beruhigend und regenerierend für das vegetative Nervensystem und wird erfolgreich gegen Depressionen eingesetzt. Regulierend kann Shirodara bei hohem Blutdruck wirken.

Am besten schließt Shirodara direkt an eine ayurvedische Massage an.

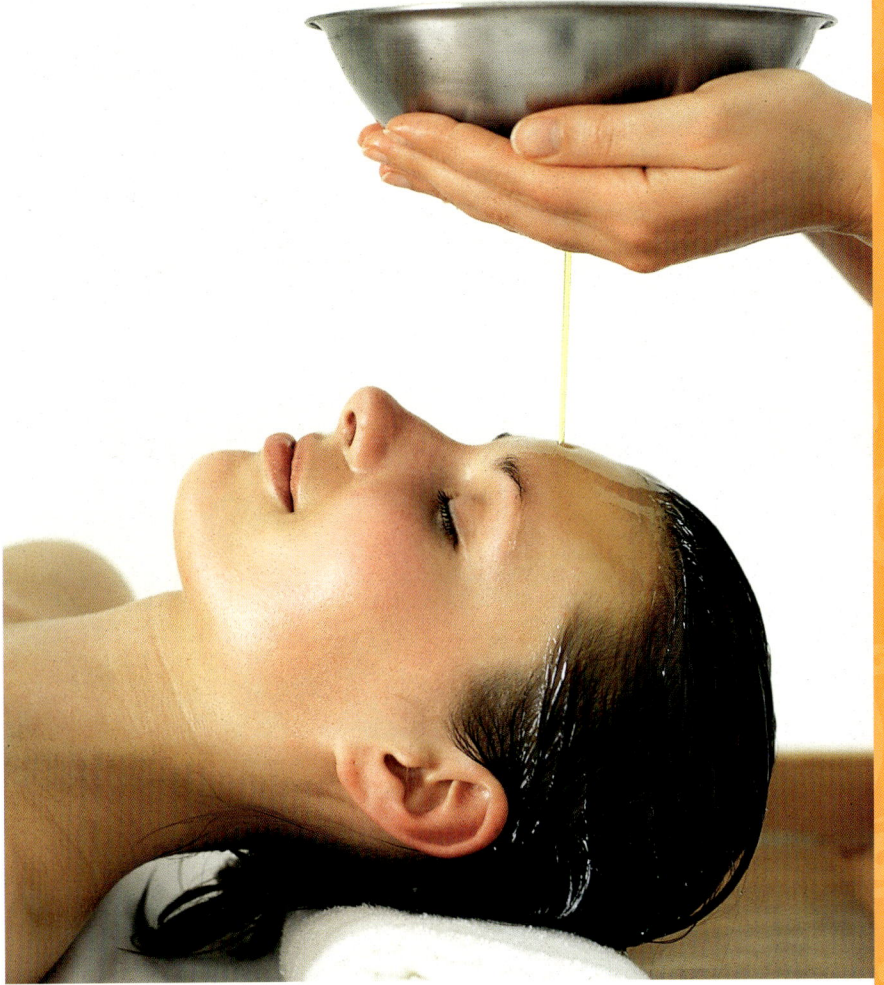
Shirodara

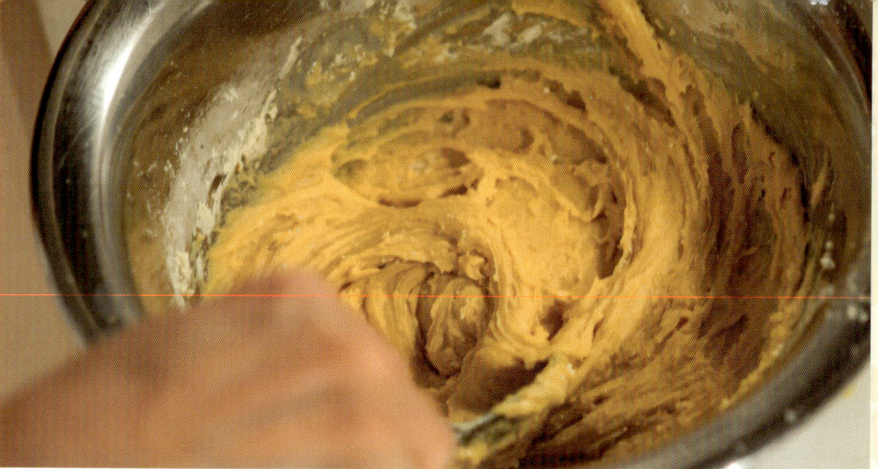

1 Basti-Vorbereitung

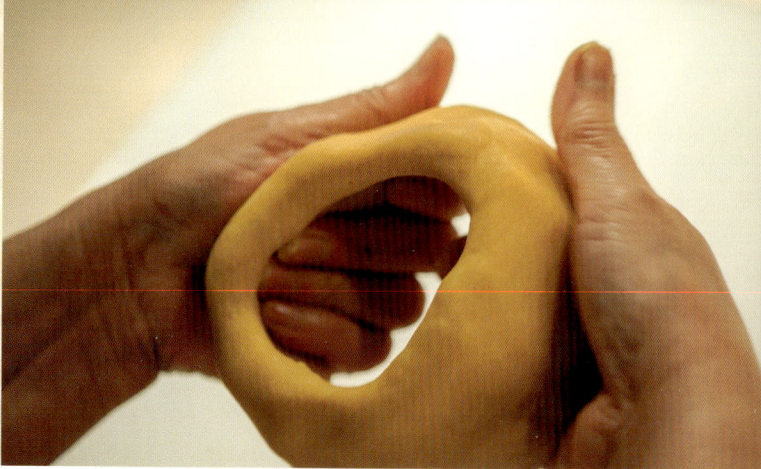

2 Basti-Vorbereitung

Nabi Basti

Nabi Basti ist eine lokale Ölbehandlung in einem durch einen Therapeuten passgenau gekneteten Teigring. Dieser wird um den Nabel herum auf den Bauch platziert und dann mit warmem Öl aufgefüllt.

Auf dem Unterbauch angewendet, stimuliert ein Nabi Basti das 1. und 2. Chakra (s. S. 126). Es harmonisiert den Gefühlshaushalt, bringt hormonelle Störungen ins Gleichgewicht und löst Schmerzen im Beckenbereich.

Je nach Anwendungsort kann es auch ein spezielles Organ wie Blase, Niere oder Leber entgiften. Es reduziert Blähungen, regt die Darmtätigkeit an und entkrampft einen nervösen Bauch oder Solar Plexus. Ein Nabi Basti wird im Anschluss an eine ayurvedische Massage verabreicht.

Pitchu

Pitchu ist eine lokale Ölanwendung, bei der in warmem Öl getränkte Kompressen wechselnd aufgelegt werden.

Die Einsatzmöglichkeiten sind vielfältig. Auf der Stirn lindert ein Pitchu Unruhe und Stress, im Nacken oder auf der Lendenwirbelsäule löst es Verspannungen und auf der Leber sorgt es für Entlastung und zusätzliche Entgiftung. Die Kompressen wirken heilsam bei unterschiedlichen Spannungs- und Gelenkschmerzen, bei Nervenschmerzen und Lymphstau.

Ein Pitchu wird als ergänzende Therapie zu einer ayurvedischen Massage eingesetzt und ist ein gutes Mittel, um punktgenau auf den Körper einzuwirken.

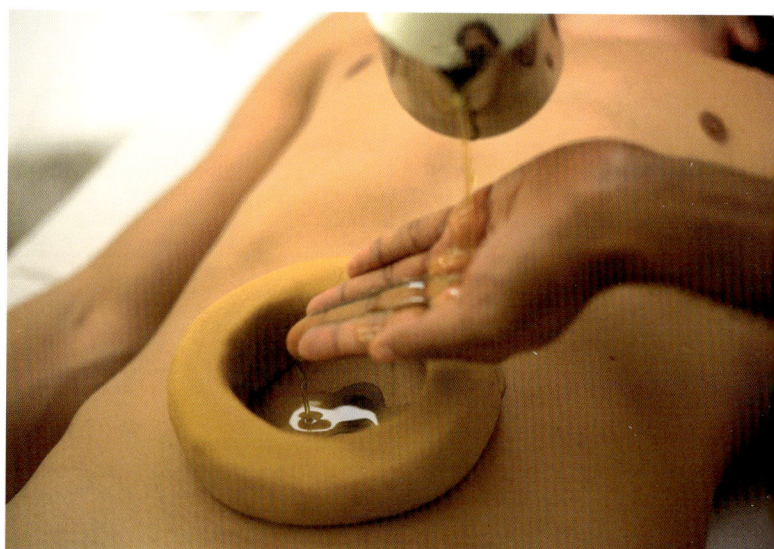

Nabi Basti

Netra Tarpana

Das Augenwannenbad ist eine Lo-
kalbehandlung bei chronischen und
akuten Augenerkrankungen. Auch hier
knetet der Therapeut einen passgenau-
en Teigring, legt diesen um das Auge
und füllt ihn vorsichtig mit körperwarmem Ghee.

Die Behandlung hilft insbesondere bei Reizzuständen, Trockenheit und
Übermüdung der Augen. Sie verbessert die Sehkraft, trägt zur Regeneration der Makula bei und senkt erhöhtes
Vata und Pitta im Auge.

Karnapurnam

Bei der Ölung des Ohres nach einer
Kopfmassage und einer vorbereitenden
Wärmebehandlung lässt der Therapeut
vorsichtig warmes Öl oder eine andere Flüssigkeit in den äußeren Gehör-
gang und die Ohrmuschel fließen. Der
Patient befindet sich dafür in bequemer
Seitenlage. Nach Ablauf der Einwirk-
zeit wird die Seite gewechselt.

Die Behandlung ist heilsam bei
Schlafstörungen, Tinnitus, Kiefer-
schmerzen und Trockenheit im Ohr.

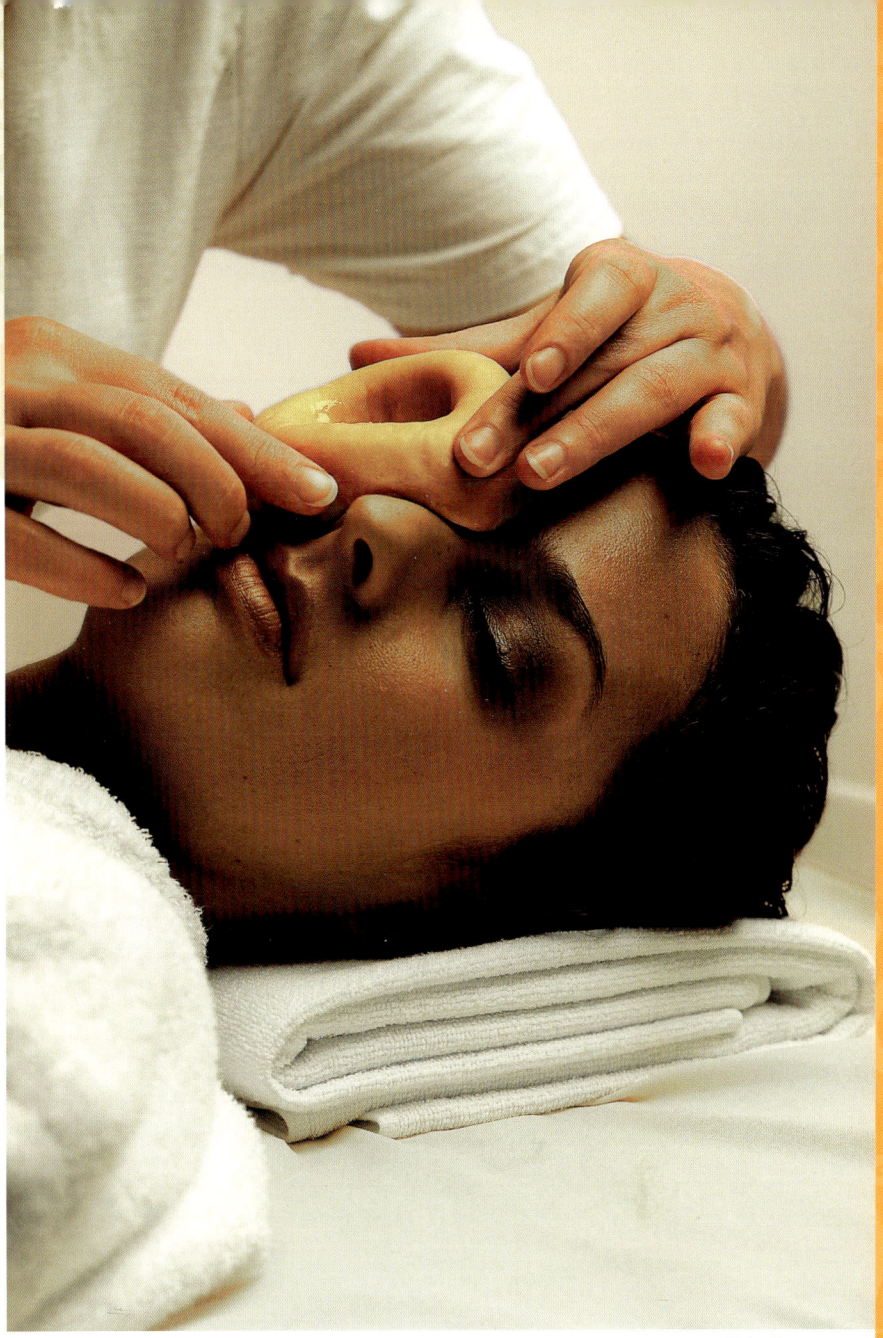

Netra Tarpana

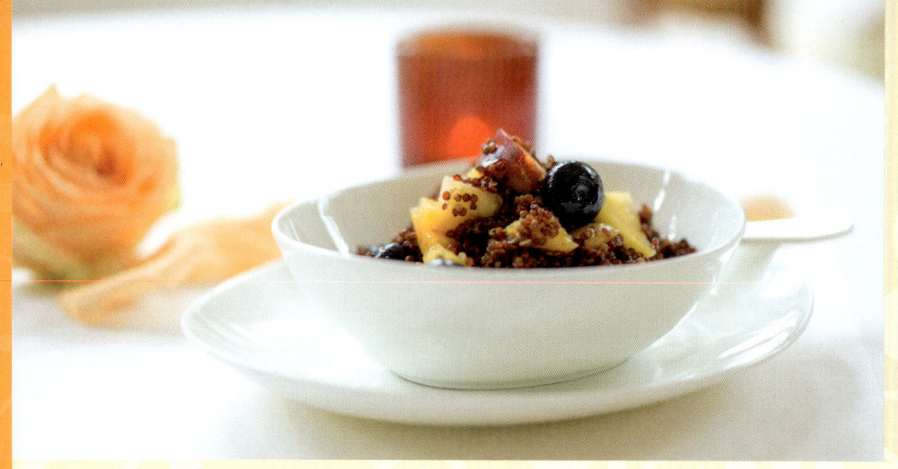

Warmes Früchtemüsli

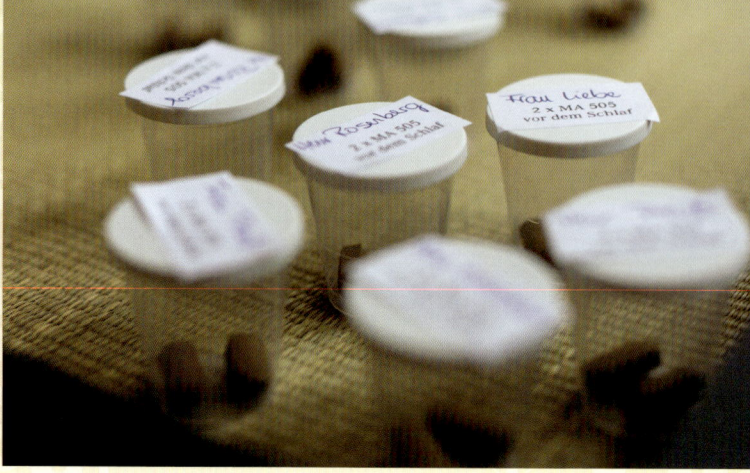

Ayurvedische Kräuterpräparate

Die 3. Phase der Panchakarma-Kur

Die Behandlungen im dritten und letzten Abschnitt der Panchakarma-Kur haben die Aufgabe, geschwächte Körpersysteme systematisch wieder aufzubauen, zu nähren und zu immunisieren.

Ayurvedische Massagen

Dienten die Massagen in der zweiten Phase noch vorrangig der Entgiftung, werden sie jetzt gezielt zur Regeneration eingesetzt. Zum Einsatz kommen vor allem nährende und stabilisierende Behandlungen wie Pinda Sveda oder die vitalisierende, muskelstärkende Kalarimassage.

Rasayanas

Die gereinigten Körpergewebe sind optimal aufnahmefähig für ayurvedische Aufbaupräparate und für regenerierende, tonisierende Rasayanas (siehe auch S. 150 ff.). Sie werden exakt an die Konstitution angepasst und dienen der Verjüngung, Vitalisierung und Immunisierung des Körpers.

Ernährung

Die schrittweise Umstellung der Ernährung von reduzierter Heilkost nach Virechana auf die leichte, vegetarische Kurkost des Parkschlösschens baut das gedrosselte Verdauungsfeuer Agni wieder auf und versorgt den Körper mit reichlich Nährstoffen.

Diese abschließende Phase der Ayurveda-Kur geht fließend in die Nachkur zuhause über. Die konsequente „Nachpflege" ist für den langfristigen Kurerfolg besonders wichtig, denn der Organismus braucht nach der Panchakarma-Kur etwas Zeit, um sich auf sein neues Gleichgewicht einzustellen und um das volle Potential der ayurvedischen Behandlungen auszuschöpfen. Erst dann können sich neue Vitalität, Tatendrang und Leistungsfähigkeit voll entfalten. Im Abschlussgespräch gibt der Ayurveda-Arzt deshalb ausführliche Empfehlungen zur Nachkur und verschreibt meist ayurvedische Kräuterpräparate zur Unterstützung des weiteren Regenerationsprozesses.

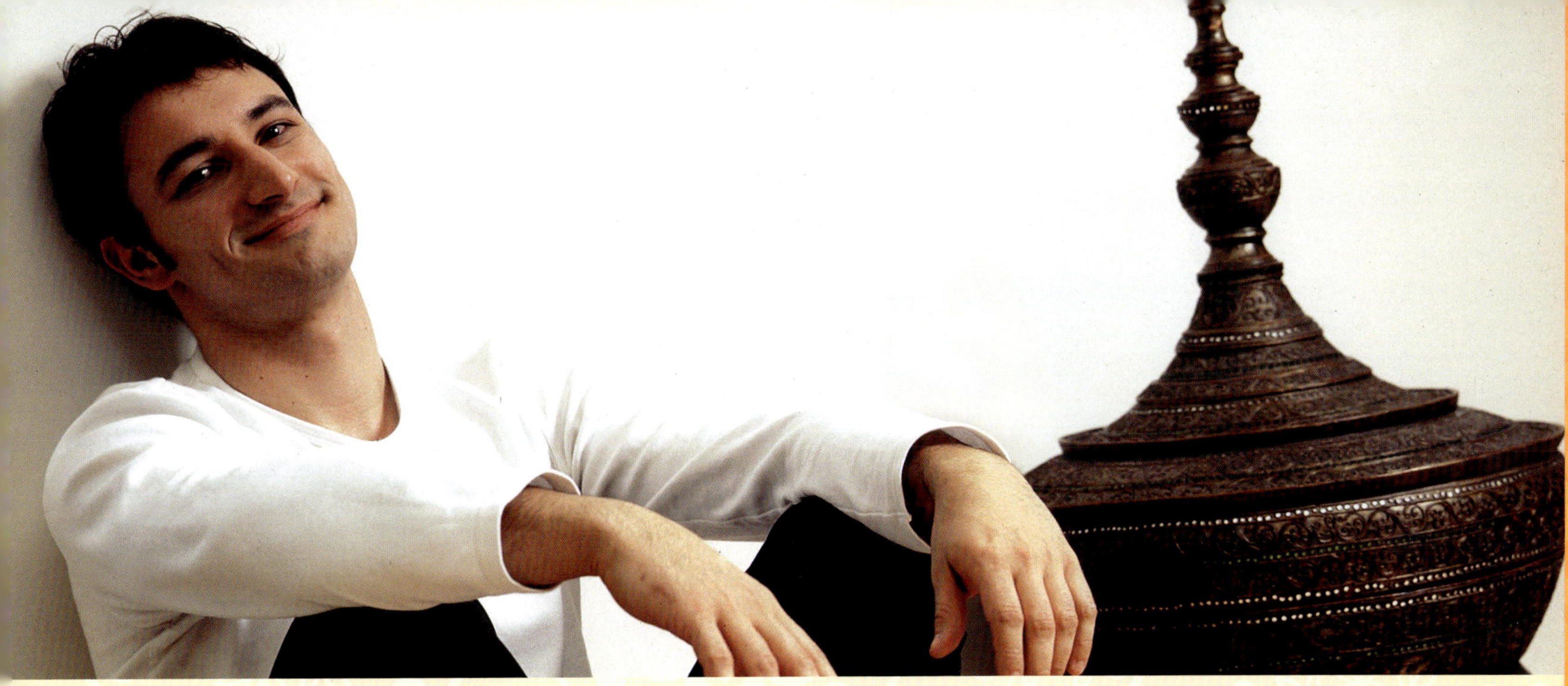

Die Nachkur zuhause

Eine Nachkur zuhause festigt den Kurerfolg und sollte optimalerweise doppelt so lang wie die Kur selbst sein. Die ayurvedische Tagesroutine (siehe S. 34) ist ein wichtiger Leitfaden für diese Zeit.

Am bekömmlichsten ist anfangs eine konstitutionsgerechte, rein vegetarische und vor allem warme Ernährung. Nach einigen Tagen können helles Fleisch und Fisch, am besten als Suppe, den Speiseplan ergänzen. Zu vermeiden sind schwer Verdauliches, Rohkost, Salate, Kaffee, schwarzer Tee und Alkohol. Essen Sie nur bei echtem Hunger, das verhindert die Neubildung von Schlacken. Eine ausreichende Flüssigkeitszufuhr fördert die fortlaufende Entgiftung.

Bewegung ist wichtig, anstrengende Sportprogramme aber rauben Energie, die der Körper zur Regeneration benötigt. Wer 50 Prozent unterhalb seiner Leistungsgrenze bleibt, liegt richtig.

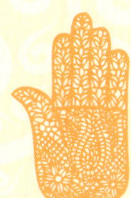

Ein perfekter Nachkurtag

> Vor dem Zähneputzen die Zunge mit dem Löffel oder Zungenschaber reinigen, mit gereiftem Sesamöl gurgeln und das Zahnfleisch einige Minuten massieren
> Später ein Glas warmes Wasser oder Zitronenwasser (1/4 ausgepresste Zitrone mit 1–2 TL Honig) trinken
> Yoga-Asanas, Pranayama und Meditation
> Ein leichtes Frühstück (z.B. warmes Früchtemüsli), 10 Minuten Spaziergang

> Mittags nach der Hauptmahlzeit 5–10 Minuten ruhen, aber nicht schlafen
> Abends nach einem frühen, leichten Abendessen 10 Minuten Spaziergang
> Vor dem Schlafengehen eine Tasse warme Milch mit etwas Ghee, Ingwer, Kardamom und braunem Zucker trinken
> Fußsohlen und Handflächen mit warmem Sesamöl oder Ghee massieren
> Bettruhe nach Möglichkeit nicht viel später als 22 Uhr

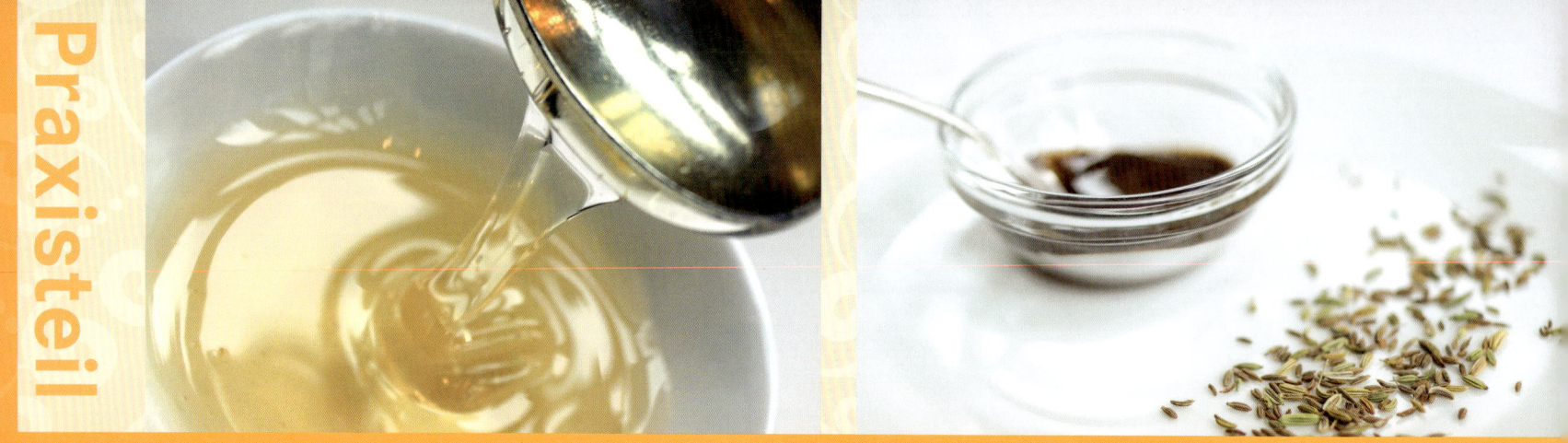

Praxisteil

Ayurvedische Hausapotheke

Die ayurvedische Hausapotheke für Zuhause

Europäische Heilmittel und Heilkräutermischungen gibt es in der regulären Apotheke. Alle ayurvedischen Produkte sind in den Online-Shops des gut sortierten Ayurveda-Fachhandels oder des Parkschlösschens erhältlich. Bei länger andauernden Beschwerden sollte grundsätzlich ein Arzt aufgesucht werden.

Legende

EL = Esslöffel	min = Minute	mind. = mindestens	Msp. = Messerspitze	Stk. = Stück	Tr. = Tropfen
h = Stunde	max. = maximal	monatl. = monatlich	tägl. = täglich	TL = Teelöffel	Wo = Woche	wöchentl. = wöchentlich

AKNE

MASKE > Gesichtsmasken mit den genannten Heilpflanzen-Tees: einige Löffel mit etwas Heilerde verrühren und diese Paste 1 x tägl. auf die betroffenen Hautstellen auftragen, ca. 10 min einwirken lassen, dann mit warmem Wasser abnehmen

TEE > Tee aus Eichenrinde, Honigklee, Hibiskus, Löwenzahn, Frauenmantel und Neem einzeln oder als Teemischung kurmäßig 4 Wo. tägl. 3–4 Tassen trinken

WASCHUNG > Waschung mit den genannten und abgekühlten Heilpflanzen-Tees, 2 x wöchentlich

ANTRIEBSLOSIGKEIT

NATURHEILMITTEL > Ashwagandha, Ghee und Honig 1:1 mischen, 3 x tägl. 1 EL vor dem Essen einnehmen

APPETITLOSIGKEIT

ALLGEMEIN > alle kapha-reduzierenden Heilpflanzen und Kräuter verwenden

APERITIF > Aperitif „Basilikum": etwas frischen, fein gehackten Basilikum mit etwas heißem Wasser, Saft von 1/2 Zitrone, 1/2 TL fein gehackten Ingwer und 1 TL Honig verrühren. 3 x tägl. vor den Mahlzeiten einnehmen

BLÄHUNGEN

ALLGEMEIN >
- zuerst beobachten, wann die Blähungen auftreten
- Blähungen mit leerem Magen > siehe Appetitlosigkeit

Blähungen 1–2h nach den Mahlzeiten >
- 3 x tägl. 1–2 Tassen Löwenzahntee direkt nach dem Essen trinken
- 2 Kapseln Bhumamalakadi nach jeder Mahlzeit
- 3 x tägl. direkt nach dem Essen 2 Kardamomkapseln öffnen und die Samen zerkauen

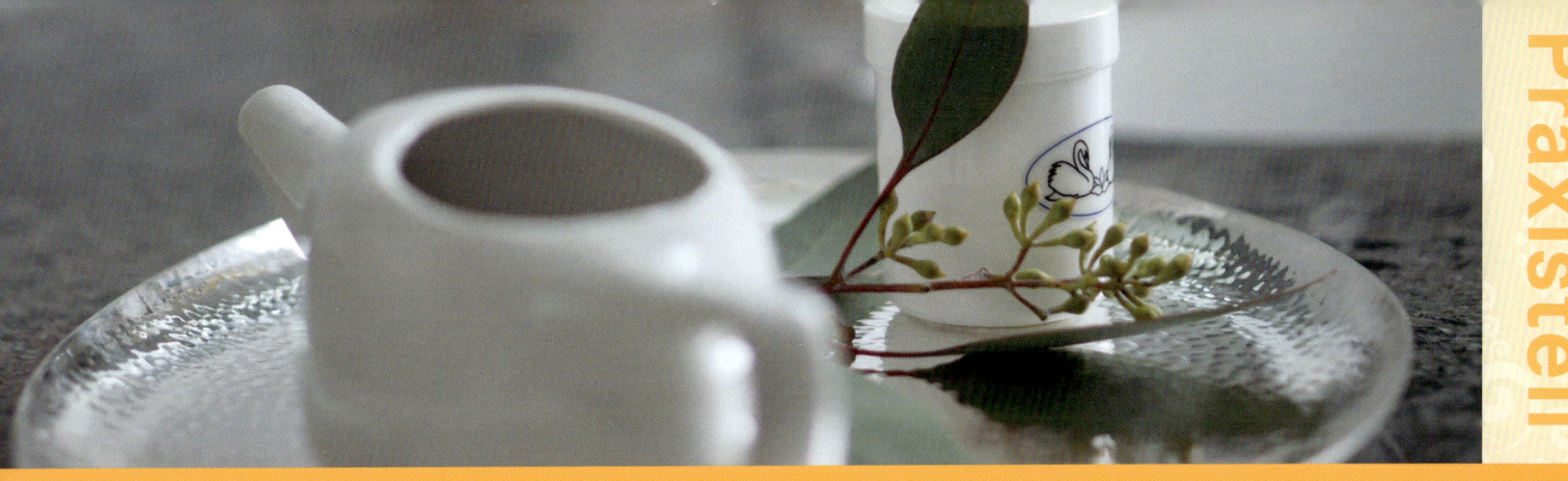

Blähungen 3–4h nach den Mahlzeiten >

- Asant einzeln oder + Kreuzkümmel + Fenchel + Koriander mit Honig vermischen und einnehmen
- Asant, Kreuzkümmel und Fenchel einzeln oder als Mischung aufgießen (1 TL pro Tasse)

BLASENENTZÜNDUNG

ALLGEMEIN > Trinkmenge erhöhen, vor allem Kräuter-
tees, warmes Wasser (min 2 l) und Cranberry-Saft (3–4
Gläser)

BLASEN-PITCHU >

- 1 EL Sesamöl mit 5 Tr. Eukalyptusöl mischen
- 5–8 Tr. der Ölmischung auf Blasengegend am Unterbauch einreiben, dann mit trockenem Tuch abdecken
- 1 Tuch aus sehr heißem Wasser entnehmen, kurz aus-
wringen und darüber legen, alles mit einem weiteren
trockenen Badetuch abdecken, solange lüften bis die
max. erträgliche Temperatur erreicht ist und dann
20–30min aufgelegt lassen

ALTERNATIV > in warmes Sesamöl getränktes Tuch für
15–20min auflegen

TEE > Kreuzkümmel- oder Fencheltee, 1 gehäufter TL pro Tasse

BLASENSCHWÄCHE

BEWEGUNG > regelmäßiges Beckenbodentraining

ERNÄHRUNG > am besten nur warme Nahrung und Getränke

TEE > aus Brennnesselwurzel über 8–12 Wo. tägl. 3–4 Tassen

BLUTDRUCKSTÖRUNGEN

ALLGEMEIN > bei zu hohem Blutdruck zum Arzt gehen.
Zu niedriger Blutdruck macht sich bemerkbar durch Müdigkeit, geringe Leistungsfähigkeit, Konzentrations- und
Antriebsschwäche sowie kalte Hände und Füße, Kälteemp-
findlichkeit, Schwindelanfälle, Schlafstörungen

BAD > ätherisches Rosmarinöl mit etwas Honig verdünnen und als Badezusatz nutzen

EINREIBUNG > Rosmarintinktur zur tägl. Einreibung d.Körpers

ERNÄHRUNG > 1 Tasse Gemüsebrühe liefert Salz & Flüssigk.

NATURHEILMITTEL >

- Ashwagandha, 2 x tägl. 2 Kapseln
- Ashwagandha + Ghee + Honig zu gleichen Teilen mischen,
3 x tägl. 1 EL vor dem Essen einnehmen

DURCHFALL

ERNÄHRUNG >

- etwas frisch gekochten Reis mit ein wenig Naturjoghurt vermischen und gerösteten, gesalzenen Sesam darüber streuen
- keine fettigen, üppigen Speisen

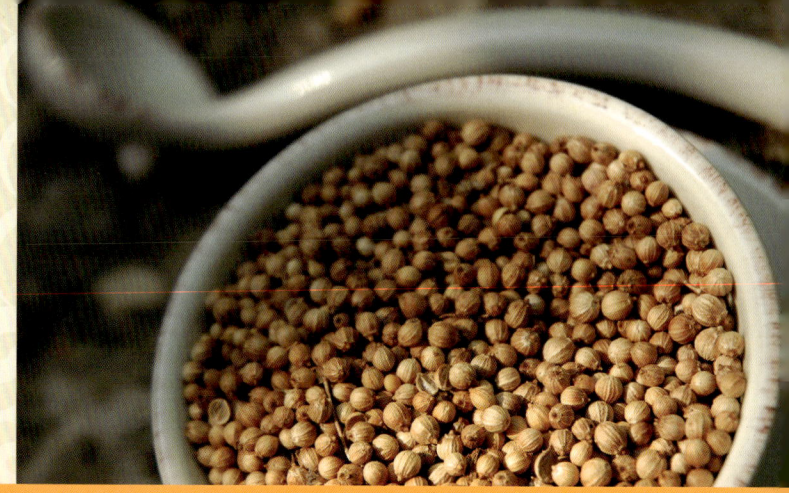

Praxisteil

Ayurvedische Hausapotheke

FLÜSSIGKEITSZUFUHR >
- häufig und in kleinen Mengen Elektrolytlösungen
- Wasser, schwarzer Tee mit Zucker
- Reiswasser

TEE > tägl. 3 Tassen Frauenmanteltee

ERKÄLTUNG

ALLGEMEIN >
- schon bei ersten Anzeichen den Körper schonen, Anstrengung vermeiden
- viel trinken
- mit gereiftem Sesamöl gurgeln
- leichte Nahrung essen

Die Tipps richten sich nach den Symptomen, die auf ein bestimmtes Dosha zurückzuführen sind.

VATA > Kältegefühl, Reizhusten, Halsschmerzen
- viel heißen Tee aus Thymian, Süßholz, Guduchi, getrocknetem Ingwer und Salbei
- Ingwerpulver + Honig im gleichen Verhältnis mischen und alle 2h 1/2 TL lutschen
- Trikatu + Honig im gleichen Verhältnis mischen und max. 3 x tägl. vor den Mahlzeiten 1 TL einnehmen

PITTA > hohes Fieber, Durchfall, Ausfluss, Abhusten v. Schleim
- viel Ruhe
- Tees aus Centaurium (Fieberwurz, Tausendgüldenkraut), gelbem Enzian oder Kamille
- Heilkräuter in Kapselform: Guduchi, bis 3 x tägl. je 2 Kapseln

KAPHA > starker Ausfluss, Verschleimung, Kältegefühl, Appetitlosigkeit
- Reduktion der Nahrungsaufnahme um zwei Drittel
- heißes Wasser
- Heilkräuter: Ingwer, Basilikum, Schafgarbe, Spitzwegerich
- Ingwerpulver + Honig im gleichen Verhältnis mischen und alle 2h 1/2 TL lutschen
- Trikatu + Honig im gleichen Verhältnis mischen und max. 3 x tägl. vor den Mahlzeiten 1 TL einnehmen
- Kanji (bei fieberfreien Erkältungen): 1 TL Kurkuma + 1 TL Kardamom + 1 TL Ingwer + 1 TL Kreuzkümmel in Reisschleim kochen
- 1 bis 2 Tassen davon langsam trinken

FUSSPILZ

VORBEUGUNG >
- Zehenzwischenräume immer gut abtrocknen
- Badeschuhe in öffentlichen Schwimmbädern, Saunen etc. tragen

FUSSBAD IN SAURER MILCH >
- anschließend mit Mischung aus Neemöl und Sesamöl (5:1) einreiben

FUSSBAD MIT THYMIAN >
- 2 Wo lang tägl. 10min Fußbad mit Salzwasser und Thymian, Füße und Zehenzwischenräume gut abtrocknen und mit Neemöl einreiben

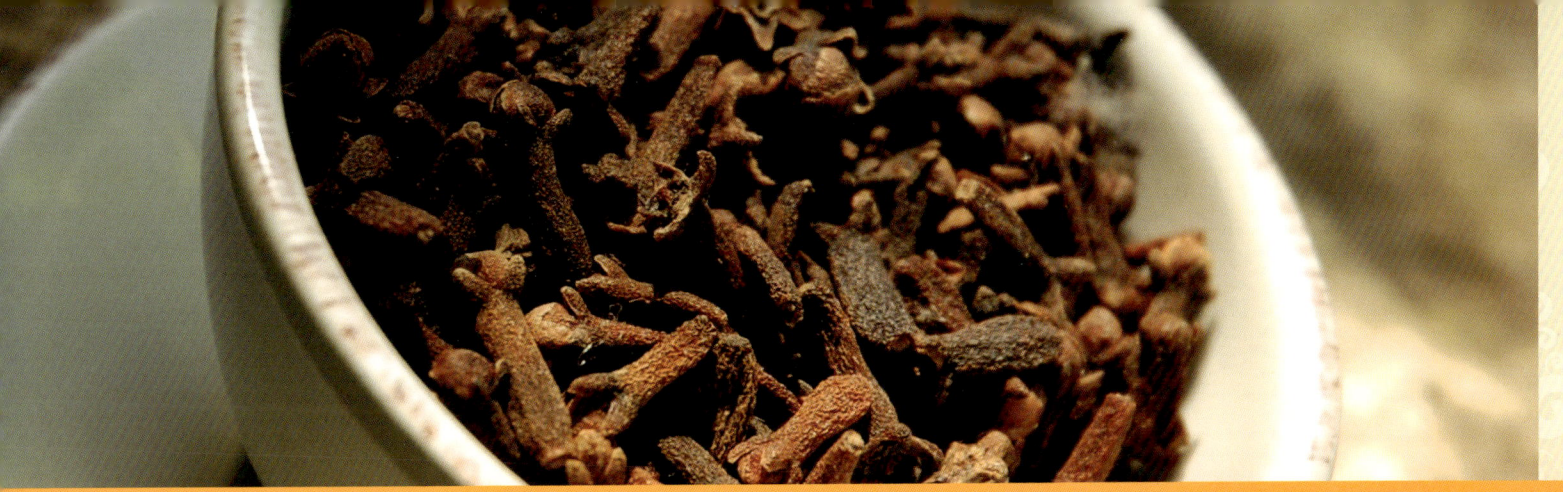

GICHT

ALLGEMEIN > bei akutem Anfall unbedingt zum Arzt.

NATURHEILMITTEL > zum Essen regelmäßig Guggulu einnehmen

TEE > 1 Tasse Colchicin-Tee (Herbstzeitlose) tägl.

HALSSCHMERZEN

GURGELN > 1 Glas Wasser + 1 EL Essig + 1 TL Kurkuma

ALTERNATIV > 1 Glas Wasser + 1 TL Eukalyptuspulver + 1 TL Kurkuma

HÄMORRHOIDEN

MASSAGEN > tägl. Massage mit Twak-Öl

NATURHEILMITTEL > Lohabhasma (Asche aus Eisen) oder Ashwagandha sind gewebestärkend

HAUTUNREINHEITEN

GESICHTSPFLEGE >
- Vata: mit Sesam-, Mandel- oder Avocadoöl
- Pitta: mit Mandel-, Kokos- oder Olivenöl
- Kapha: mit Jojoba- oder Aprikosenkernöl

SALZBAD >

- 500 g Meersalz, 1 Tasse Joghurt, 1 Tasse Essig, 5 Tr. ayurvedische Minze MA 634
- Badezeit 10–20min
- 2h vor Badebeginn Trinkmenge von mind. 500 ml Ingwerwasser zu sich nehmen und 1 TL Chyawanprash
- nach dem Bad nicht abduschen, nur abtrocknen und mind. 30min ruhen, danach abduschen und pflegende Feuchtigkeitscreme ohne Geruchs- und Konservierungsstoffe auftragen

HEUSCHNUPFEN

NATURHEILMITTEL >
- tägl. Mischung aus 20 ml Neemsaft + 20 ml Aloe-Vera-Saft + etwas Sharkara einnehmen, evtl. etwas Amalaki trinken
- Inhalieren mit Zitronenmelisse-Aufguss

INFEKTANFÄLLIGKEIT

NATURHEILMITTEL >
- Amalaki + Gokshura + Guduchi zu gleichen Teilen mit Ghee und Honig mischen und tägl. zu sich nehmen
- Chyawanprash tägl. 2 x 1 Löffel

INSEKTENSTICHE

ALLGEMEIN > immer kontrollieren, ob sich noch Stachelreste in der Stichwunde befinden

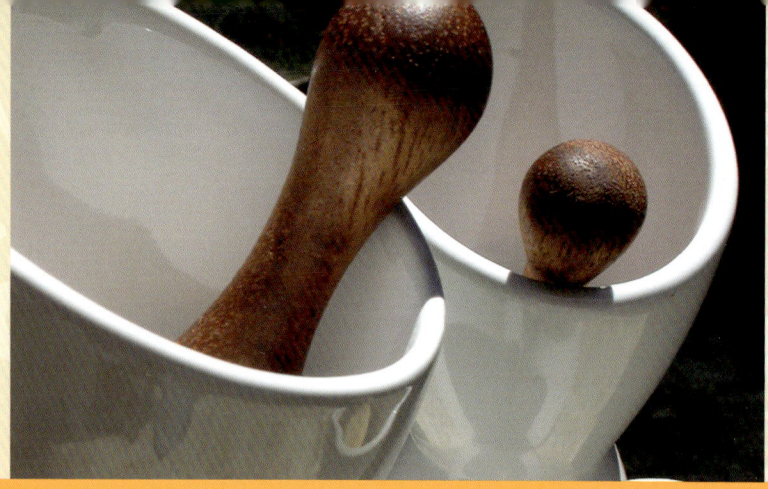
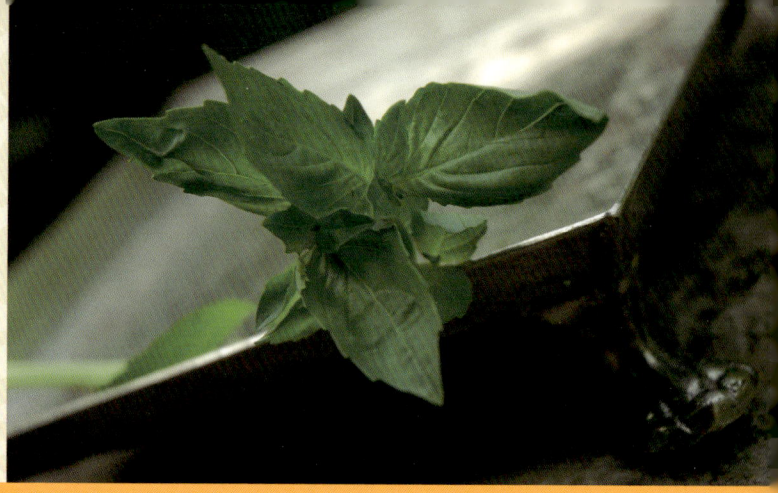

NATURHEILMITTEL > 200 g Ghee mit 10–20 ml Neemöl mischen und mit gleichen Anteilen von Kurkuma und Triphala Churna zu einer sämigen Paste verrühren. Die Mischung auf ein Pflaster aufbringen und auf den Insektenstich legen.

JUCKREIZ HAUT

KOMPRESSE > Stiefmütterchenteeauflagen: Einen starken Teeaufguss kochen, abkühlen lassen und feuchte (nicht nasse!) Kompressen auflegen, alle 5–10min wechseln, sobald sie sich erwärmt haben

NATURHEILMITTEL >
Aloe-Vera-Gel + Ghee zu gleichen Teilen mischen und auftragen

KOPFSCHMERZEN

ALLGEMEIN > am häufigsten verbreitet sind Spannungskopfschmerzen mit Ursachen wie Sauerstoffmangel, Stress, Verspannungen, Wetterwechsel, Zugluft

ENTSPANNUNG > heißes Bad, Spaziergang, kurze Bettruhe

FLÜSSIGKEITSZUFUHR > unbedingt ausreichend trinken

MASSAGEN >
- Ganzkörper-Öl- oder Kopfmassage

- Scheitelpunkt als höchste Stelle am Kopf mit 1 Tr. Amla-Öl im Uhrzeigersinn massieren

TAGESRHYTHMUS > regelmäßige Zeiten bei Mahlzeiten, Aufstehen und Zubettgehen

KREISLAUFSTÖRUNGEN
siehe Blutdruckstörungen

MENSTRUATIONSBESCHWERDEN

VORBEUGEND >
über Nacht eine Handvoll Rosinen in Wasser einweichen und das Wasser am nächsten Morgen trinken

BEI AKUTEN SCHMERZEN >
- 1 EL Kreuzkümmel in etwas Ghee anrösten, mit Wasser aufgießen und schluckweise trinken
- Bauchmassage mit warmem Sesamöl

PRÄMENSTRUELLES SYNDROM >
- nach dem Eisprung saure, scharfe und salzige Nahrung und Alkohol meiden
- intensive Hitze meiden
- intensive Kopfarbeit meiden
- möglichst viel auf Körpertemperatur abgekühlten Tee mit Rosenblüten oder Himbeerblättern trinken

POLYMENORRHOE > Abstand zwischen 2 Blutungen ist kürzer als 25 Tage

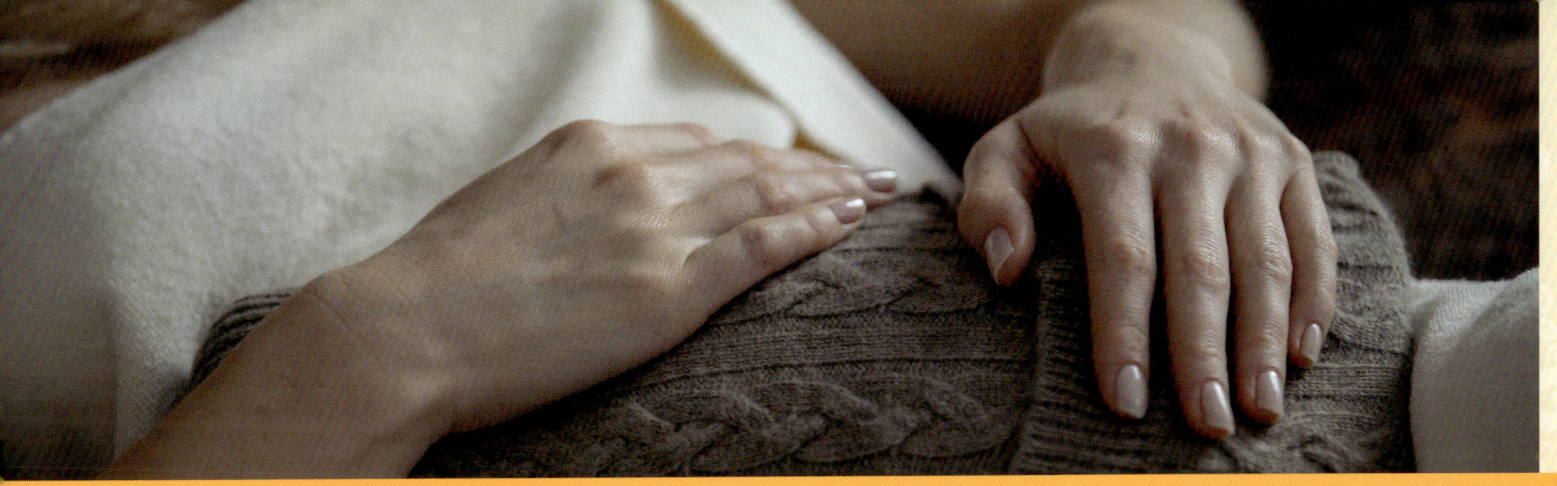

- regelmäßige Eigenmassage mit konstitutionell passendem Öl
- 2 x je 2 Kapseln Ashoka tägl., während der Blutung für 5 Tage aussetzen
- 3 x tägl. 1 Tasse Frauenmanteltee

OLIGOMENORRHOE > Abstand zwischen 2 Blutungen ist länger als 35 aber kürzer als 45 Tage
- regelmäßige Eigenmassage mit konstitutionell passendem Öl
- 2 x je 2 Kapseln Ashoka tägl., während der Blutung für 5 Tage aussetzen
- 3 x tägl. 1 Tasse Frauenmanteltee

AMENORRHOE > Blutung bleibt öfter als 3 x hintereinander aus, ohne dass Schwangerschaft vorliegt
- Shatavari, 2 x tägl. 1–2 Kapseln
- Mönchspfeffertee, 3 x tägl. 1 Tasse

MENORRHAGIE > Blutung dauert länger als 7 Tage an
- Ashoka, 2–3 x tägl. 2 Kapseln
- Frauenmanteltee, 4 x tägl. 1 Tasse

DYSMENORRHOE > ziehende Rücken- und Bauchschmerzen, auch Bauchkrämpfe
- bei Vata-Typen: lokale Ölmassage auf Bauch und Rücken mit warmem Vata-Öl, Ruhe, Wärmflasche
- Myrrhe, 3 x tägl. 1 Kapsel
- Weihrauch, 2 x tägl. 2 Kapseln
- Fencheltee

MUNDGERUCH

MUNDPFLEGE >
- Zungenreinigung mit Zungenschaber am Morgen
- Mundspülung mit Gandusha-Mundspülöl, anschließend gurgeln mit warmem Salzwasser
- Nach jeder Mahlzeit Samen von 3 Kardamomkapseln kauen

MUSKELKATER

MASSAGE > Gandhapura-Öl + Kampfer + Sesamöl zu gleichen Teilen mischen und die betroffenen Stellen massieren

NERVOSITÄT

BAD > Melisse-Bad

GETRÄNK BEI DURCHSCHLAFSTÖRUNGEN >
Badam-Milch (Schlafmilch): 1 Tasse Milch + 1 TL Mandelpulver oder Mandelmus + 1–2 Msp. Muskatnusspulver + 3 Kardamomkapseln + 1/2 TL Palmzucker oder Sharkara kochen, anschließend 1 TL Ghee hinzufügen, die warme Milch 1h vor dem Schlafen trinken

TEE > Kardamomtee

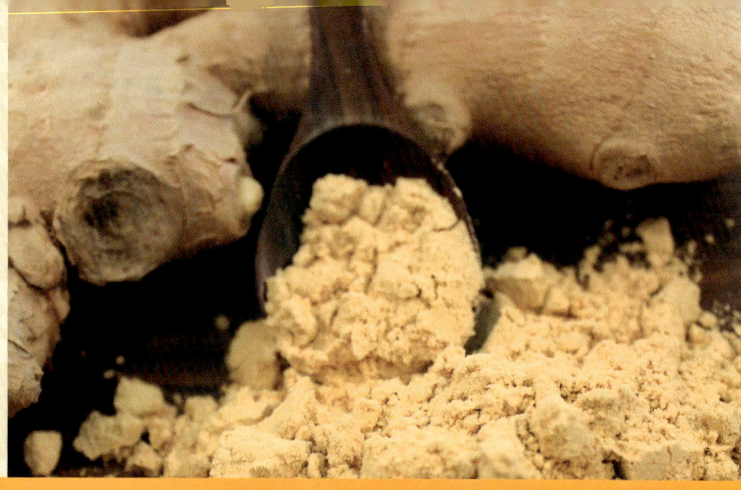
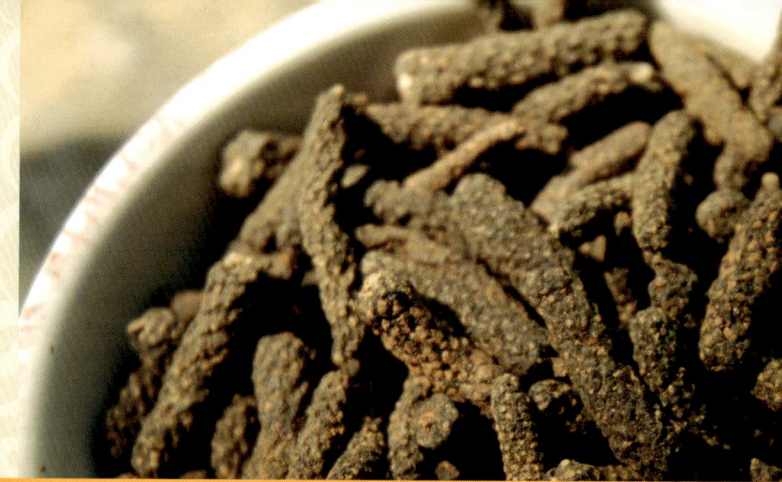

NEURODERMITIS

ALLGEMEIN > erst akut betroffene Stellen versorgen (s.u.), dann den ganzen restlichen Körper mit Deva- oder Pitta-Öl sanft massieren

ERNÄHRUNG > stark erhitzende, scharfe, saure und salzige Speisen meiden

NATURHEILMITTEL > jeden Abend 1–2 EL Olivenöl oder Ghee mit 1 TL Leinöl in warmer Flüssigkeit verrühren und trinken, bis sich die Symptome merklich verbessert haben

ÖLEINREIBUNG >
- betroffene Hautstellen mit einer Mischung aus Deva-Öl und Ghee massieren
- auf entzündete Partien Sesamöl mit etwas Ghee vermischt auftragen

OHRENSCHMERZEN

ALLGEMEIN > Bei Entzündung zum Arzt!

OHRENWICKEL >
- 1 Zwiebel + einige Nelken zerstampfen, die Paste direkt hinter dem Ohr auftragen und einen Wickel um den Kopf anlegen
- wahlweise: 1–2 Tr. Zwiebel- oder Knoblauchsaft ins Ohr geben

OSTEOPOROSE

ERNÄHRUNG > organisches Kalzium von Korallen, Muscheln oder Hirschhorn zusammen mit einem fettigen Medium wie heiße Milch einnehmen, so kann es optimal resorbiert werden

MASSAGEN >
- 2 x monatl. therapeutische Ganzkörper-Öl-Massagen, anschließend Ganzkörperschwitzbad
- 2 x wöchentl. Eigenöl-Massage mit Vata-Öl

POTENZSTÖRUNGEN

FÜR MÄNNER >
- Ashwagandha, 3 x tägl. 2 Kapseln, bei starker Pitta-Konstitution mit Gokshura kombinieren, 2 x tägl. je 2 Kapseln
- ganze Mandeln und Pistazien in Honig einlegen, 7 Tage in die Sonne stellen, dann tägl. 7–10 Stk. essen
- 1 TL gemahlene Bockshornkleesamen mit etwas warmem Wasser verrühren und 3 x tägl. zusammen mit etwas Honig einnehmen

FÜR MÄNNER & FRAUEN >
Ashwagandha-Shatavari-Aphrodisiakum
- 1 TL Ashwagandha für Männer (1/2 TL für Frauen) + 1/2 TL Shatavari für Männer (1 TL für Frauen) + 25-50 ml Milch + 3 Fäden Safran + 1 Msp. Muskatnuss + 1–3 TL Sharkara je nach Geschmack + 50 ml Mandelmilch
- die beiden Churnas und Muskatnuss in 400 ml Wasser auf 100 ml einköcheln, Milch und Safran kurz vor dem Herunternehmen von der Flamme zugeben, 1–2min mit köcheln

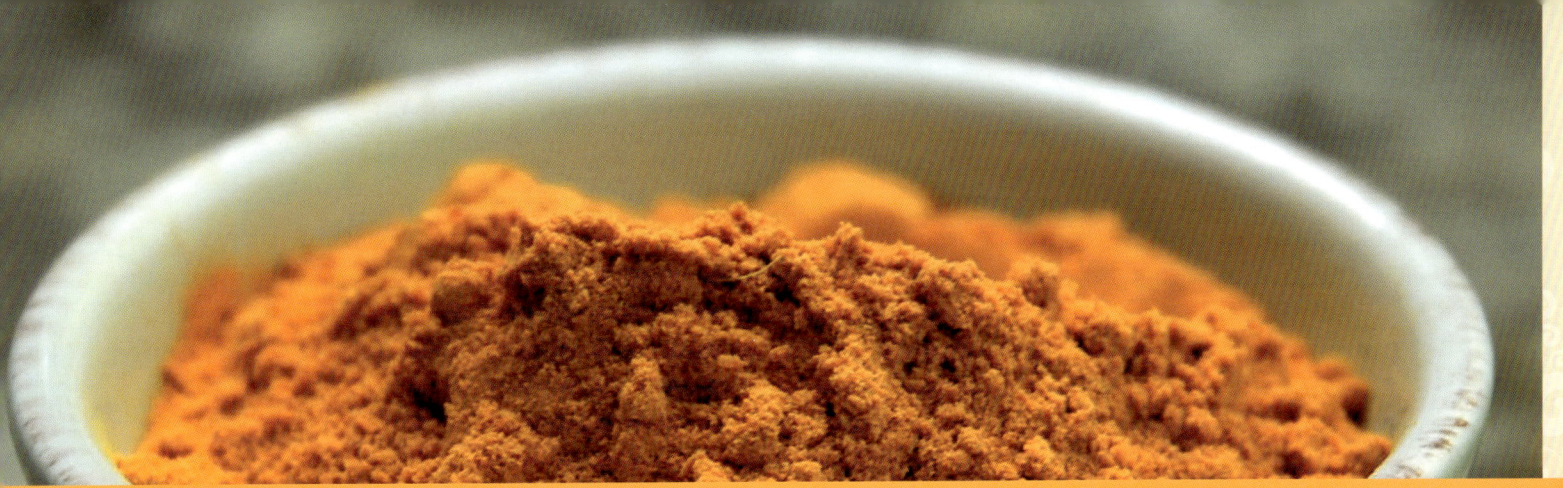

- durch ein Metallsieb seihen und die Mandelmilch zugeben, gut verrühren – am selben Abend trinken (warm)

PRELLUNGEN

ÖLEINREIBUNG > zur Linderung etwas Kokosöl auf die betroffene Stelle auftragen

UMSCHLÄGE >
- rohe Zwiebel schälen und in feine Stücke hacken, in Ghee leicht anbraten und in einen Umschlag geben, mehrmals tägl. auf die betroffene Stelle auflegen
- mehrmals tägl. Beinwellwurzel-Umschlag

WARME AUFLAGE >
Kartoffelbrei + Beinwell (Kyttasalbe) im Verhältnis 5:1 mehrmals tägl. auflegen

RHEUMATISCHE BESCHWERDEN

DETOXTEE > regelmäßig entgiftende Tees z.B. Brennesseltee, Detoxtee

SALZBAD >
- 500 g Meersalz, 1 Tasse Joghurt, 1 Tasse Essig, 5 Tr. ayurvedische Minze MA 634
- Badezeit: 10–20min
- 2h vor Badebeginn Trinkmenge von mind. 500 ml Ingwerwasser zu sich nehmen + 1 TL Chyawanprash

- nach dem Bad nicht abduschen, nur abtrocknen und mind. 30min ruhen, danach abduschen und pflegende Feuchtigkeitscreme ohne Geruchs- und Konservierungsstoffe auftragen

SCHLAFSTÖRUNGEN

BEI DURCHSCHLAFSTÖRUNGEN >
Badam-Milch (Schlafmilch): 1 Tasse Milch + 1 TL Mandelpulver o. Mandelmus + 1–2 Msp. Muskatnusspulver + 3 Kardamomkapseln + 1/2 TL Palmzucker o. Sharkara kochen, anschließend 1 TL Ghee hinzufügen, die warme Milch 1h vor dem Schlafen trinken

SODBRENNEN

ALLGEMEIN > Amla in allen Formen einnehmen

NATURHEILMITTEL >
- 1 TL Apfelessig vor jeder Mahlzeit einnehmen
- Langfristig: Kurkumakapseln oder Tee nach jeder Mahlzeit einnehmen
- mehrmals tägl. Reiswasser trinken, dazu 1 gehäuften EL Basmatireis mit etwas Salz in 1l Wasser min. 1h kochen bis der Reis zerfällt

SONNENBRAND

JUCKREIZ > Für Salbei- oder Stiefmütterchenauflagen einen starken Teeaufguss kochen und abkühlen lassen.

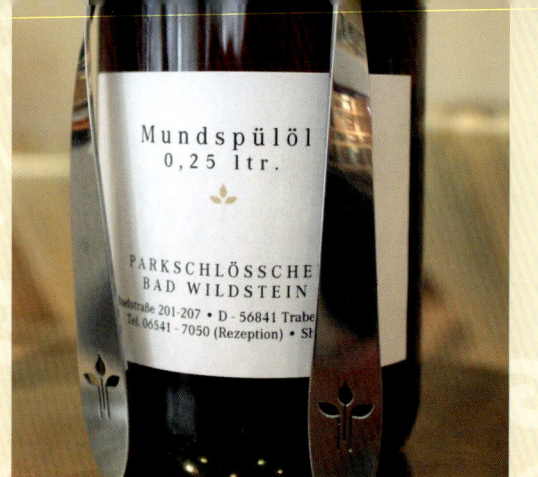
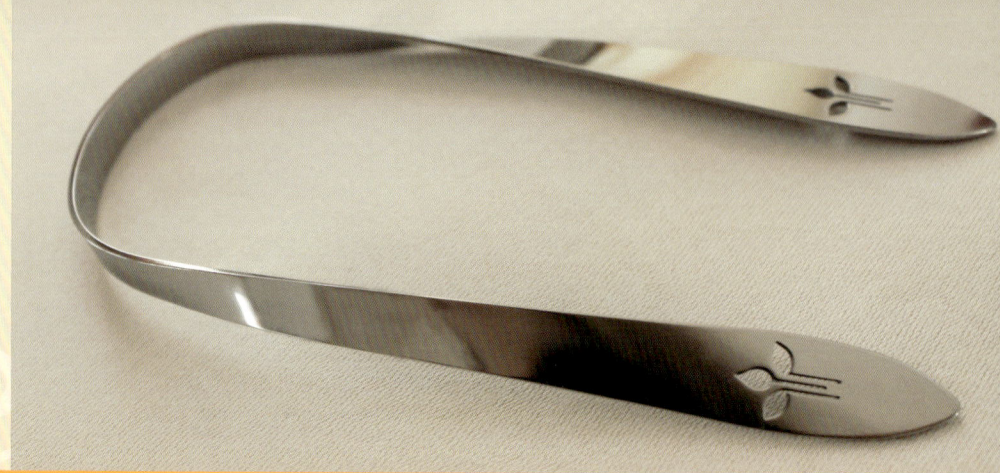

Die feuchten (nicht nassen!) Kompressen auflegen und alle 5–10min wechseln, sobald sie sich erwärmt haben.

VERBRENNUNG >
- Ghee etwa alle 5min auf die Haut auftragen
- alternativ Ghee mit Aloe-Vera-Gel mischen, das verstärkt die Wirkung
- Aloe-Vera-Blatt anschneiden und austretendes Gel mit den Fingerspitzen auf die Haut auftragen
- einige Tr. ätherisches Lavendelöl in Ghee verdünnen und auf die Haut auftragen

STIMMUNGSSCHWANKUNGEN

FRAUEN > Shatavari + Ashwagandha + Ghee + Honig zu gleichen Teilen mischen

MÄNNER > Gokshura + Ashwagandha + Ghee + Honig zu gleichen Teilen mischen

ÜBELKEIT

NATURHEILMITTEL >
- die Samen von 2 Kardamomkapseln zerkauen
- Mischung aus Kardamom-Churna + Honig + Ingwerpulver (je 1 EL zu gleichen Teilen) zubereiten, 1/4 TL einnehmen und an den Gaumen drücken, alle 2–3min wiederholen

TEES >
- 1 TL Kreuzkümmel- oder Anissamen kurz ohne Fett an-

rösten, zermörsern und mit heißem Wasser übergießen, kurz ziehen lassen, dann abfiltern und leicht abkühlen lassen
- mehrere Tassen Pfefferminztee i. kleinen Schlucken trinken

ÜBERGEWICHT

ALLGEMEIN > würzige, kapha-reduzierende Ernährung bevorzugen, kalte Speisen und Getränke meiden, keine Mahlzeiten ausfallen lassen (höchstens das Abendessen), aber auf kleine Mengen achten, langsam und gut kauen und auf Süßspeisen verzichten

MASSAGE > wöchentl. therapeutische Kräuterpulver-massage mit daran anschließendem Schwitzbad

NATURHEILMITTEL > Pippali + Honig im gleichen Verhältnis mischen und 1 TL vor den Mahlzeiten einnehmen

TEE > Gersten-, Ingwer- oder Trikatutee

UNRUHE

BEI DURCHSCHLAFSTÖRUNGEN >
- Badam-Milch (Schlafmilch): 1 Tasse Milch + 1 TL Mandelpulver o. Mandelmus + 1–2 Msp. Muskatnusspulver + 3 Kardamom-kapseln + 1/2 TL Palmzucker o. Sharkara kochen, anschl. 1 TL Ghee hinzufügen, d. warme Milch 1h v. d. Schlafen trinken
- abendliches Melisse-Bad

TEE > Kardamomtee

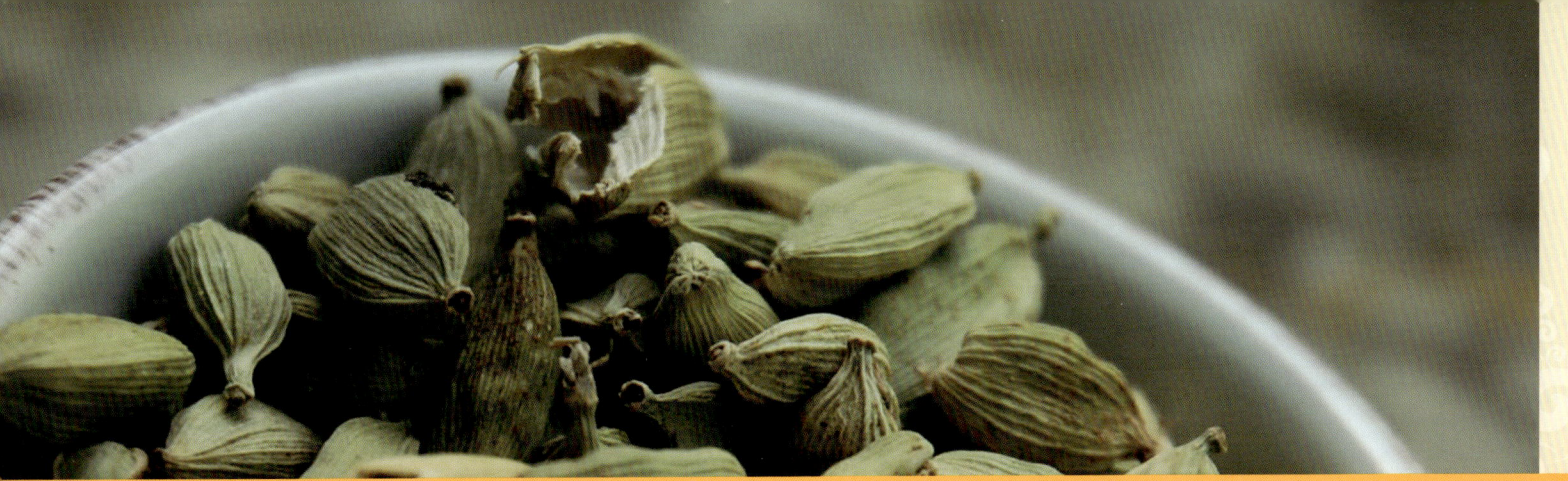

VERBRENNUNGEN

ALLGEMEIN >
- bei Verbrennungen mit Grad 3 zum Arzt!
- Grad 1: rote, geschwollene Haut, Berührungsschmerz
- Grad 2: Blasen, nässende Wunden, sehr schmerzhaft
- Grad 3: weiße Haut, trockene, harte Veränderungen und Verschorfungen der umliegenden Gewebe

ERSTE HILFE >
- sofort Ghee oder Aloe-Vera auf die betroffenen Hautpartien auftragen
- Wunde feucht halten und gut schützen (mit Ghee oder Aloe-Vera, dann leichten Wundverband)

FLÜSSIGKEITSAUFNAHME
- 1–2 Tassen Brennnesseltee tägl. trinken

VERSTOPFUNG

FLÜSSIGKEITSAUFNAHME >
- 1 Tasse heiße Milch mit 2 TL Ghee tägl. vor dem Schlaf
- generell mehr trinken (mind. 2 l warmes Wasser tägl.)

NATURHEILMITTEL
- Triphala, 2–3 TL als Pulver oder 3–4 Kapseln vor dem Schlaf

LANGFRISTIG
- 7 Tage pro Monat einen kleinen Einlauf mit 50 ml Sesamöl, das 1 x aufgekocht & dann immer warm angewandt wird
- Swadista-Churna

ZAHNFLEISCHBLUTEN

MUNDPFLEGE
- Gandusha-Mundspülung + 1–2 Tr. Neem- oder Teebaumöl
- Spülung mit Schafgarbentee

ZAHNFLEISCHENTZÜNDUNG

MUNDPFLEGE
- mit Gandusha-Mundspülung beginnen
- dann Süßholzpulver mit Ghee zu gleichen Teilen mischen und das Zahnfleisch damit einreiben

ZAHNSCHMERZEN

SCHMERZSTILLEND >
- Zahnfleisch an betroffener Stelle mit Nelkenextrakt einreiben, auf Nelke kauen

ZUNGENBELAG

LANGFRISTIG UND TÄGL. >
- Gandusha-Mundspülung
- Zungenschaber nutzen

Ernährung

Gesundheit, die man essen kann

> Gesunde Ernährung ist für jeden Menschen etwas ganz Persönliches. Die Stärke der ayurvedischen Ernährungskunde liegt in ihrer enormen Anpassungsfähigkeit: nicht das Essen, sondern der Esser ist entscheidend. «

Eckhard Fischer, Küchenchef im Parkschlösschen

Jeden Tag erhält und entwickelt sich der Mensch aus dem Strom an vitalen Bausteinen, die er mit der Nahrung aufnimmt. Alle sieben Jahre hat er sich dabei vollständig erneuert – aus dem Extrakt all dessen, was er zu sich genommen hat.

Eine gute Mahlzeit im Sinne des Ayurveda ist Nahrung für alle Sinne. Der Wohlgeruch aus der Küche kitzelt die Nase, noch bevor der erste Teller am Tisch ankommt und sich die Augen am Tomatenrot, Zucchiniblütengelb und Kressegrün erfreuen. Das feine Mahlen der Pfeffermühle schärft Ohr und Gericht, bis Gabel und Messer antennengleich die mürbe Festigkeit einer gebackenen Süßkartoffel an die Finger melden. Dann, endlich, erreicht der erste Bissen den Mund und setzt die Geschmacksexplosion in Gang.

Der Körper ist zu diesem Zeitpunkt längst mit jeder Zelle auf Essen eingestellt. Die Vorfreude und die Lust am Mahl von Auge, Ohr und Nase lassen das Wasser im Mund nicht nur sinnbildlich zusammenlaufen, tatsächlich erhöhen sie die gesamte Bereitschaft des Verdauungstrakts für die Nahrungsaufnahme und unterstützen indirekt den Umwandlungsprozess von gesunden Nährstoffen in reine Lebensenergie.

Die Gourmetküche des Parkschlösschens spiegelt den hohen Stellenwert von schmackhafter, gesunder Ernährung. Die Parkschlösschen-Köche inszenieren die Erkenntnisse der ayurvedischen Ernährungslehre jeden Tag mit Hingabe und Kreativität in den Töpfen und auf den Tellern der Gäste. Mit Fingerspitzengefühl verwandeln sie natürliche Lebensmittel und feine Gewürze in delikate und heilsame Mittel zum Leben, die den Menschen dabei unterstützen, in seine Mitte zurückzukehren.

Wer richtig isst, braucht keine Medizin, wer falsch isst, dem nützt keine Medizin, so lehrt die Caraka Samhita, eine der zentralen Schriften der alten Veden. Diese Aussage gründet in der Erkenntnis, dass Nahrung an sich bereits das beste Mittel zur Prävention von Krankheiten ist, denn in der passenden Zusammensetzung macht sie jede andere Form der Arznei oder Heilkunde überflüssig.

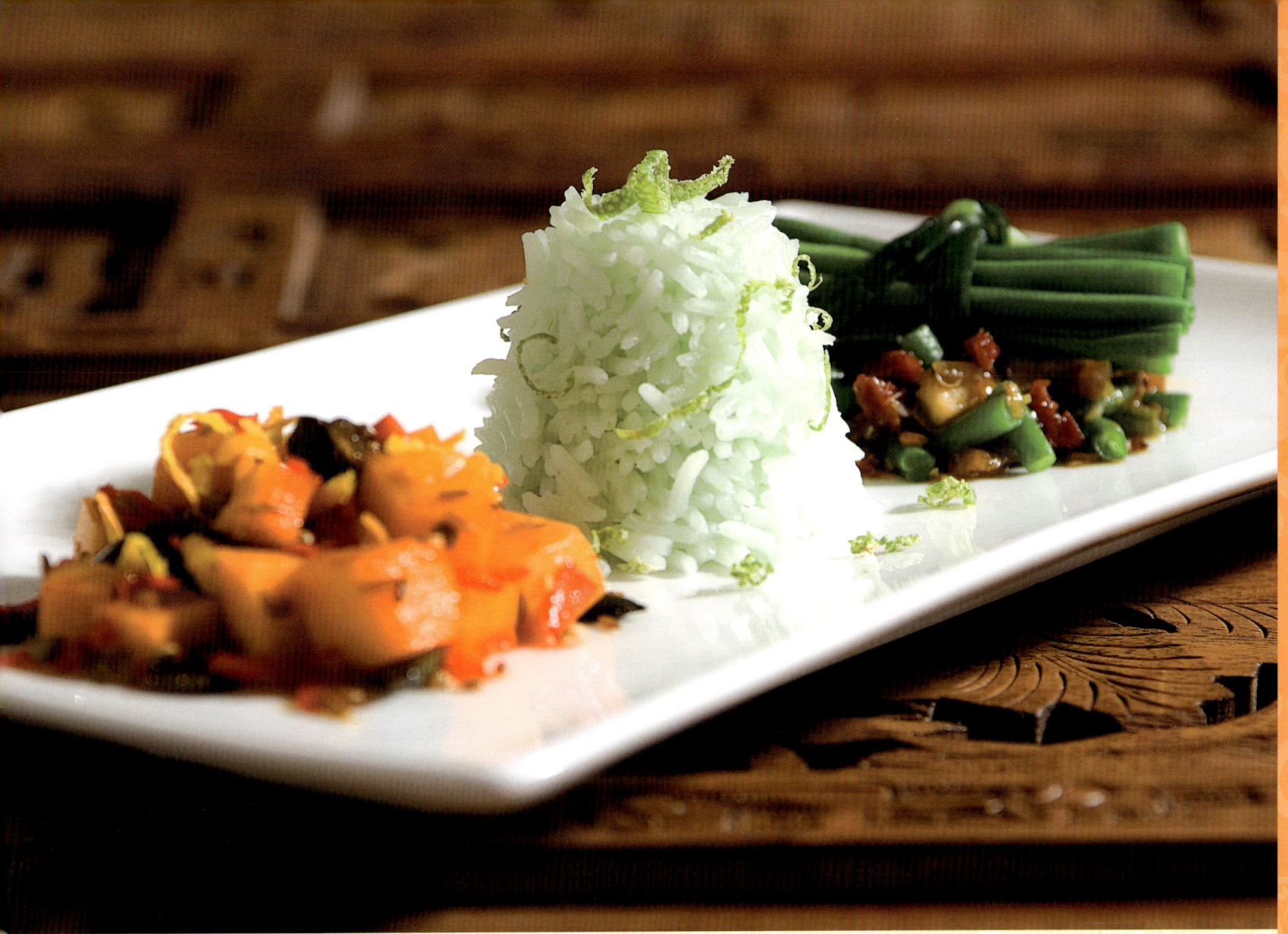

Gebratene Kürbiswürfel
an Limettenreis, dazu
pikante Prinzessbohnen

Der Schlüssel zum Verständnis sind die Doshas Vata, Pitta und Kapha. Alles auf der Welt, vom Stein über die Pflanze bis zum Lebewesen, wird durch ihre Strukturkräfte bestimmt. Auch ein Nahrungsmittel hat eine Dosha-Konstellation, die es beim Verzehr als Informationen an den Menschen überträgt und dadurch seine körpereigene Dosha-Konstellation kurz- oder langfristig verändern kann. Die beste Nahrung gleicht deshalb alle Doshas aus und bildet somit eine wichtige Grundlage für ein Leben in Gesundheit.

Das Besondere der ayurvedischen Ernährungslehre Ahara ist der ausschließliche Blick auf den einzelnen Menschen und seine Bedürfnisse. Die Grundkonstitution oder eine aus der Balance geratene Dosha-Konstellation, das Klima, die Lebensphasen, die Jahreszeit, alles fließt in die Ernährungsempfehlungen ein und macht aus dem natürlichen Vorgang des Essens eine ebenso heilkräftige wie schmackhafte Erfahrung der Sinne.

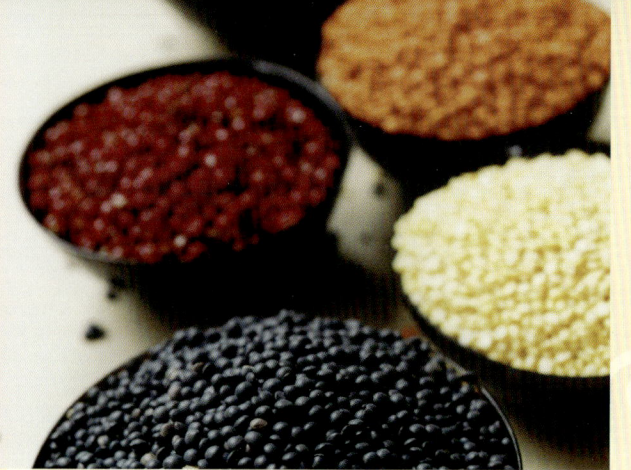
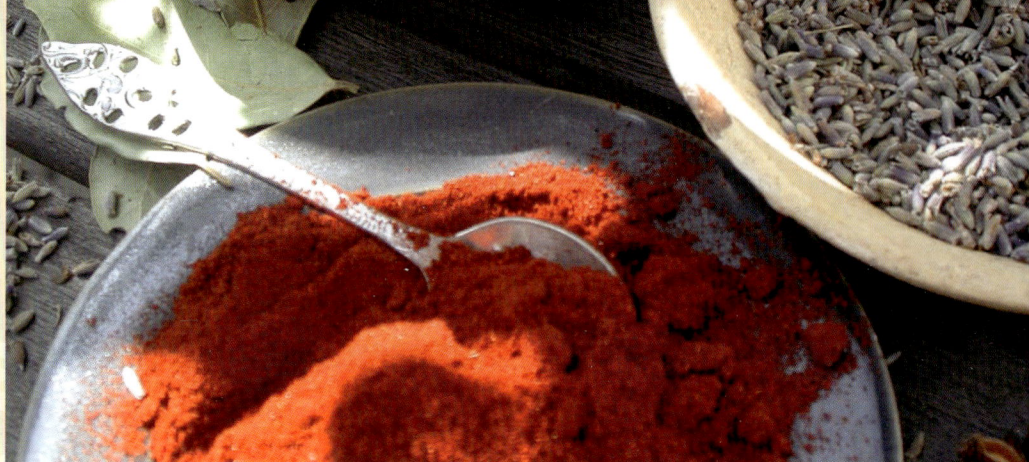

Rasas: Die sechs Geschmacksrichtungen

Nichts wird von den meisten Menschen so nachhaltig mit Gefühlen und Erinnerungen verbunden wie ein wohlschmeckendes Essen. Lieblingsgerichte aus der Kindheit, das Hochzeitsmenü, das süße Aroma einer selbst gepflückten Kirsche, die gesamte geschmackliche Komposition ist in den großen Speichern des Gehirns verwahrt und jederzeit abrufbar. Der Schlüssel zur Erinnerung ist der Geschmack.

Im Geschmack liegt die Seele eines Nahrungsmittels. Gleich beim ersten Bissen kommt die Information von süß, sauer, salzig, scharf, bitter oder zusammenziehend auf der Zunge an und setzt eine Kaskade von Prozessen in Bewegung.

Die Geschmacksnerven senden ihre Wahrnehmung an das limbische System, ein evolutionär sehr früh entwickelter Gehirnteil, der als emotionales Zentrum gilt und über das lustvolle Verspeisen einer Mahlzeit oder seine Ablehnung entscheidet. Weitere Gehirnteile aktivieren den Verdauungstrakt samt Speicheldrüsen, die sich mit einem maßgeschneiderten Enzymcocktail auf die Verarbeitung des Nahrungsmittels vorbereiten.

Den größten Einfluss auf den menschlichen Organismus besitzen die Rasas durch ihre Dosha-Eigenschaften. Der Geschmack eines Nahrungsmittels wirkt direkt auf das Gleichgewicht der Doshas ein, so erhöhen scharf, bitter und herb das Dosha Vata, sauer, salzig und scharf erhöhen Pitta und süß, sauer und salzig vermehren Kapha. Die Geschmäcker sind deshalb für einen Menschen die einfachste und schnellste Möglichkeit, die Verträglichkeit der Nahrung zu prüfen.

Die optimale Verstoffwechselung der Mahlzeit wird ebenfalls von den Rasas mitbeeinflusst. Süß, salzig, sauer, scharf, bitter und zusammenziehend sollten Teil jeder Hauptmahlzeit sein und bei mehreren Gängen auch in dieser Reihenfolge gegessen werden. Bei all dem ist nicht zu vergessen: Lecker muss es sein. Dann schüttet der Körper zur Belohnung Endorphine, die Glückshormone, aus. Gesundheit schmeckt glücklich!

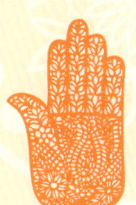

Die Wirkung der Geschmacksrichtungen

Geschmacksvorlieben sind genetisch verankert, so wie die persönliche Dosha-Konstellation. Die angeborene Geschmackspalette ist eine Grundausstattung, die durch einen lebenslangen Lernprozess erweitert wird. Gandusha, die ayurvedische morgendliche Mundpflege, reinigt die Mundschleimhaut von Rückständen und Schlacken und trägt zur Verbesserung des Geschmacksempfindens bei.

Süß
> erhöht Kapha
> senkt Vata und insbesondere Pitta
> hebt die Lebenserwartung und
  die Vitalität
> klärt Haut und Sinnesorgane
> baut neues Körpergewebe auf

Sauer
> erhöht Kapha und insbesondere Pitta
> senkt Vata
> regt Appetit und Verdauung an
> fördert die Widerstandskraft
> stärkt die Sinnesorgane

Salzig
> erhöht Kapha und insbesondere Pitta
> senkt Vata
> regt die Verdauung an
> verbessert die Elastizität der Gewebe
> bringt die Körperflüssigkeiten in Fluss

Scharf
> erhöht Vata und Pitta
> senkt Kapha
> regt die Verdauung an
> reduziert Ama
> reduziert Fett, Schweiß und
  Wasseransammlungen im Gewebe
> wirkt antibakteriell und reinigend

Bitter
> erhöht Vata
> senkt Pitta und insbesondere Kapha
> reduziert Ama
> hebt den Appetit
> festigt Haut und Muskeln
> baut überschüssige Körpergewebe ab
> wirkt antibakteriell und blutreinigend
> klärt entzündliche Prozesse
> senkt Fieber

Zusammenziehend, herb
> erhöht Vata
> senkt Pitta und Kapha
> reduziert Körperflüssigkeiten
> fördert Heilprozesse,
  auch nach Verletzungen
> wirkt antibakteriell
> nährt und beruhigt

Wichtig:
Die wohltuende Wirkung der Geschmacksrichtung süß bezieht sich nicht auf Zucker und künstliche Süßstoffe, sondern einzig auf die natürliche Süße von Nahrungsmitteln.

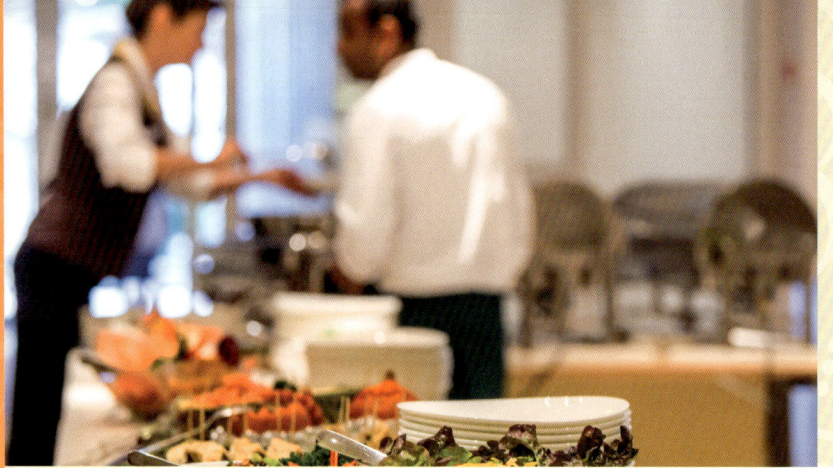
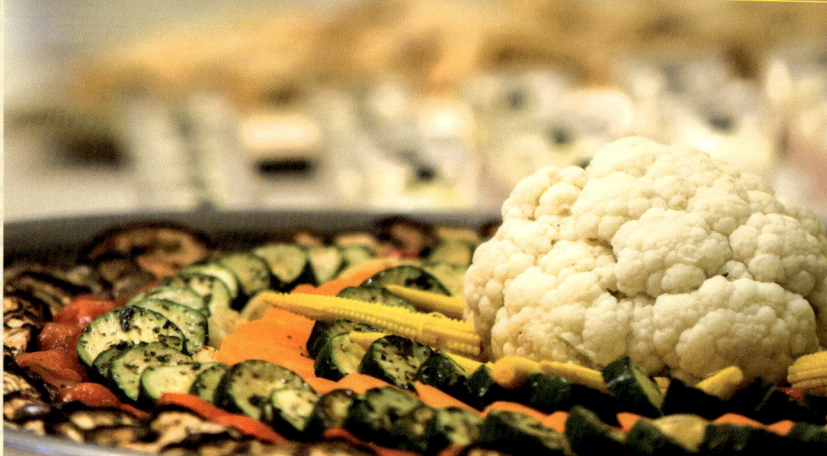

Das ayurvedische Sonntagsbuffet im Parkschlösschen

Die Trigunas
Die Urkäfte Sattva, Rajas und Tamas in der Ernährung

Die drei großen Urkräfte, die Bewusstheit Sattva, die Aktivität Rajas und die Passivität Tamas, liegen dem gesamten Schöpfungsprozess zugrunde. Auch der Mensch nimmt diese Kräfte fortwährend durch Nahrung und Umwelt auf und spürt ihre unmittelbare Wirkung auf Körper und Psyche. Ob er sich im Einklang oder Missklang fühlt, in Gesundheit oder Krankheit lebt, wird grundlegend durch ihr Mischungsverhältnis bestimmt.

In der ayurvedischen Ernährungslehre definieren die drei Gunas Sattva, Rajas und Tamas bestimmte Qualitätsmerkmale. Je nach dem wie viel vitale Lebenskraft Ojas oder Schlacke Ama durch ein Nahrungsmittel im menschlichen Körper entsteht, wird zwischen drei Qualitätsstufen unterschieden.

Sattva

Sattvische Nahrung ist von makelloser Qualität. Aus ihr erwächst ein gesunder Körper, ein klares Bewusssein und ein harmonischer Einklang mit sich selbst. Ein Mensch, der sich hauptsächlich von sattvischer Nahrung ernährt, strahlt vor Gesundheit und Lebensfreude.

Die Nahrungsmittel dieser Qualität sind frisch, saftig, nahrhaft, leicht ölig. Sie sind von natürlich süßem Geschmack und werden bei der Zubereitung nur leicht gewürzt. Dazu gehören Getreide wie Weizen, Roggen, Reis, Milchprodukte wie Kuhmilch, Ghee, Joghurt und Frischkäse, natürliche Süßungsmittel wie Honig und Rohzucker, gedünstetes oder blanchiertes Gemüse, Nüsse und reife, süße Früchte.

Rajas

Rajasische Nahrung ist von leidenschaftlicher und aktiver Qualität. Im rechten Maß genossen, belebt sie das Verdauungsfeuer und den Stoffwechsel, reinigt den Körper und regt die

Ausscheidung von Giftstoffen an. Menschen mit der richtig bemessenen rajasischen Ernährung sind voller Tatendrang und Schöpfungskraft. Im Übermaß kann Rajas jedoch Egoismus, Ehrgeiz und Ruhelosigkeit verstärken.

Die Nahrungsmittel dieser Qualität sind scharf, anregend bis stark würzig, heiß und trocken. Dazu gehören Gewürze wie Chili und Zwiebeln, säuerliche Früchte und Beeren, Geflügel und Meeresfrüchte, aromatische Wurzelgemüse, Bohnen und Genussmittel wie Alkohol, Kaffee, Tee und Cola.

Tamas

Tamasische Nahrung ist von passiver Qualität. Diese Lebensmittel fördern den Schlaf, erzeugen aber wenig Lebensenergie und belasten den Körper vorrangig mit Schlacken. Wie ein Schleier legen sie sich über Bewusstheit und inneren Antrieb und erzeugen Apathie, Unsicherheit und Pessimismus.

In kleinen Mengen kann ein gesunder Körper zwar mit tamasischen Nahrungsmitteln umgehen, aber ihre Verarbeitung und die Aufschlüsselung der Nährstoffe kostet den Körper unverhältnismäßig viel Energie. Für den kranken Körper sind sie schädlich.

Die Nahrungsmittel dieser Qualität sind trocken, schwer, klebrig, überaltert und häufig denaturiert. Fleisch, Fisch und auch Eier zählen ungeachtet ihres hohen Nährwertes hauptsächlich zu den tamasischen Nahrungsmitteln und sollten eher selten konsumiert werden. Insbesondere dazu gehören länger gelagerte oder aufgewärmte Nahrungsmittel, Konserven, Tiefkühlkost, Fertiggerichte und Genussgifte wie hochprozentiger Alkohol.

Ausschließlich sattvische Nahrung ist nur für Menschen mit einer sehr spirituellen oder vergeistigten Lebensweise geeignet. Ein bewegtes Leben mit Beruf und Familie bedarf zusätzlich der Antriebsenergie, die aus rajasischer Nahrung zu gewinnen ist. Zu vermeiden ist tamasische Nahrung, die Trägheit und Antriebslosigkeit bewirkt. Eine Aufstellung von Lebensmitteln und ihre Einordnung nach Sattva, Rajas und Tamas sowie nach den Doshas befindet sich auf Seite 108ff.

Fit vom Kopf bis in die Zelle
Besondere Lebensmittel des Ayurveda

Intelligenz geht durch den Magen! Wer fit im Kopf sein will, braucht die richtigen Energielieferanten. Der Ayurveda kennt vier besondere Lebensmittel, die als ideales Futter für die grauen Zellen gelten und durch ihre sattvische, bewusstseinsstimulierende Qualität zusätzlich die Stimmung heben: Honig, Milch, Ghee und heißes Wasser.

Honig

Honig nährt die Gewebe, vor allem die Knochen, Nerven und Fortpflanzungsorgane, ist aber trotz seines hohen Nährwertes für die Zelle nicht zellvermehrend. Das Körpergewicht bleibt konstant. Eine wichtige Funktion übernimmt Honig bei Verdauung und Stoffwechsel: er regeneriert das Verdauungsfeuer, löst schädliche Substanzen aus den Zellen und reduziert Ama. Seine stärkende und reinigende Funktion und seine Eigenschaft als Transportmittel und Wirkungsverstärker für medizinische Ingredienzien macht ihn zum häufigen Bestandteil von Detox-Getränken.

Eine antiseptische und wundheilende Wirkung entfaltet der Honig innerlich wie äußerlich. Direkt auf die Haut aufgetragen, heilt er Pilzbefall, Geschwüre, Furunkel und Akne. Als Honigmilch mit etwas Kurkuma und Kardamom wirkt er entzündungshemmend und fiebersenkend bei Atemwegserkrankungen und Grippe. Honig mit etwas fein gehacktem Ingwer, Zitronensaft und etwas heißem Wasser wirkt bei Erbrechen. Honig mit heißem Wasser ist ein wirksames Katermittel und reinigt das Blut von Toxinen.

Damit Honig seine volle kapha-reduzierende Wirkung entfalten kann, sollte er mindestens 6 Monaten alt sein. Frischer Honig vermehrt Kapha, es empfiehlt sich, ihn bis zur idealen Reife zu lagern.

Täglich etwas Honig gehört auf den Speiseplan jedes Menschen. Auch in der Küche ist er vielseitig einsetzbar, sollte aber nicht über 60° C erhitzt werden. Für die Kapha-Konstitution, aber auch für Diabetiker ist es zudem das beste Süßungsmittel.

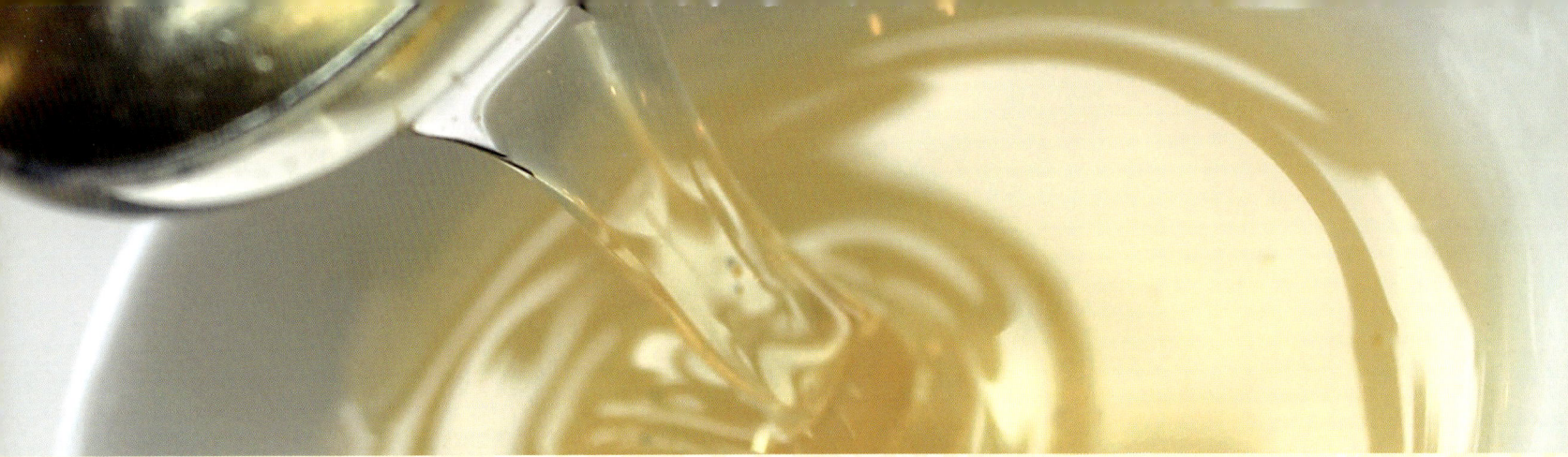

Honig und Ghee können sich in ihren positiven Eigenschaften gegenseitig verstärken, zu beachten ist allerdings das Mischungsverhältnis von mindestens 1:2 oder umgekehrt, damit sich die Stärken von beiden uneingeschränkt entfalten können. Eine Mischung von 1:1 ist ungeeignet, bei gleicher Stärke bekämpfen sich ihre Eigenschaften im Körper und statt Ama zu reduzieren wirken sie toxisch.

Milch

Naturbelassene Kuhmilch ist im ayurvedischen Sinn ein gesundes Nahrungsmittel. Die Milch-Unverträglichkeiten von heute haben ihre Ursachen in der industriellen Weiterverarbeitung. Durch die molekularen Veränderungen bei der Homogenisierung kann es zu Unwohlsein und Verdauungsbeschwerden kommen.

Milch lässt die Lebensessenz Ojas entstehen, erhöht die Fruchtbarkeit und fördert Intelligenz und geistige Stabilität. Sie stärkt Knochen und Knochenmark, nährt alle Dhatus und ist, auch durch ihre beruhigende Eigenschaft, die ideale Medizin bei Burnout. Ihre verdauungsfördernde Wirkung kann durch Beigabe von Ghee noch verstärkt werden.

Am bekömmlichsten ist Rohmilch von der Kuh im Mischungsverhältnis von 1:1 mit heißem Wasser sowie etwas Kurkuma und Kardamom. Ziegenmilch ist ein gleichwertiger Ersatz, sie besitzt alle guten Eigenschaften der Kuhmilch und ist noch leichter zu verstoffwechseln. Wer seine Milch direkt auf dem Bauernhof kauft, sollte sie vorsorglich dreimal kurz aufkochen lassen.

Ghee

Ghee gilt im Ayurveda als Lebenselixier und Verjüngungsmittel. Es nährt die Gewebe, insbesondere auch Knochen, Nerven und Fortpflanzungsorgane, und ist das wichtigste Mittel zur inneren Ölung während der Panchakarma-Kur.

In der Küche neutralisiert Ghee Umweltgifte in Gemüse, es schützt die Vitamin- und Vitalstoffe bei der Weiterverarbeitung und ist im Körper ein ideales Transportmittel für fettlösliche Vitamine, Mineralstoffe und Spu-

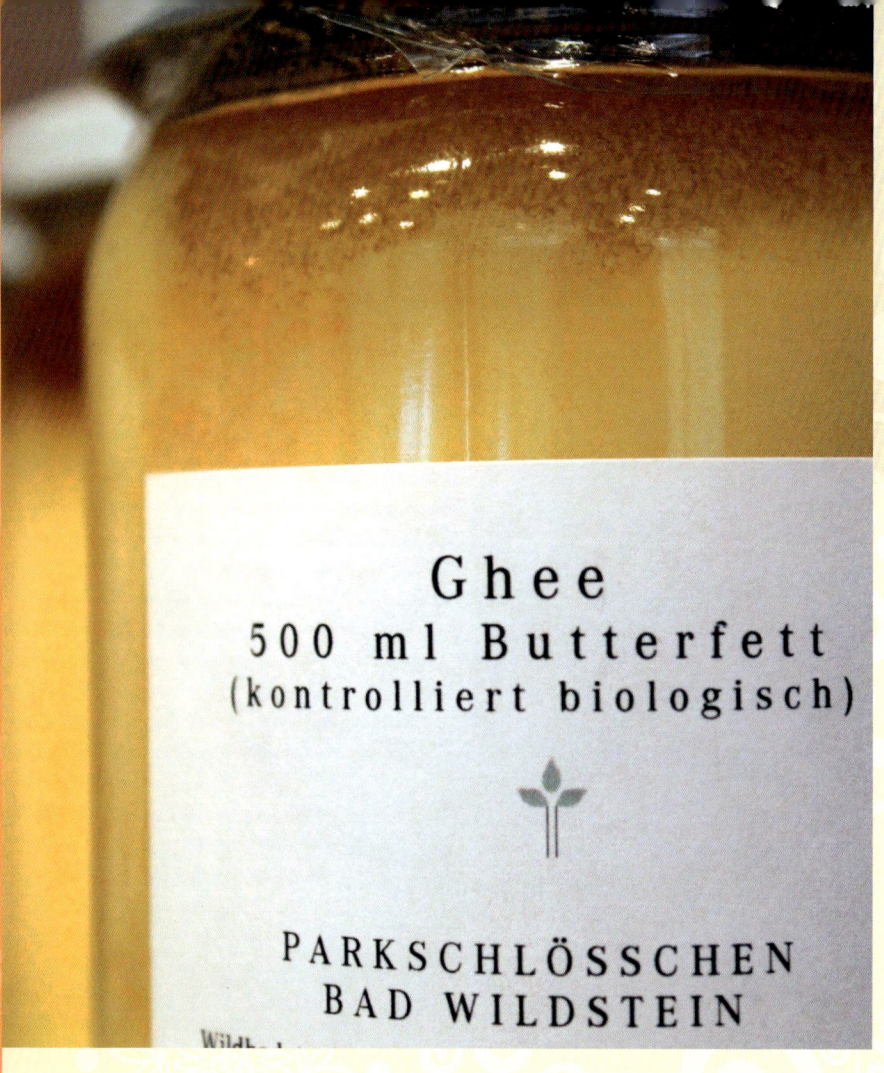

renelemente. In der täglichen Ernährung ist es ein leicht verdaulicher und schmackhafter Ersatz für herkömmliche Butter oder Öl. Ghee ist einfach herzustellen und sehr lange haltbar.

Heißes Wasser

Heißes Wasser regt die Entgiftung und Entschlackung an, reinigt den Körper von vorhandenem Ama und verhindert die Bildung neuer Schlacken. Es reinigt und klärt die Haut und bietet schnelle Hilfe bei Akne und Unreinheiten. Eine längere Kuranwendung von heißem Wasser reguliert bei unveränderter Ernährung das Gewicht, vermindert Hungergefühle zwischen den Mahlzeiten und fördert eine gute Verdauung. Das schluckweise Trinken wirkt zudem beruhigend und hilft gegen Anspannung und Nervosität.

Um die Verdauung nicht zu behindern, sollte zu den Mahlzeiten am besten nicht getrunken werden. Für jeden, der ein Getränk zum Essen für sein Wohlgefühl braucht oder Durst hat, ist heißes Wasser die richtige Wahl. Die Verdauungsenzyme, die bei der normalen Körpertemperatur von etwa 37° C optimal arbeiten, können weiterhin ungestört ihrer Aufgabe nachkommen. Kalte Getränke zum Essen sind zu vermeiden, sie löschen das Verdauungsfeuer.

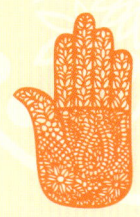

Die Herstellung von Ghee

Für die Herstellung von Ghee 1 kg frische, ungesalzene Butter, idealerweise Sauerrahmbutter, in kleinere Stücke zerteilen. In einen Topf mit möglichst großem Durchmesser geben und bei mittlerer Hitze zum Sieden bringen.

Sobald sich weißer Schaum auf der Oberfläche bildet, die Hitze auf die kleinste Stufe herunterschalten. Den Schaum wiederholt abschöpfen, bis sich kein neuer Schaum mehr bildet. Dieser Vorgang kann bis zu 1h dauern. Das heiße, flüssige Ghee durch ein sauberes Küchen- oder Gazetuch in ein Einweckglas gießen und offen abkühlen lassen, danach abdecken und kühl lagern. Das fertige Ghee besitzt eine goldgelbe Farbe und hat ein leichtes Nussaroma.

Speziell für die Kapha-Konstitution ist es wichtig, viel heißes Wasser zu trinken, da es mit seiner Hitze die körpereigene Kälte des Kapha reduziert. Kaltes Wasser würde – obwohl es keine Kalorien hat – zu einer Vermehrung von Gewicht und Kapha beitragen, da seine Eigenschaften süß, kalt und schwer sind.

Die Herstellung von heißem, abgekochtem Wasser ist denkbar einfach. Frisches Leitungswasser 10 Minuten köcheln und in eine Thermoskanne abfüllen. Der Nutzen für den Körper ist im Verhältnis zum Aufwand enorm. Idealerweise trinkt man über den Tag verteilt jede Stunde eine Tasse.

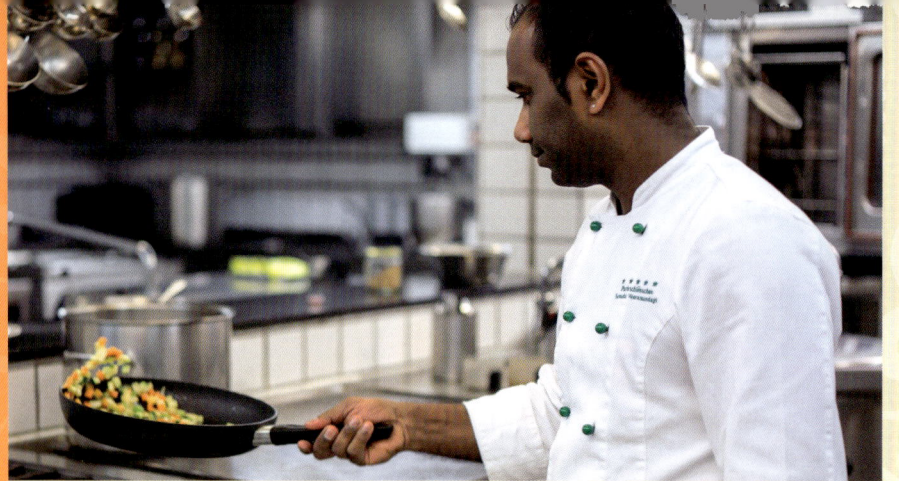
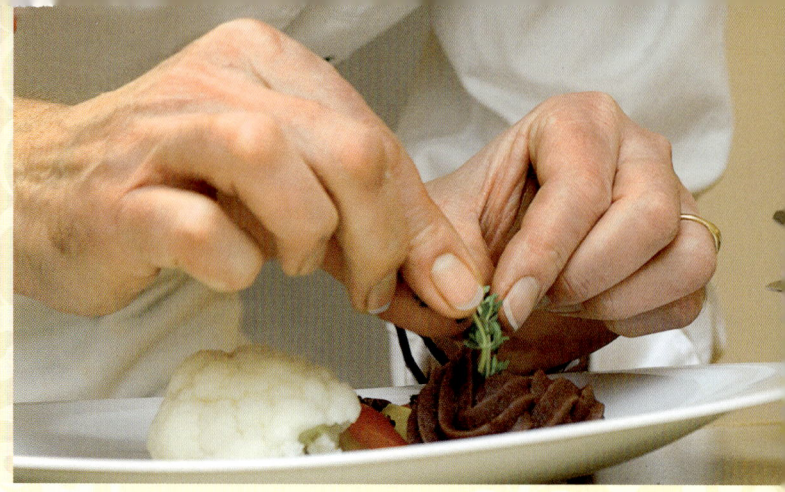

Die Umwandlungskraft der Verdauung

Alles, was der Mensch an Nahrung zu sich nimmt, wird dem Körper im wahrsten Sinne des Wortes einverleibt und in Gewebe umgewandelt. Die Kraft, die das Wunder dieser Verwandlung von Milch und Honig, Brot und Früchten in eine menschliche Gestalt vollbringt, ist das Verdauungsfeuer Agni.

Agni ist die vereinte Kraft von Verdauungsorganen, Verdauungsenzymen und Stoffwechsel. Sein biologisches Feuer bereitet die Nahrung auf, zerlegt sie in kleinste Einheiten, trennt Verwertbares von Unverwertbarem und lässt aus den vitalen Bausteinen alle sieben Körpergewebe, die Dhatus, entstehen.

Die individuelle Verdauungskraft eines Menschen ist ein wichtiger Schlüssel zu Gesundheit. Ist das Agni zu schwach und der Stoffwechsel gestört, kommt es zu Übersäuerung und Verschlackung des Organismus. Ein Ziel der ayurvedischen Ernährungstherapie ist es deshalb, das Verdauungsfeuer zu stärken. Nur ein kraftvolles Agni gewährleistet die optimale Transformation von Nahrung in gesundes und kräftiges Körpergewebe.

Als feinstes Endprodukt einer vollständigen Verdauung entsteht zusätzlich die Lebensessenz Ojas. Diese feinstoffliche Substanz schützt die Zelle, stärkt das Immunsystem, verleiht eine starke und vitale Ausstrahlung und steigert die Konzentrationsfähigkeit und die Lebensfreude.

Ama wird im Ayurveda alles genannt, was unverdaut bleibt und sich im Körper ansammelt, anstatt ausgeschieden zu werden. Es entsteht durch Nährstoffe, die in zu großer Menge, zum falschen Zeitpunkt oder in unverträglicher Form aufgenommen werden. Auch ein schwaches Agni lässt als Endprodukt von unvollständig verarbeiteter Nahrung Ama entstehen. Anstatt Spender von Nährstoffen zu sein, wird das Essen dann zur Quelle von Giftstoffen, die vom Organismus nur mit hohem Kraftaufwand ausgeschieden werden können oder als Stoffwechselschlacken im Körper eingelagert werden und krank machen können.

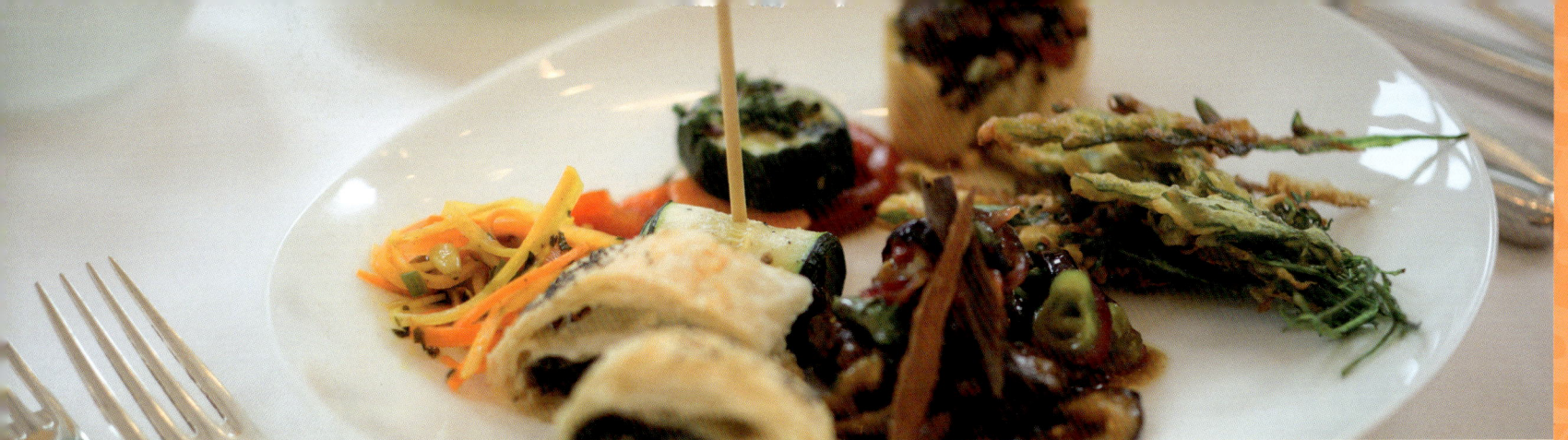

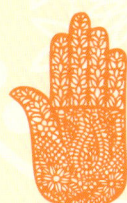

Hilfe bei Heißhunger

Unkontrollierter Heißhunger ist ein häufiger Verursacher von Ama. Wenn Sie darunter leiden, sollten Sie zur Vorsorge jeden Tag reichlich heißes abgekochtes Wasser trinken, keine Mahlzeit auslassen und bei der Hauptmahlzeit alle sechs Geschmacksrichtungen zu sich nehmen.

Heißhunger auf Süßes nach der Mahlzeit

Heißhunger auf Süßes nach der Hauptmahlzeit signalisiert ein gestörtes Agni. Trotz ausreichender Nährstoffe ist die Verdauung nicht stark genug, sie verfügbar zu machen. Die Zellen melden deshalb einen Versorgungsmangel. Ein Verdauungs-Aperitif kann helfen, zum Beispiel nach folgendem Parkschlösschen-Rezept: Gießen Sie je 5 g Ingwer- und Kreuzkümmelpulver mit 1 l heißem Wasser auf. Trinken Sie ein kleines Glas dieser Mischung vor der Mahlzeit.

Heißhunger auf Süßes zwischen den Mahlzeiten

Geht der Energiepegel kurzfristig nach unten, verlangt der Körper nach schnell verfügbarem Brennstoff – Zucker. Greifen Sie zum Obstkorb! Der Fruchtzucker reifer Früchte stellt sofort Energie zur Verfügung und „löscht" den Heißhunger nach Süßwaren.

Heißhunger ohne Sättigungsgrenze

Wer seine Sättigungsgrenze nicht spürt und sich überisst, überlastet die Verdauung. Ein Tag Flüssigfasten lindert die Folgen, reinigt den Körper von Ballast und entwickelt wieder Gefühl für das rechte Maß.

Heißhunger auf kleine Sünden

Zu süß, zu fett, zu schwer! Und doch hat jeder gelegentlich Lust auf kleine Sünden. Ein schlechtes Gewissen ist nicht hilfreich, im Gegenteil, da der entspannte Genuss ausbleibt, entsteht Heißhunger nach mehr. Genießen Sie die gelegentliche kleine Sünde bewusst! Und unterstützen Sie Ihren Körper aktiv bei der Verdauung (siehe Erste Hilfe bei kleinen Sünden S. 98).

Schnelle Hilfe bei kleinen Sünden & Unverträglichkeiten

Jede Nahrung wirkt auf das Gleichgewicht der Doshas ein. Genussmittel, aber auch manche Lebensmittel verändern das bestehende Kräfteverhältnis besonders stark und können es destabilisieren. Gleichzeitig verursachen sie häufig unangenehme Nebenwirkungen. Die Gegenmittellehre des Ayurveda hält vielfältige Anregungen bereit, die unerwünschten Begleiterscheinungen auszugleichen. Wer seine Tasse Kaffee am Nachmittag weiterhin gelegentlich mit gutem Gewissen genießen

möchte, kann sie mit einem Schuss Milch oder einem Gebäckstück bekömmlicher machen.

Dennoch ist bei Genussmitteln grundsätzlich ein maßvoller Konsum angeraten. Was bei einer Tasse Kaffee funktioniert, findet spätestens bei der Kanne Kaffee seine Grenze. Wer das Gleichgewicht seiner Doshas ständig herausfordert, provoziert die Störung.

Nahrungsmittel	Wirkung	Ausgleichendes Mittel
Avocado	→ erhöht Kapha	→ Chili, Pfeffer/schwarz, Zitrone, Zwiebel
Banane	→ erhöht Pitta und Kapha	→ Honig
Eier, gekocht	→ erhöht Pitta und Kapha	→ für Pitta-Konstitution: Ghee
Erdbeeren	→ erhöht Pitta	→ Minze, Pfeffer
Fisch	→ erhöht Pitta	→ Dill, Koriander, Limette, Zitrone
Fleisch, rotes	→ erhöht Pitta und Kapha → schwer verdaulich	→ Chili, Paprika, Pfeffer/schwarz, Rotwein (in Maßen)
Hafer	→ erhöht Kapha	→ Anis, Fenchel, Kümmel, Senfsamen
Hülsenfrüchte	→ erhöht Vata → Blähungen	→ Anis, Asafoetida, Cayennepfeffer, Cumin, Fenchel, Ingwer, Knoblauch, Kümmel, Kurkuma, Pfeffer/schwarz, Senfsaat, Zwiebel
Joghurt	→ s. Naturjoghurt	
Kaffee	→ erhöht Vata und Pitta → Anregungsmittel	→ Gebäck/süß, Jaggery, Kardamom, Milch, Muskatnusspulver, Wasser, Zucker/1 Pr.
Kartoffel	→ erhöht Vata → Blähungen	→ Asafoetida, Knoblauch, Kümmel, Kurkuma, Lorbeer, Salz, Schnittlauch, Zwiebel
Käse	→ erhöht Pitta und Kapha → schleimfördernd	→ Cayennepfeffer, Cumin, Feigen, Kümmel, Paprikaschoten, Pfeffer/schwarz, Weißwein/trocken (in Maßen)
Kohl	→ erhöht Vata → Blähungen	→ Asafoetida, Kümmel, Senfsamen, Wachholder
Mango	→ erhöht Kapha	→ Kardamom, Kokosraspeln, Lassi

Nahrungsmittel	Wirkung	Ausgleichendes Mittel
Melone	→ erhöht Kapha	→ Chili, Koriander, Minze, Pfeffer, Salz
Milch, warm	→ erhöht Kapha	→ Honig, Kardamom, Kurkuma, Safran, Sternanis, Zimt
Naturjoghurt	→ erhöht Pitta und Kapha → schleimfördernd	→ Amalaki, Honig, Pippali, Sharkara
Nüsse	→ erhöht Pitta und Kapha	→ Chili, Paprika, Zimt
Reis	→ erhöht Kapha	→ Curryblätter, Kardamom, Lorbeer, Nelken, Pfeffer, Safran, Zimt
Rhabarber	→ erhöht Pitta und Kapha	→ Nelken, Zimt
Rotkohl	→ erhöht Vata	→ Asafoetida, Nelken, Pfeffer, Wachholder, Zimt
Sahne, sauer	→ s. Naturjoghurt	
Sahne, süß	→ erhöht Kapha → schleimfördernd	→ Agavendicksaft, Amalaki, Honig, Kardamom, Pfeffer
Salat, grün	→ erhöht Vata → Blähungen	→ Asafoetida, Estragon, Majoran, Olivenöl mit Zitronensaft und Salz, Olivenöl mit Essig und Salz, Rosmarin, Thymian
Schokolade	→ erhöht Vata und Pitta → Anregungsmittel	→ Chili, Ingwer, Orange, Wasser
Speiseeis	→ schleimfördernd	→ Espresso, Gewürztee (Chai), Wasser/heiß (1 kleine Tasse)
Tee, grün	→ erhöht Vata → Anregungsmittel	→ Melisse, Milch, Minze, Sharkara
Tee, schwarz	→ erhöht Vata und Pitta → Anregungsmittel	→ Melisse, Milch, Minze, Sharkara
Tomate	→ erhöht Pitta und Kapha	→ Basilikum, Chili, Kümmel, Limette, Pfeffer
Trockenfrüchte	→ erhöht Vata → Trockenheit	→ Ausgleich durch Wasser trinken
Wein	→ erhöht Pitta und Kapha	→ Wein nur zusammen mit Nahrung aufnehmen („Wein, Wasser, Brot")
Weizen	→ erhöht Kapha	→ Fenchel, Kardamom, Koriander, Kümmel, Sternanis
Zwiebel, gekocht	→ erhöht Pitta → Blähungen	→ Steinsalz, Zitrone

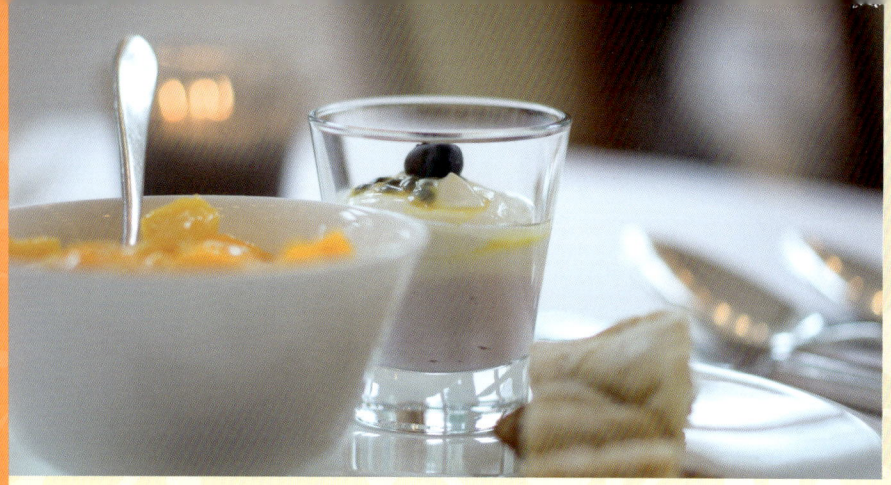
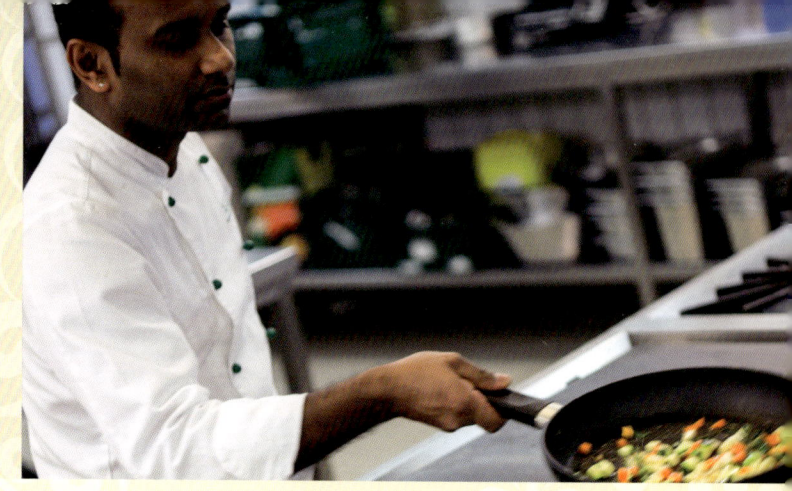

Die Ernährung nach Konstitutionstypen

Drei Mahlzeiten am Tag gehören für alle Konstitutionstypen zu einer gesunden Tagesroutine. Ohne eine gute Ernährung kann der stärkste Muskel und der schlaueste Kopf nicht funktionieren. Eine abwechslungsreiche, auf die Jahreszeit abgestimmte Kost mit möglichst hohen sattvischen Anteilen ist die beste Grundlage für einen gesunden Geist in einem gesunden Körper!

Das Frühstück

Alle Menschen brauchen Energie für den schwungvollen Start in einen neuen Tag. Das Frühstück fällt zeitlich in die morgendliche Kaphaphase des Tages zwischen 6 Uhr und 10 Uhr. Der Stoffwechsel nimmt gerade erst seine Arbeit auf und die Verdauungskraft ist schwach, deshalb empfiehlt sich ein leichtes Frühstück.

Ausfallen sollte das Frühstück nur nach einem späten oder schwer verdaulichen Abendessen am Vortag. Vor der Nachtruhe kann das Essen nicht verarbeitet werden und erst am folgenden Morgen brennt das Ver-dauungsfeuer Agni wieder heiß genug, um den Prozess fortzusetzen. Das neu erwachende Pitta verursacht oft ein Hungergefühl nach dem Aufstehen, trotzdem ist ein Verzicht auf das Frühstück zu empfehlen, um die Verdauungsorgane nicht zu überlasten. Stattdessen empfiehlt sich eine Tasse heißes Wasser, warmes Zitronenwasser mit Honig oder grüner Tee. Sobald das Abendessen vollständig verdaut ist, nach etwa 4–6 Stunden, darf eine feste Mahlzeit eingenommen werden.

Vata

Ein Vata-Mensch braucht morgens unbedingt ein Frühstück. Es ist seine Grundlage für einen vata-typischen, eher unruhigen Tagesablauf. Müsli oder wahlweise Weizen- oder Haferbrot hält überzogenes Vata im Zaum und verleiht ein Stück Erdung. Dazu schmecken reife süße Früchte oder ein Fruchtaufstrich. Bekömmlicher als Kaffee ist eine warme Gewürzmilch mit Zimt, Vanille, grünem Kardamom und Rohrzucker.

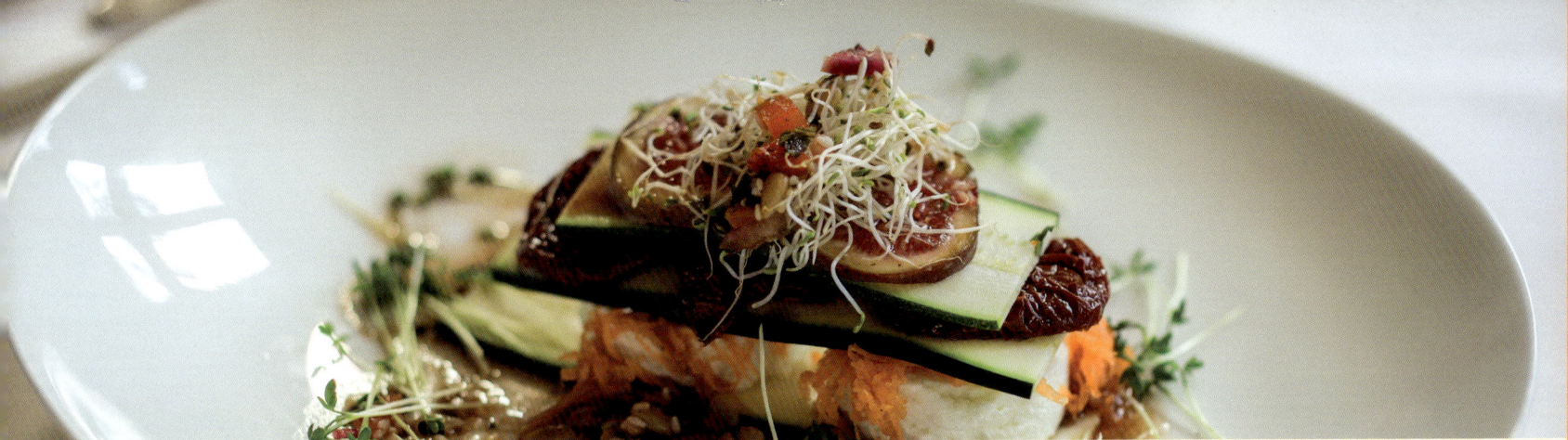

Pitta

Pitta-Menschen mit ihrem starken Verdauungsfeuer benötigen morgens viel Energie, doch Vorsicht, die Portion sollte nicht gar zu groß ausfallen. Haferflocken mit Rosinen und eingeweichte Trockenpflaumen oder ein Haferbrot mit Pflaumenmus und Frischkäse geben lange Brennstoff für einen mehr als dichten Tagesablauf. Ein Obstfrühstück aus süßen Früchten mit viel Vitamin C, zum Beispiel Mango, Banane und Pfirsich, ist ein gutes Mittel gegen die negativen Auswirkungen von Stress.

Kapha

Für den Kapha-Menschen ist ein sehr leichtes Frühstück der beste Antriebsstoff für ein beschwingtes Unterwegssein. Roggenbrot oder ein warmes, gut gewürztes Müsli aus Hirse, Gersten- oder Reisflocken ist eine gute Grundlage, ideal ist ein leicht erwärmter Fruchtsalat. Dazu ein anregender Ingwer- oder Kräutertee.

Das Mittagessen

Die Mittagszeit in der Zeit von 10 Uhr bis 14 Uhr ist von Pitta dominiert und ideal für die Hauptmahlzeit, denn nun ist die Verdauungskapazität am höchsten. Die Nahrung kann jetzt von allen Konstitutionstypen optimal und ohne Rückstände von Schlacken aufbereitet werden.

Vata

Italienische Pizza oder Nudelgerichte mit milden Sahne- oder Käsesaucen, Reis, Gemüse als Eintopf oder nach asiatischer Art, dazu ein kleiner Salat und ein süßer Nachtisch sind gute Energielieferanten. Auch Süßwasserfisch oder gelegentlich etwas Rindfleisch dürfen Teil der Ernährung sein Scharf oder stark Gewürztes gilt es zu vermeiden, ebenso wie Spinat und Aubergine, sie erhöhen die natürliche Unruhe des Vata-Typ. Eine etwas salzige Geschmacksrichtung senkt Vata.

Pitta

Nudelgerichte und Reis mit milden Sahnesaucen, vor allem grüne Gemüse,

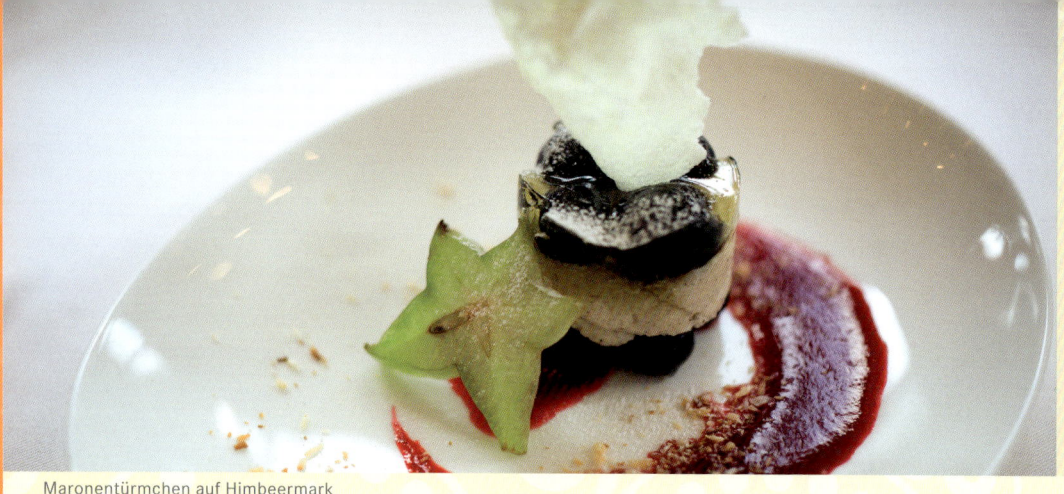
Maronentürmchen auf Himbeermark

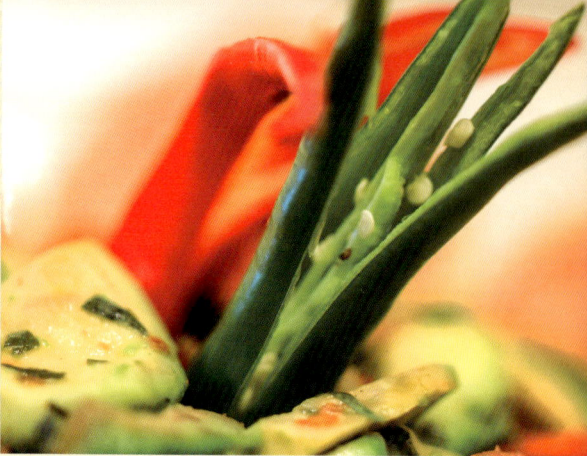
Bunter Avocadosalat

Knödel mit Kohl, aber auch Geflügel und der gelegentliche Fisch ergeben eine leckere und gesunde Hauptmahlzeit. Sogar mit mildem Käse, Mozarella oder Ricotta überbackenes wie Kartoffelgratin gehört auf den Ernährungsplan und bei Salaten darf reichhaltig zugegriffen werden. Das starke Verdauungsfeuer des Pitta-Typs braucht durchaus gehaltvolles Essen, um sein aktives Agni auszulasten. Zu viel Schärfe oder säuerlicher Geschmack sind zu vermeiden, sie heizen das Agni unnötig an. Die süße und bittere Geschmacksrichtung senkt Pitta.

Kapha

Kleine Portionen Nudeln und Reis sind mittags bekömmlich, dazu entwässernde Gemüse wie Auberginen, Brokkoli, Fenchel, Spargel und Spinat. Eine willkommene Abwechslung sind Kartoffeln mit Sauerkraut, Eintöpfe und Linsengerichte. Bei tierischen Eiweißen sind Garnelen, Meeresfrüchte und Muscheln oder Wild mit Rosenkohl und Kartoffelknödeln ein Genuss. Obstnachtisch, auch als Grütze, ist kaphaverträglich, besser jedoch vor dem Hauptgericht zu genießen. Grundsätz-lich gilt: Nicht belastend und leicht soll es sein, auch bei der Hauptmahlzeit, mit kräftiger Würze oder Schärfe. Süßes und Öliges ist nur in geringen Mengen bekömmlich, zu vermeiden sind Käse und Sahne. Die scharfe Geschmacksrichtung senkt Kapha.

Das Abendessen

Ein Abendessen vor 19 Uhr ist für die Gesundheit und das Wohlgefühl aller Konstitutionstypen das beste. Um 20 Uhr hat die Kaphaphase ihren Höhepunkt mit der geringsten Verdauungsleistung erreicht. Doch nur wenn Leber und Verdauungsorgane von ihrer Arbeit wirklich ruhen dürfen, lässt es sich im wahrsten Sinne des Wortes unbeschwert schlafen. Tierische Eiweiße, Milchprodukte, saures oder unreifes Obst sowie in Öl frittierte und gebratene Speisen gehören abends nicht auf den Teller, sie bürden dem Körper Schwerstarbeit auf. Warme und leicht verdauliche Speisen sind für alle Konstitutionstypen zu bevorzugen, bei der Portionsgröße ist weniger mehr. Dazu gehören Gemüsesuppen, Porridge, auch leichte Reis- oder Nudelgerichte.

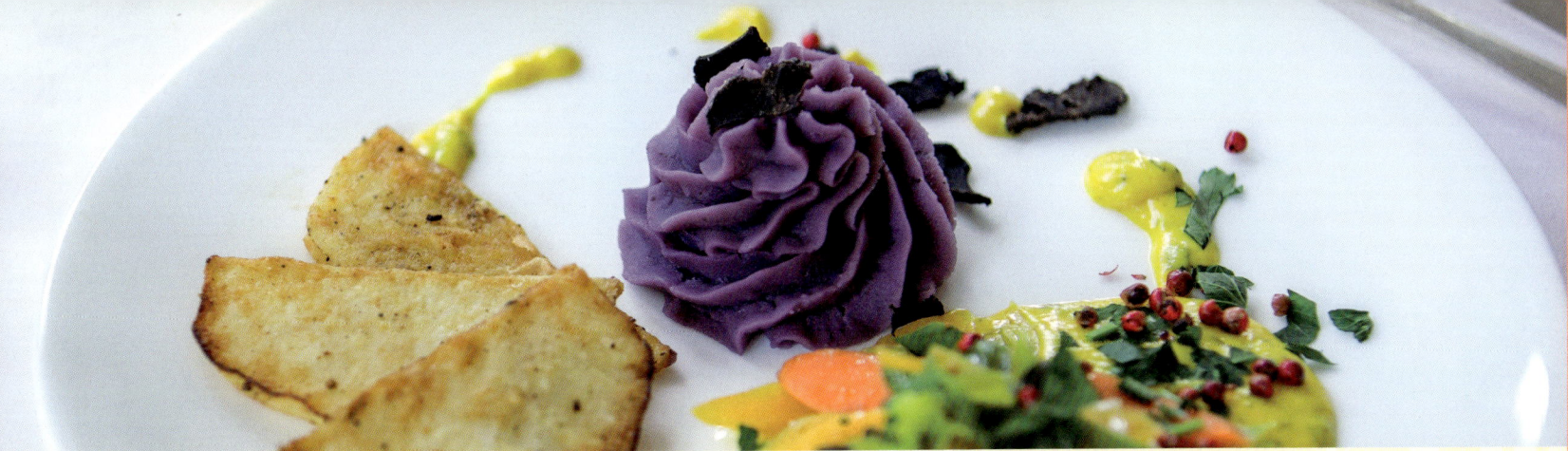

Püree von blauen Schweden an Sellerieschnitzeln und Karottengemüse

Vata

Die richtige Kost sind alle Arten von Suppen, alternativ Nudeln oder Risotto in kleinen Mengen mit viel Gemüse. Zu vermeiden sind abends Salate und Sahnesaucen, Käse, Kohl, Spinat und frische Früchte.

Pitta

Für die Pitta-Konstitution gibt es abends wenig Einschränkungen, sogar ein kleiner Salat oder Pfannkuchen dürfen durchaus auf den Speiseplan.

Im Vergleich zur Hauptmahlzeit sollte die Portion deutlich kleiner ausfallen. Kohlgerichte und Käse sollte auch der verdauungsstarke Pitta-Typ meiden.

Kapha

Reisnudeln mit Gemüse, Gemüseeintöpfe und Suppen sind ideal. Reis, Sahnesaucen, Käse, Salate, Joghurt und frische Früchte sind abends gar nicht zu empfehlen.

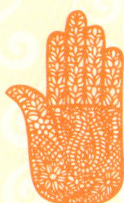

Ernährung im Wandel der Jahreszeiten

Frühling und Herbst
Im Frühling von April bis Juni und im Herbst von Oktober bis Dezember ist das Dosha Vata vorherrschend. Der jahreszeittypische kalte Wind nimmt dem Körper Feuchtigkeit und Wärme. Vor allem die Vata-Konstitution benötigt jetzt mehr Ausgleich als gewöhnlich, doch auch Kapha und Pitta profitieren in Maßen von süßer, warmer und feuchter Kost.

Sommer
In den Sommermonaten zwischen Juni und Oktober herrscht das Dosha Pitta. Süße, bittere, milde und kühlende Kost ist jetzt besonders wichtig für die Pitta-Konstitution, an sehr heißen Tagen tut das auch Vata und Kapha gut. Das Abendessen darf für alle etwas später liegen.

Winter
Kapha ist der Herr des Winters in den Monaten zwischen Dezember und April. Kälte wird durch leichte, erwärmende und gekochte Nahrung ausbalanciert, das gilt besonders für die Kapha-Konstitution, aber auch für frierendes Vata und ausgekühltes Pitta. Bei sehr windigem Winterwetter gelten die gleichen Empfehlungen wie in Frühling und Herbst.

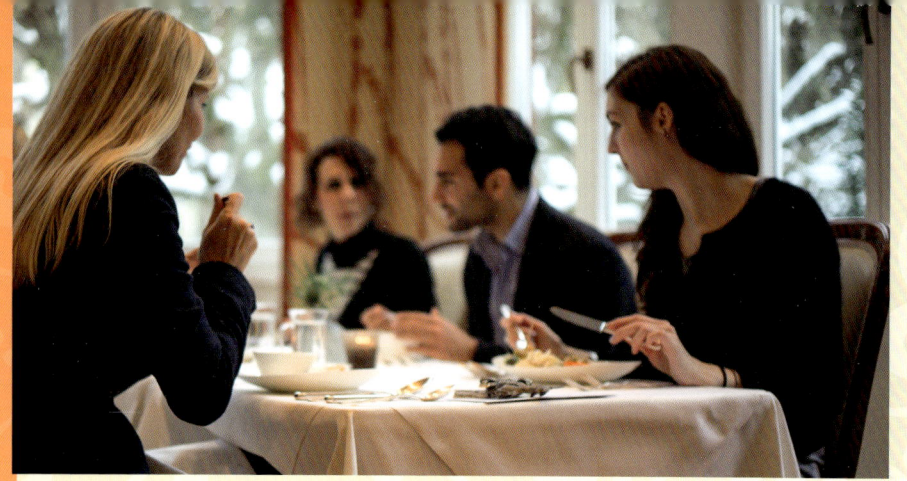
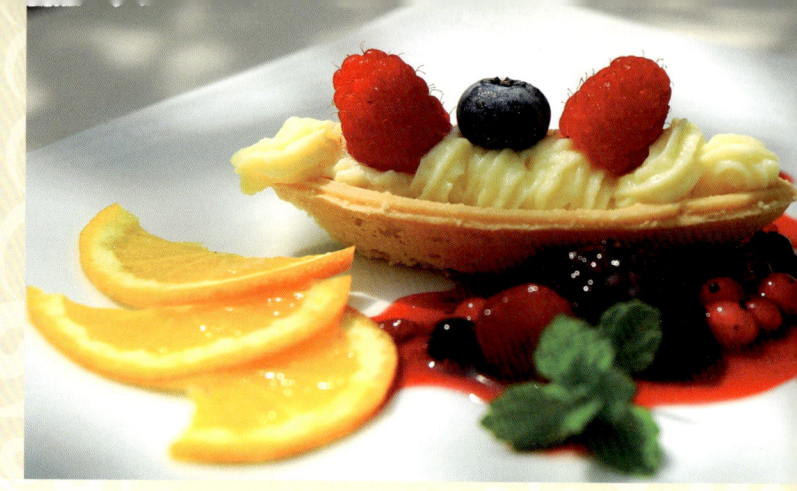

Die Weisheit der Volksküchen: Tridosha-Gerichte

Die Zutaten von Tridosha-Gerichten sind so komponiert, dass sie für alle Menschen bekömmlich sind. Unabhängig von der jeweiligen Konstitution kann jeder ein solches Gericht genießen. Das ist besonders wichtig für Familien, in denen unter Umständen jedes Familienmitglied eine andere Dosha-Konstitution hat. Eine reiche Auswahl an delikaten Tridosha-Rezepten findet sich im Buch „Ayurvedische Kochkunst – Die Parkschlösschenküche mit Eckhard Fischer". Für die eigenständige Zusammenstellung eines Tridosha-Gerichts sind im wesentlichen drei Faktoren zu beachten.

Alle sechs Geschmacksrichtungen

Eine ausgewogene und zufriedenstellende Mahlzeit sollte alle sechs Geschmacksrichtungen (s. Seite 88) enthalten, das gilt als einfacher und sicherer Indikator für Tridosha. Setzt sich die Mahlzeit aus Vorspeise, Hauptgericht und Nachspeise zusammen, so ist es ausreichend, wenn in der Gesamtheit aller Gänge alle Geschmäcker enthalten sind.

Dosha-Ausgleich

Für die Hauptzutaten eines Rezeptes sind die Dosha-Eigenschaften zu bestimmen. Die Liste zur Dosha-Qualität und Vitalenergie von Lebensmitteln (s. Seite 88) hält alle dafür notwendigen Informationen bereit.

Zutaten, die ein Dosha erhöhen, benötigen nach der ayurvedischen Gegenmittellehre einen Gegenspieler im Gericht, der das gleiche Dosha senkt. Dies kann eine weitere Zutat oder ein Gewürz sein. Der Ausgleich des erhöhten Doshas erfolgt unabhängig von der Menge.

Gewürze zum Ausgleich

Aromatisch, pikant, süß, die Vielfalt der Gewürze macht sie zum per-

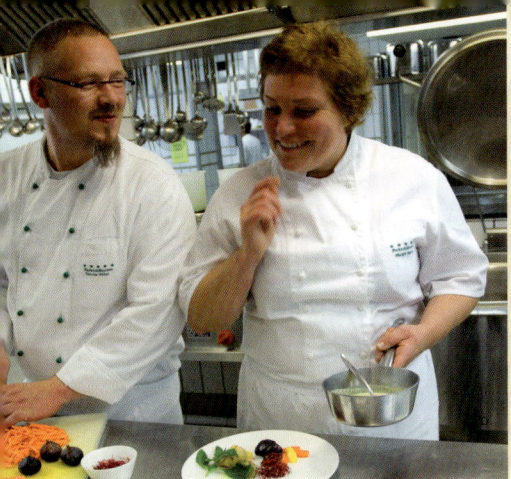

fekten Ausgleichsmittel für die Dosha-Wirkung von Lebensmitteln. Ihr Geschmacksreichtum setzt den Einsatzmöglichkeiten kaum eine Grenze und, richtig ausgewählt und kombiniert, erzielen sie leicht jede gewünschte Wirkung, ob als Teil des Kochvorgangs oder als letzter Schliff beim Servieren.

Das Wissen über gesunde Ernährung ist keinesfalls nur auf dem indischen Subkontinent zuhause, im Gegenteil, es ist fester Bestandteil aller Volksküchen der Welt. Der tägliche Umgang mit Klima, Böden und Pflanzen und das eigenhändige Zubereiten

der Nahrung enthüllte den alten europäischen Kulturen die gleichen universellen Gesetzmäßigkeiten, die auch der Ayurveda beschreibt. Ihr ursprüngliches Leben im Einklang mit der Natur ging einher mit der unmittelbaren Erfahrung, welche Nahrung den Organismus nicht nur satt macht, sondern ihn nährt und gesund erhält, eine Erfahrung, die allen traditionellen bodenständigen Regionalküchen zugrunde liegt, ob in Italien, Frankreich, Österreich oder Deutschland.

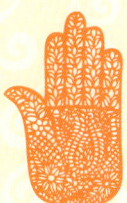

Traditionelle dosha-neutrale Gerichte

> Bunte Gemüsesuppe
> Dorade, gefüllt mit Fenchel und Reis
> Ente mit Rotkohl und Kartoffelklößen
> Kartoffeln mit Spinat und Spiegelei
> Kassler mit Sauerkraut und Kartoffeln
> Lammbraten mit grünen Bohnen
  und Ofenkartoffeln
> Linsensuppe, herzhaft
> Nudelauflauf, pikant
> Paprikahühnchen mit Reis und Brokkoli
> Pizza, italienische Art
> Polenta mit Ratatouille
> Reis mit buntem Gemüse und Garnelen
> Rindersteak mit Blattsalat & Baguette

> Spaghetti mit Pesto
> Weihnachtsgans mit Rotkohl
  und Klößen

Es ist wichtig, die Gerichte auf klassische Art zuzubereiten und zu würzen, wie etwa bei der Kombination von Kohl und Kümmel, damit sie die ayurvedische Wirkung auf die Doshas entfalten können.

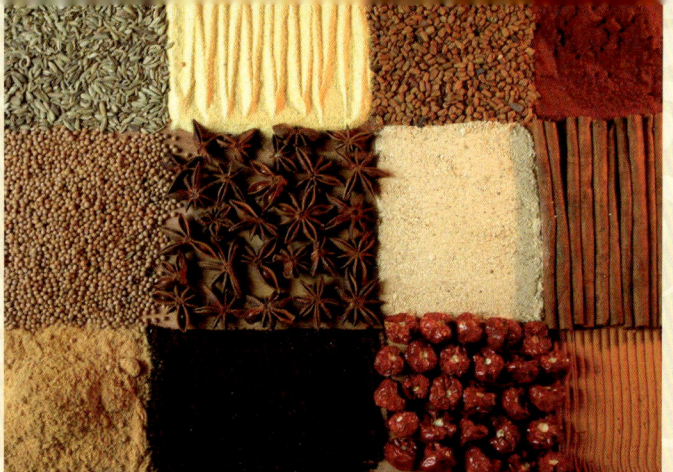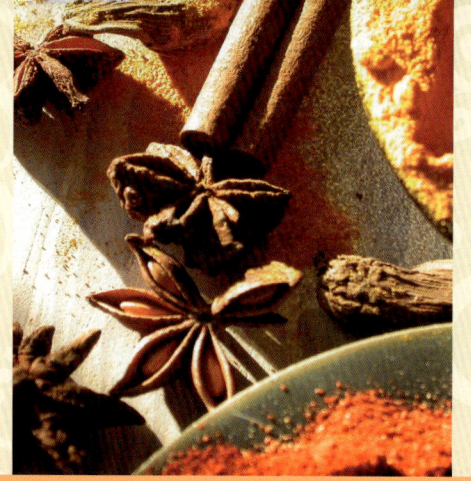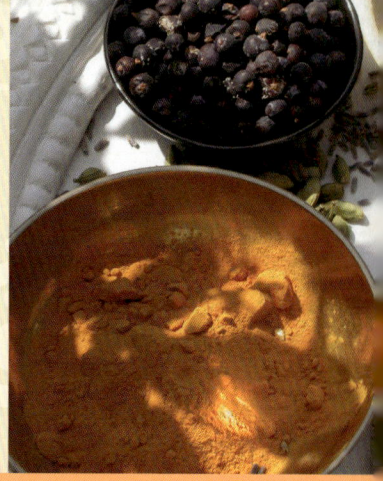

Die Heilkraft der Gewürze

Eine intensivere Heilwirkung entfalten die Gewürze unter anderem als Teeaufguss
oder bei äußerlicher Anwendung als Paste oder Kompresse.

Gewürz	Passt gut zu	Heilwirkung
Anis	→ Fenchel → Karotten → Reisgerichten	→ fördert die Verdauung und regt den Appetit an → beruhigt das Magen-Darm-System → löst Blähungen → stärkt Galle und Milz → hilft bei Erkältungskrankheiten → wirkt entwässernd, schleimlösend, fiebersenkend & krampflösend → hilft bei Schlafstörungen
Asa foetida	→ Currys aller Art (besonders mit Fleisch) → Dalgerichten	→ fördert die Verdauung → hilft gegen Blähungen, Übelkeit und Brechreiz → wirkt schleimlösend und blutreinigend
Chilli	→ Currys aller Art (besonders mit Fleisch) → Dalgerichten → Karotten	→ fördert die Verdauung → löst Blähungen → hilft bei Atemwegserkrankungen → wirkt blutstillend → regt den Stoffwechsel an, löst Verschlackungen → natürliches Antibiotikum → Nerventonikum
Fenchelsamen	→ Dalgerichten → Fischgerichten → Linsengerichten	→ löst Blähungen und Darmkrämpfe → lindert Menstruationsbeschwerden → unterstützt Milchbildung → hilft bei Entzündungen der Bronchien → wirkt beruhigend und schlaffördernd
Ingwer	→ Currys aller Art → Kürbis → Süßkartoffeln → Tee	→ fördert die Verdauung → hilft gegen Brechreiz, Blähungen und Krämpfe → hilft bei Erkältung und Grippe → stärkt Immunsystem → regt den Stoffwechsel an → wirkt blutreinigend und schmerzlindernd → hemmt die Blutgerinnung → senkt den Cholesterinspiegel → Nerventonikum
Kardamom, grün	→ Currys aller Art → Süßspeisen → Tee	→ fördert die Verdauung → löst Blähungen → kühlend bei Fieber → hilft bei Erkältung und Husten → kräftigt das Herz-Kreislauf-System → Gehirntonikum

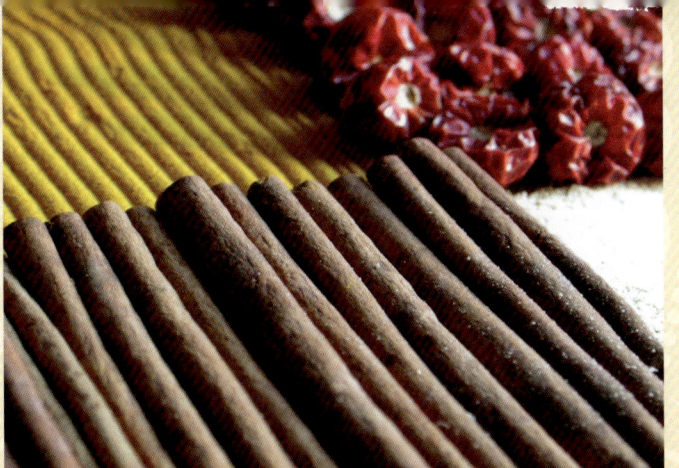
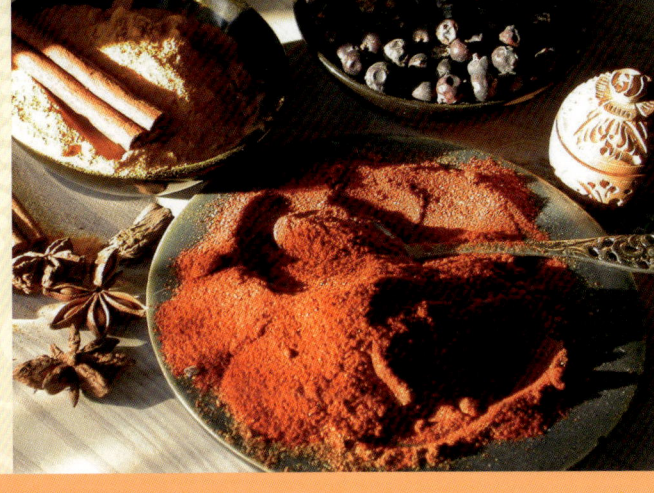

Gewürz	Passt gut zu	Heilwirkung
Koriander	→ Brot, selbst gebacken → Fischgerichten → Karotten	→ fördert die Verdauung → löst Blähungen und Völlegefühl → krampflösend und appetitanregend → entgiftend und entzündungshemmend → kräftigend bei Schwächezuständen und Herzproblemen
Kreuzkümmel	→ asiatischen Currys → asiatischen Hülsenfrüchtegerichten → Tee	→ fördert die Verdauung → löst Blähungen → stärkt Leber, Darm und Nieren → wirkt blutreinigend und entgiftend → hilft bei Erkrankungen der oberen Atemwege
Kurkuma	→ Currys aller Art → Dalgerichten → Reisgerichten	→ hilft bei Übelkeit, Verstopfung, Koliken und Blähungen → stärkt das Magen-Darm-System → wirkt blutreinigend und entzündungshemmend → natürliches Antibiotikum → fördert den Stoffwechsel → steigert die Bindegewebs-Elastizität → stimuliert das Nervensystem
Muskatnuss	→ Blumenkohl → Kartoffelgerichten → Spinat	→ verbessert die Nährstoffaufnahme → fördert die Verdauung → hilft gegen Übelkeit und Durchfall → schmerzlindernd und entkrampfend im Magenbereich → wirkt schleimlösend → natürliches Antibiotikum → fördert die Durchblutung → beruhigt bei Einschlafstörungen
Pfeffer, schwarz	→ Currys aller Art → Fischgerichten → Gemüse aller Art	→ fördert die Verdauung → löst Blähungen → reinigt Magen-Darm-System → regt den Stoffwechsel an → wirkt entwässernd, schleimlösend und ausleitend → entzündungshemmend
Senfkörner, schwarz	→ Dalgerichten → Gurkensalat → Reisgerichten	→ fördert die Verdauung → wirkt appetitanregend → fördert die Durchblutung bei Rheuma
Zimt	→ Currys aller Art → Süßspeisen → Tee	→ fördert die Verdauung → löst Blähungen und Völlegefühl → hilft bei Übelkeit, Erbrechen und Durchfall → hilft bei Erkältungen, Husten und Asthma → wirkt entgiftend und schweißtreibend → entzündungshemmend → natürliches Antibiotikum → regt Kreislauf und Durchblutung an

Lebensmittel – ihre Dosha-Qualität und Vitalenergie

+ erhöhend
- senkend
0 neutral
* zutreffend

	Vata	Pitta	Kapha	Sattva	Rajas	Tamas
Agavendicksaft	-	-	+	*	*	
Ahornsirup	-	-	+			*
Ajwan	-	+	-	*		
Alkohol	-	+	+		*	*
Amaranth	-	-	+	*		
Ananas, süß	-	+	0		*	
Anis	-	+		*		
Apfel, roh	+	-	-	*		
Aprikose, süß	-	-	-	*		
Artischocke	+	-	-	*		
Asafoetida	-	+	-		*	
Aubergine	+	+			*	*
Avocado	-	-	+	*		
Banane, reif	-	+	+			
Basilikum, frisch	-	+	-	*		
Basilikum, getrocknet	-	+	-	*		*
Basmati-Reis	-	-	+	*		
Beerenobst, sauer		+		*	*	
Beerenobst, süß	-	0	-	*		
Bier	-	-	+		*	*
Birne	+	-	-	*		
Birnendicksaft	-	-	+	*	*	
Blattsalat	+	0		*		
Blumenkohl	+	-	-	*		
Bockshornklee-samen	-	+	-	*	*	
Bohnen, grün	-	-	-	*		
Bohnen, rot	-	-	+	*	*	
Bohnen, weiß	+	-	-	*	*	

	Vata	Pitta	Kapha	Sattva	Rajas	Tamas
Bohnenkaffee	+	+	-		*	
Bohnenkraut	-	+	-	*		
Brennnesseltee	+	-	-	*	*	
Brokkoli	+	-	-	*		
Brombeertee	+	-	-	*		
Buchweizen	0	+	-		*	
Bulgur	-	-	+	*		
Butter	-	-	+	*		
Buttermilch	-	+	+		*	*
Cashew-Nuss	-	+	+			
Cayenne	+	+	-		*	
Chicorée	+	-	-			
Chili	+	+	-		*	
Couscous	-	-	+			
Curryblätter	0	-	-	*		
Dattel, frisch	-	-	+	*		
Dill	-	+	-	*	*	
Dinkel	-	-	+			
Distelöl, in Maßen	-	+	+			
Dörrobst	+	-	0	*		*
Ei	-	+	0		*	*
Einkorn	-	-	+			
Eisenkraut	-	+		*	*	
Ente	-	+	+			
Erbsen	+	-		*		
Erdbeere	-	+	0		*	
Erdnüsse	-	+	+		*	*
Essig	-	+	+		*	*
Estragon	-	+	-	*	*	
Eukalyptus	-	+		*		
Fastfood						*
Fisch, weiß	-	0	+		*	

	Vata	Pitta	Kapha	Sattva	Rajas	Tamas
Fisch, fett	-	+	+		*	
Feige	-	-	+	*		
Fenchel	0	0	0	*		
Frischkäse	-	-	0	*	*	
Früchte, reif, süß, saftig	-	-	0	*		
Gans	-	+	+		*	*
Garnelen	-	0	-		*	*
Gerste	+	-	-	*		
Ghee	-	-	-	*		
Ginseng	-	+	-	*		
Granatapfel	-	+	-	*		
Grapefruit	-	+	+	*	*	
Grünkern	-	-	+	*		
Gurke	-	-	+			
Hafer	+	+	-	*		
Hafer, gekocht	-	-	+	*		
Hagebutten	-	+	0	*		
Hefe	+	+	0		*	*
Hibiskustee	0	-	-	*		
Himbeere, siehe Beerenobst						
Hing	-	+	-		*	
Hirse	+	+	-	*	*	
Holunder, siehe Beerenobst						
Holunderblütentee	-	+	-	*		
Honig	-	+	-	*		
Hopfen	0	-	0	*		*
Huhn	-	-	0		*	
Hummer	-	-	0		*	*
Hüttenkäse	-	-	0	*		
Ingwer, frisch	-	0	-	*	*	
Ingwer, gekocht	-	+	-	*	*	
Jaggery	-	+	+	*	*	
Joghurt	-	+	+	*	*	
Kaffee, koffeinfrei	-	+	-		*	
Kaffee	+	+	-		*	

	Vata	Pitta	Kapha	Sattva	Rajas	Tamas
Kakao mit Milch und Zucker	-	0	+	*	*	
Kaki	+	+	-	*	*	
Kalb	-	+	+		*	*
Kamille	0	-	-	*		
Kamut	-	-	+	*		
Kaninchen	+	-	-		*	
Kardamom	-	0	-	*		
Karotte	-	+	-	*	*	
Kartoffel	+	-	-			*
Käse	-	+	+		*	*
Keimlinge	+	-	-		*	
Kerbel	-	0	-	*		
Kichererbsen	-	+	-		*	
Kidney-Bohnen	-	-	+	*	*	
Kirsche, süß	-	0	-		*	
Kirsche, sauer	-	+	-		*	
Kiwi	-	+	+	*	*	
Knoblauch, gekocht	+	-	-		*	
Knoblauch, roh	-	+	-		*	
Knollensellerie	-	+	-	*	*	
Kohl, alle Sorten	+	-	-			
Kokosmilch	-	-	+	*		
Kokosnuss	-	-	+	*		
Kokosöl	-	-	+	*		
Kopfsalat	+	-	0			
Koriander	0	-	0	*	*	
Koriander, grün	0	0	0	*		
Kresse	-	-	-			
Kreuzkümmel	-	+	-	*		
Kristallsalz	-	+	+		*	
Kümmel	-	+	-	*		
Kürbis	-	-	+	*		*
Kürbissamen	-	0	0	*		
Kurkuma	0	-	-	*		
Lamm	+	+	+	*	*	*
Lassi	-	-	-	*	*	

	Vata	Pitta	Kapha	Sattva	Rajas	Tamas
Lauch, gekocht	-	-	+		*	
Lauchgewächse, roh	+	+	-		*	
Lavendel	-	+	+	*	*	
Liebstöckel	-	+	-	*	*	
Limette		0	+	*	*	
Linsen	+	0	-	*	*	
Linsen, gelb	+			*	*	
Linsen, rot	+	-	-	*	*	
Lorbeerblatt	-	+		*	*	
Löwenzahn	+	-		*	*	
Mais	+	+		*	*	
Majoran	-	+		*		
Malventee	-	-	0	*	*	
Mandarine	-	-	+	*		
Mandeln	-	0	+	*		
Mango	-	0	+	*		
Mangold	+	0		*		
Meeresfrüchte	-	0	-		*	
Meerrettich	-	+		*		
Melasse	-	+	+		*	*
Melisse	0	-	0	*		
Melone	-	-	+	*		
Milch, Ziege, aufgekocht	-	-	-	*	*	
Milch, Kuh, aufgekocht	-	-	+	*		
Minze	-	+	-	*		
Mohnsamen	+	-	+		*	*
Möhre	-	+		*		
Molke	-	+	0	*	*	
Mungbohnen, geschält	0	-	0	*		
Mungdal	0	-	0	*		
Muscheln	-	0	-		*	
Muskat	-	+		*	*	
Nelken	0	-	-	*	*	
Nudeln	-	-	+	*		

	Vata	Pitta	Kapha	Sattva	Rajas	Tamas
Nüsse, siehe jeweilige Nuss	-	+	+		*	
Okra	-	-	0	*		
Öle, siehe jeweilige Ölfrucht						
Oliven, grün	0	+	+	*	*	
Oliven, schwarz	-	+	+	*	*	
Olivenöl	-	-	+	*		
Orange, süß		0	0	*		
Oregano	-	+	-	*		
Palmzucker	-	-	+	*	*	
Papaya	-	+	0		*	
Paprikaschoten, scharf	+	+	-		*	
Paprikaschoten, süß	+	0	0	*		
Parmesan	-	+	+		*	*
Pastinake	-	-	0	*		*
Petersilie	-	0	-	*		
Petersilienwurzel	-	-	+		*	
Pfeffer, schwarz, in Maßen	-	+			*	
Pfirsich	-	-	-	*		
Pflaume	-	+	+	*		
Pilze	+	-	-			*
Piment	-	+		*		
Pintobohnen	+	-	-	*	*	
Pippali	-	+	-		*	
Pute	-	0	0		*	*
Quark	-	+	+	*	*	*
Quinoa	-	-	0	*		
Quitte	+	-	-	*		
Radieschen	+	+	-		*	
Reis	-	-	0	*		
Rettich	+	+	-		*	
Rhabarber	-	+	+	*		
Rettich weiß	+	+	-		*	

	Vata	Pitta	Kapha	Sattva	Rajas	Tamas
Rind	-	+	+			*
Roggen	+	+	-	*	*	
Rohmilchkäse	-	+	+		*	*
Rohrohrzucker	-	-	+	*	*	
Rosenkohl	+	-	-	*	*	
Rosenpaprika	+	0	0	*		
Rosinen	+	-	-	*		
Rosmarin	-	+	-	*		
Rote Bete	-	+		*		
Rotkohl	+	-	-	*	*	
Rübe	-	-	-	*		*
Safran	0	0	0	*		
Sahne	-	-	+	*		
Salat	+	-	0	*		
Salbei	-	+	-	*		
Salz	-	+	+		*	
Schafgarbentee	0	-	-	*		
Schnittlauch	+	+	-		*	
Schwarzwurzel, gekocht	-	+			*	
Schwein	+	+	+		*	*
Sellerie	-	+	-	*		
Senfkörner	-	+		*	*	
Senföl, in Maßen	-	+		*	*	
Sesamöl	-	+	-	*	*	
Sesamsamen	0	0	0	*		
Sharkarazucker	-	-	+	*		
Sojaöl	+	-	+		*	
Sojasoße	-	+	0		*	*
Sonnenblumenöl	-	-	+	*		
Sonnenblumenkerne	-	-	0	*		
Spargel	-	-	-	*		
Spinat	+	0	-	*		
Stangensellerie	-	+	-	*		
Süßholz	-	-	+	*		
Süßkartoffeln	-	-	+	*		*
Süßwasserfisch	-	0	+		*	

	Vata	Pitta	Kapha	Sattva	Rajas	Tamas
Tamarinde	-	+	+	*		
Tee grün	+	0	-	*		
Tee schwarz	+	+	-		*	
Thymian	-	+	-	*		
Tofu	0	0	+			*
Tomaten, roh	0	+	+	*		
Topinambur	-		+	*		*
Trauben	-	-	+	*		
Trockenobst	+			*		
Trüffel	+	-	-			*
Truthahn, in Maßen	-	0	0	*		
Tulsi	-	+	-	*		
Urkorn	-	+		*		
Vanille	-	-	+	*		
Vollkornreis	-	-	0	*		
Wacholder	-	+	-			
Walnuss	-	+	+	*		
Walnussöl	-	+	+	*		
Wasserkastanie	-	-	+	*		
Wassermelone	+	-	+			*
Wein, rot	-	0	+	*		
Wein, weiß, trocken	-	+	0	*		
Weintraube	-	-	+	*		
Weizen	-	-	+	*		
Wildbret	-	0	-	*		
Wildreis	-	0	0	*		
Ysoptee	-	+	-			
Ziege	-	0	0	*		
Ziegenkäse	-	+	0	*		
Zimt	-	+	-	*		
Zitrone	-	+	+	*		
Zucchini	-	-	+	*		
Zucker, braun	-	-	+	*	*	
Zucker, weiß	+	+	+		*	*
Zwiebel, gekocht	-		+		*	*
Zwiebel, roh	-	+	-		*	

Yoga und Meditation

Der Weg zum Selbst

Im Zustand
» *des Yoga und*
der Befreiung
kommen alle Ein-
drücke zur Ruhe. **«**

Caraka,
Sharirasthana 137

Wie der Ayurveda hat auch der Yoga seine Wurzel in den Veden, den indischen Urschriften. Der Mensch braucht beides zu einem Leben in Gesundheit, doch während der Ayurveda dabei eher auf den Körper schaut, sorgt der Yoga für ein geistiges und spirituelles Heilsein.

Die alten Texte um 700 v. Chr. beschreiben noch einen rein geistigen Yogaweg, erst einige Jahrhundete später

entstanden darauf aufbauend körperliche Übungen. Die Yogis hatten auf ihrem manchmal entbehrungsreichen Weg zu Weisheit und Erleuchtung erkannt, dass nur ein gesunder und reiner Körper dem Geist erlaubte, stundenlang in Meditation zu verweilen.

Aus dem neuen Verständnis des Körpers als Wohnort des Geistes entstand eine Yogalehre, die seine grundlegenden Bedürfnisse ebenso wie seine

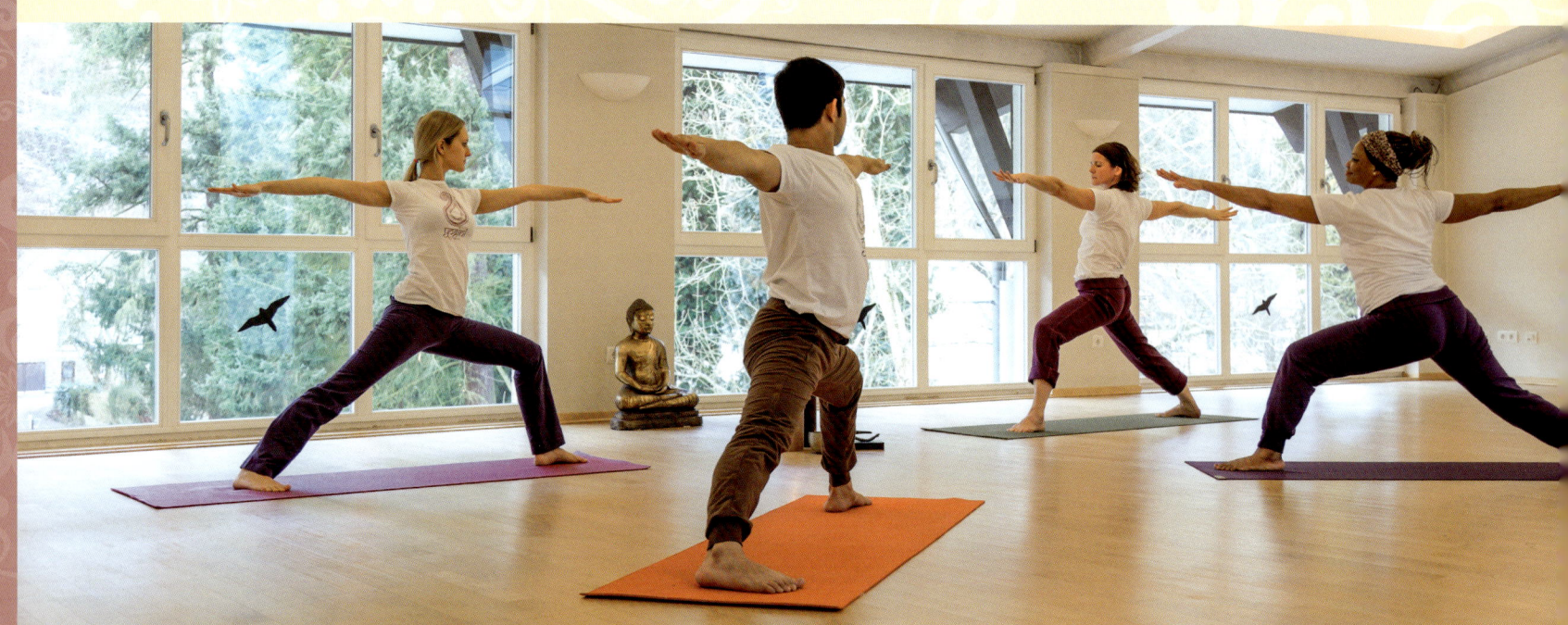

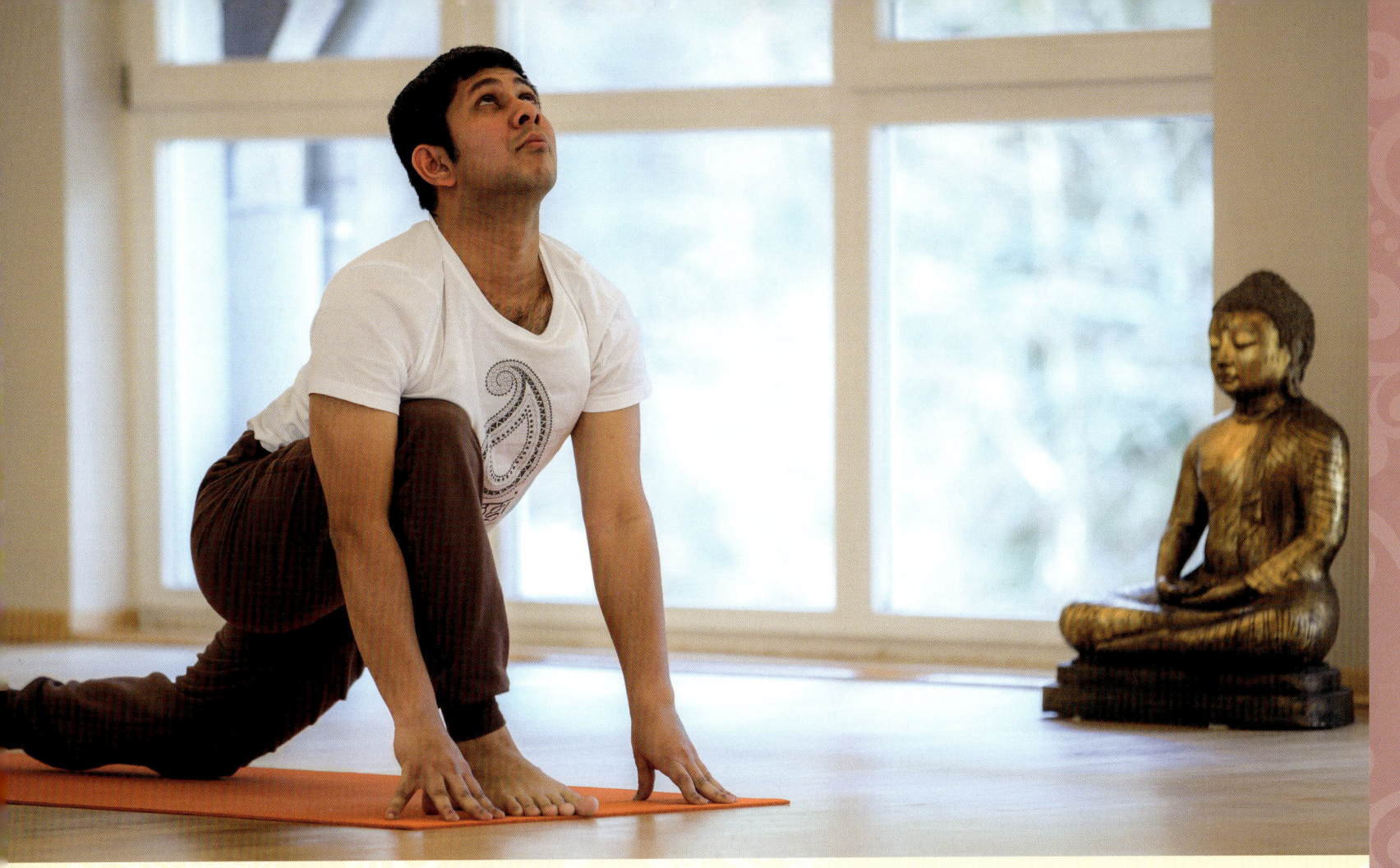

grenzenlosen Möglichkeiten in den Mittelpunkt rückt. Die vielfältigen Ausdrucksformen des Yoga, die seitdem in Indien und auf der ganzen Welt entstanden sind, entspringen alle dieser selben Quelle.

Für welche Form des Yoga sich der Schüler von heute auch entscheiden mag, der Weg wird stets gemeinsam mit einem Lehrer beschritten. Bei aller Anweisung und Korrektur entfaltet sich die Lehre jedoch im Tun des Schülers. Folge nicht den Spuren der Meister, sondern suche, was sie gesucht haben, besagt eine alte Weisheit.

Der Weg des Yoga besteht aus sich ergänzenden Ebenen, die die Einheit von Körper, Geist und Seele als essentielle Grundlage des menschlichen Lebens pflegen und erhalten.

Lebensphilosophie

Eine positive Grundhaltung zum Leben ist wesentlich, damit der Mensch in Einklang mit sich und seinem Umfeld denkt und handelt.

Asanas

Die yogischen Körperübungen befreien den Körper von Spannung und beruhigen Sinne und Gedanken; sie harmonisieren die Doshas und öffnen die Energiebahnen.

Pranayama

Atemübungen reinigen hauptsächlich die feinstofflichen Ebenen und reichern diese mit neuer Energie an, die sich in der nachfolgenden Tiefenentspannung im gesamten System verteilt.

Meditation

Die ineinandergreifenden Ebenen bereiten den Menschen schließlich ideal für die Meditation und die daraus folgende Erweiterung der inneren Wahrnehmung vor.

So ist Yoga weit mehr als eine körperliche Übung, es ist die Entfaltung des eigenen Bewusstseins. In der Konzentration auf die Körperhaltung und den Atem kommen die Sinne und die Gedanken zur Ruhe, damit in der Meditation die Tiefen des Selbst und die unendlichen Räume jenseits der rein materiellen Welt erkundet werden können.

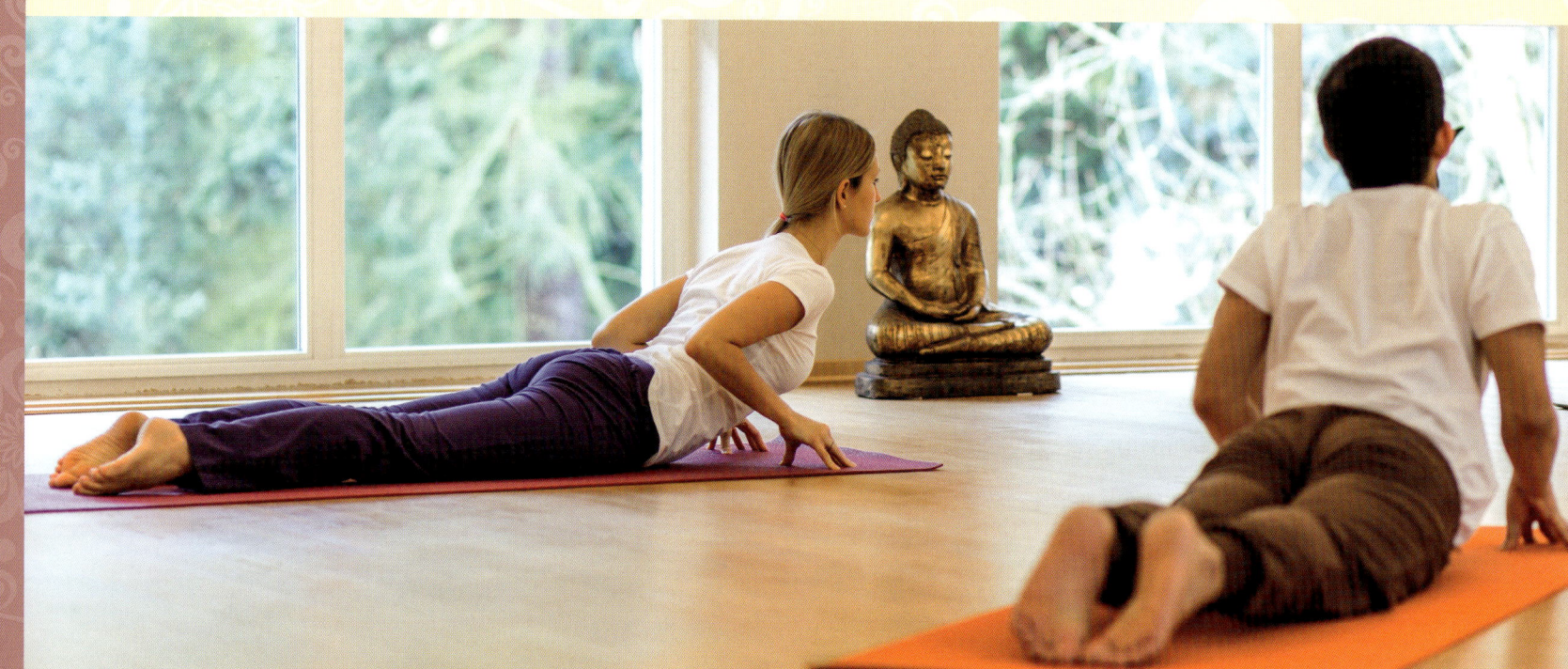

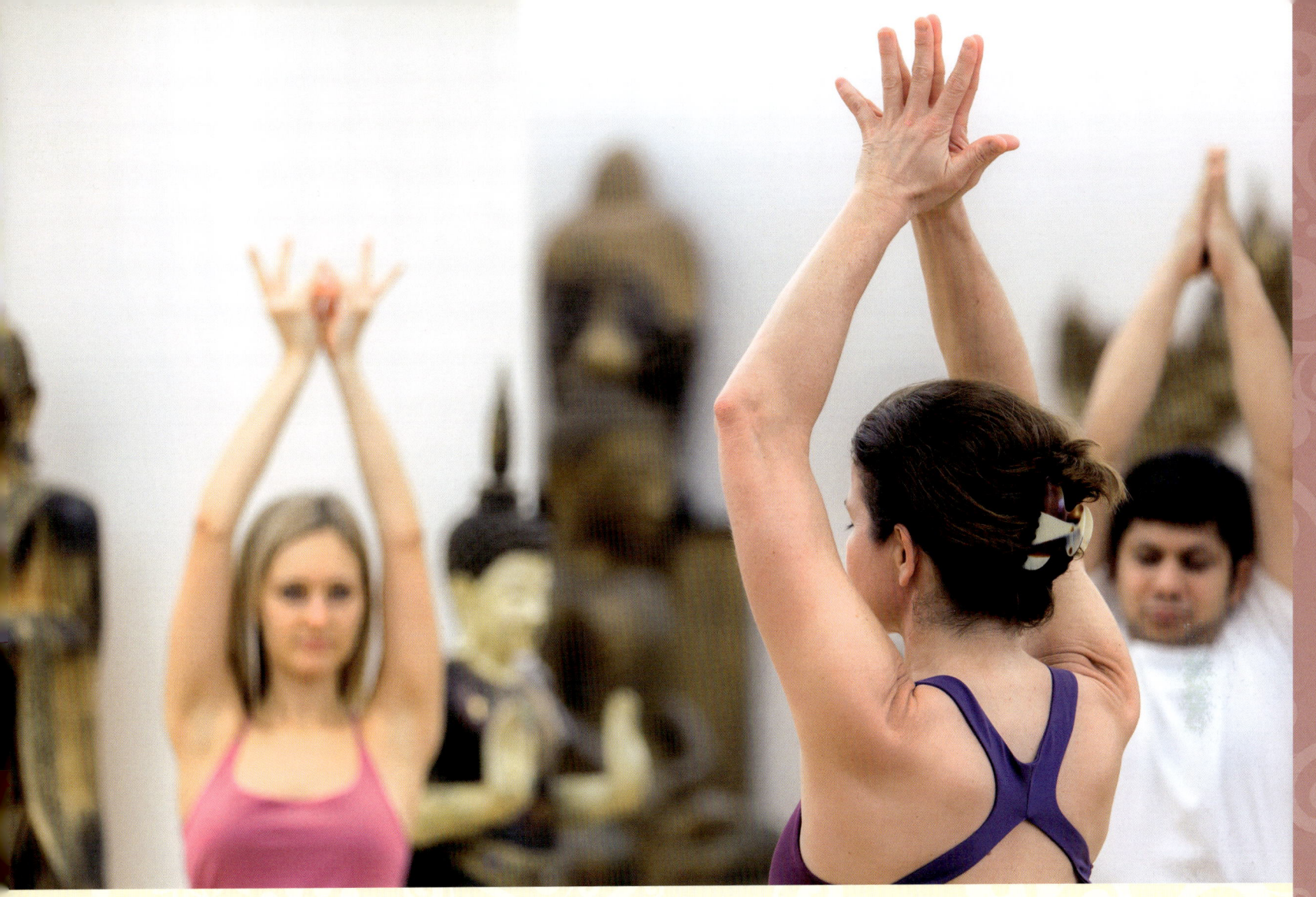

Das Streben nach Erleuchtung mag nicht eines jeden Sache sein, doch jeder einzelne Schritt, der auf dem Yogaweg gegangen wird, ist von großem Nutzen für die Gesundheit und die seelische Ausgeglichenheit. Yoga senkt die Stresshormone und klärt den Geist, es aktiviert die Selbstheilungskräfte und stärkt alle Körpersysteme, und es verbessert nachhaltig die körperliche sowie die geistige Beweglichkeit.

Die nachfolgenden Dosha-Übungsreihen wurden im Parkschlösschen entwickelt und sind für alle Menschen mit Yoga-Grundkenntnissen geeignet.

Beginnen Sie mit der Einstimmung und befolgen Sie dann die Empfehlungen zur Aufwärmphase. Führen Sie im Anschluss daran die abgebildete Übungs-Abfolge durch und schließen Sie Ihren Yoga-Zyklus mit Pranayama und Meditation ab.

Damit ihr Körper optimal von den Yoga-Asanas profitieren kann, sollten Sie bei möglichen Kontraindikationen wie Wirbelsäulenerkrankungen oder Bluthochdruck vor Übungsbeginn Rücksprache mit einem Yogalehrer halten.

Der Sonnengruß
für alle Dosha-Konstitutionen

Übungslänge: ca. 15 Minuten

Der Sonnengruß huldigt seit alten Zeiten der Sonne, der großen Lebensspenderin dieser Welt. Die dynamische Abfolge der Körperübungen in Verbindung mit dem rhythmisierten Atem ist ebenso belebend wie ausgleichend für Körper und Geist. Dieser Zyklus passt in jeden Alltag, zur Ausübung reichen schon 15 Minuten Zeit und 2 Quadratmeter Platz.

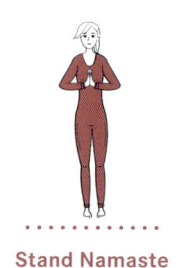 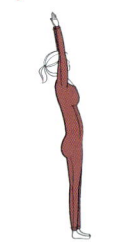 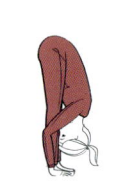 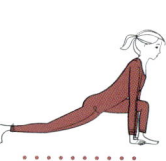 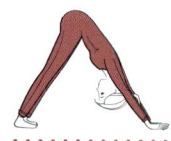 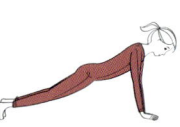

| **Stand Namaste** (ausatmen) | **Stand gestreckt** (einatmen) | **Vorbeuge** (ausatmen) | **Ausfallschritt** (einatmen) | **Herabschauender Hund** (ausatmen) | **Brett** (einatmen) |

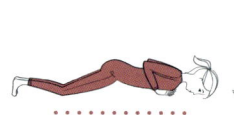 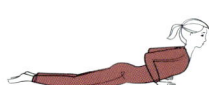 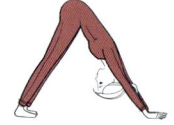 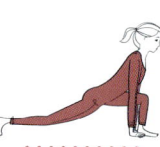 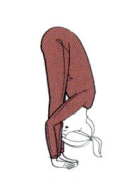 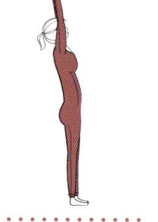 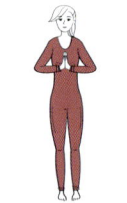

| **Acht-Punkte-Stellung** (ausatmen) | **Kobra** (einatmen) | **Herabschauender Hund** (ausatmen) | **Ausfallschritt** (einatmen) | **Vorbeuge** (ausatmen) | **Stand gestreckt** (einatmen) | **Stand Namaste** (ausatmen) |

Einstimmung > Schließen Sie die Augen. Lassen Sie Ihre Gedanken los und begeben Sie sich ganz in das Hier und Jetzt. Atmen Sie ein paar Mal mit geschlossenen Augen tief ein und aus.

Aufwärmen > Wenn Sie genug Zeit haben, kreisen Sie im Sitzen nacheinander mit Schultern, Kopf und Händen langsam in beide Richtungen. Abschließend die Zehenspitzen mit dem Ausatmen ganz langsam vom Körper wegstrecken, mit dem Einatmen zum Körper hinziehen.

Sonnengruß > Ein vollständiger Zyklus durchläuft alle Stellungen zweimal, der Ausfallschritt wird dabei je einmal links und rechts ausgeführt. Üben Sie 3–6 Zyklen (ausführliche Anleitung zu den Asanas ab Seite 128). Nehmen Sie sich danach unbedingt 1–2 Minuten in der Stellung Toter Mann.

Tipp

» Vata-Typ: Bewegen Sie sich langsam und meditativ.

» Pitta-Typ: Bewegen Sie sich entspannt dynamisch.

» Kapha-Typ: Bewegen Sie sich dynamisch und schnell.

Der Yoga-Zyklus
für die Vata-Konstitution

Übungslänge: ca. 75 Minuten

Diese Übungs-Abfolge senkt Vata (ausführliche Anleitung zu den Asanas ab Seite 130). Halten Sie die Reihenfolge ein und atmen Sie stetig ruhig in Ujjayi (siehe Seite 120). Bewegen Sie sich meditativ langsam und gleichmäßig und nehmen Sie zwischen den Übungen jeweils 15–20 Sekunden eine Entspannungshaltung ein.

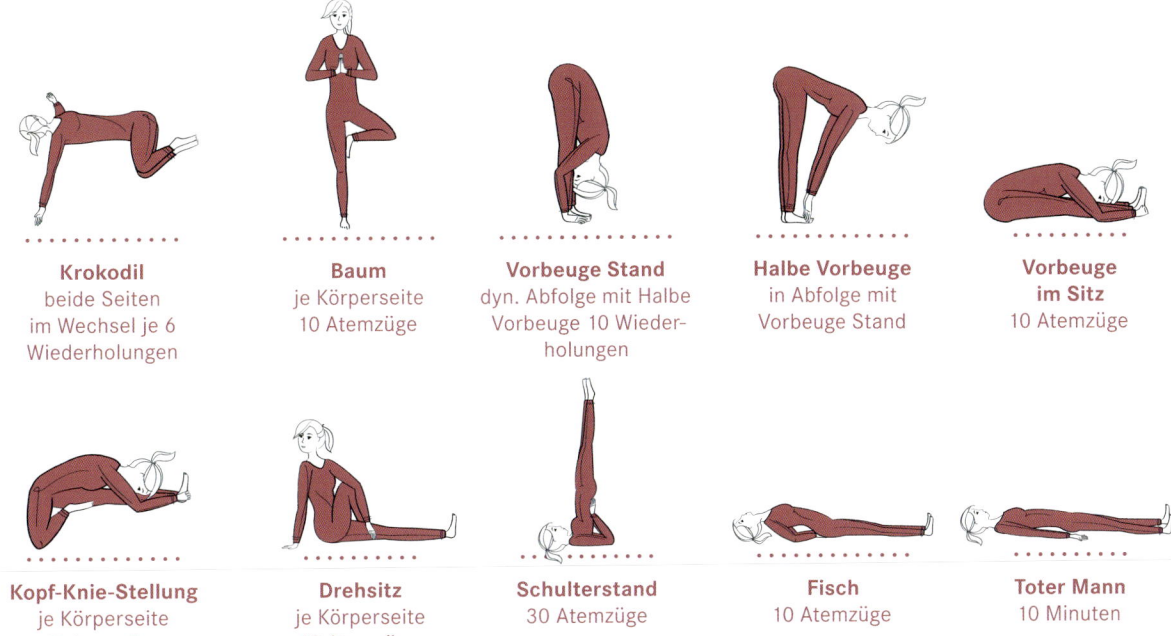

Krokodil
beide Seiten
im Wechsel je 6
Wiederholungen

Baum
je Körperseite
10 Atemzüge

Vorbeuge Stand
dyn. Abfolge mit Halbe
Vorbeuge 10 Wieder-
holungen

Halbe Vorbeuge
in Abfolge mit
Vorbeuge Stand

**Vorbeuge
im Sitz**
10 Atemzüge

Kopf-Knie-Stellung
je Körperseite
10 Atemzüge

Drehsitz
je Körperseite
10 Atemzüge

Schulterstand
30 Atemzüge

Fisch
10 Atemzüge

Toter Mann
10 Minuten

Einstimmung > Schließen Sie die Augen. Lassen Sie Ihre Gedanken los und begeben Sie sich ganz in das Hier und Jetzt. Nehmen Sie 10 tiefe Atemzüge in Bauch und Brust bis hinauf zu den Schulterblättern.

Aufwärmen 1 > Kreisen Sie nacheinander mit Schultern, Kopf und Händen langsam in beide Richtungen. Strecken Sie abwechselnd die Zehenspitzen vom Körper weg und zurück zum Körper hin.

Aufwärmen 2 > Üben Sie 3–5 Zyklen Sonnengruß und spüren Sie der Wirkung 1 Minute in der Stellung Toter Mann nach.

Pranayama > Machen Sie 5–10 Minuten Wechselatmung. (siehe Seite 121)
Meditation > Meditieren Sie 20 Minuten.

Tipp

» Diese Übungsreihe ist ideal, wenn Sie sich ausgelaugt, gestresst oder unkonzentriert fühlen.
Sie wärmt, beruhigt und klärt den Geist.

Der Yoga-Zyklus
für die Pitta-Konstitution

Übungslänge: ca. 75 Minuten

Diese Übungs-Abfolge senkt Pitta (ausführliche Anleitung zu den Asanas ab Seite 130). Halten Sie die Reihenfolge ein und bewegen Sie sich achtsam und ohne Leistungsdruck. Atmen Sie gleichmäßig und ruhig, falls Sie zu sehr erhitzen, atmen Sie durch den Mund aus. Nehmen Sie zwischen den Übungen jeweils 15–20 Sekunden eine Entspannungshaltung ein.

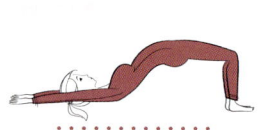
Schulterbrücke
dynamisch
10 Wiederholungen

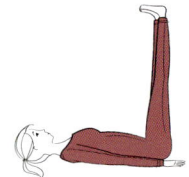
Stock im Liegen
dynamisch beide
Körperseiten im Wechsel
6 Wiederholungen

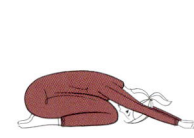
Kind
dynamische Abfolge
mit Vierfüßlerstand
und Hund
10 Wiederholungen

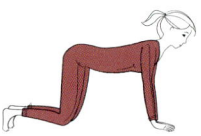
Vierfüßlerstand
in Abfolge mit
Hund und Kind

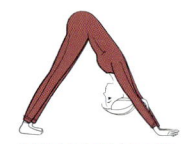
Herabschauender Hund
in Abfolge mit Kind
und Vierfüßlerstand

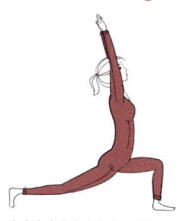
Krieger
je Körperseite
5 Atemzüge

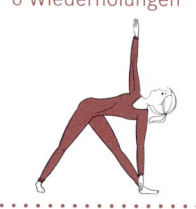
Dreieck
je Körperseite
5 Atemzüge

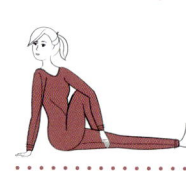
Drehsitz
je Körperseite
10 Atemzüge

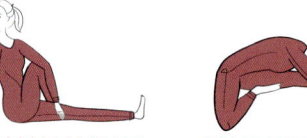
Kopf-Knie-Stellung
je Körperseite
10 Atemzüge

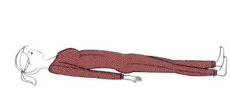
Toter Mann
7 Minuten

Einstimmung > Schließen Sie die Augen. Lassen Sie Ihre Gedanken los und begeben Sie sich ganz in das Hier und Jetzt. Nehmen Sie 10 tiefe Atemzüge in Bauch und Brust bis hinauf zu den Schulterblättern.

Aufwärmen 1 > Kreisen Sie im Sitzen nacheinander mit Schultern, Kopf und Füßen bewusst langsam in beide Richtungen. Mit den gefalteten Händen machen Sie Achterbewegungen.

Aufwärmen 2 > Üben Sie 5 Zyklen Sonnengruß und spüren Sie 1 Minute in der Stellung Toter Mann nach.

Pranayama > Machen Sie 10–15 Mal Sitali oder Sitkari (siehe Seite 120), danach 5 Minuten Wechselatmung. (siehe Seite 121)

Meditation > Meditieren Sie 20 Minuten.

Tipp

» Diese Übungsreihe ist ideal, wenn Sie sich hitzig, angespannt oder gereizt fühlen. Sie besänftigt, fordert den aktiven Pitta-Typ dabei aber ausreichend.

Der Yoga-Zyklus
für die Kapha-Konstitution

Übungslänge: ca. 75 Minuten

Diese Übungs-Abfolge senkt Kapha (ausführliche Anleitung zu den Asanas ab Seite 130). Halten Sie die Reihenfolge ein und führen Sie die Übung dynamisch-sportlich aus. Atmen Sie normal. Nehmen Sie zwischen den Übungen jeweils 5 Sekunden eine Entspannungshaltung ein und bleiben Sie in der Stellung Toter Mann wach.

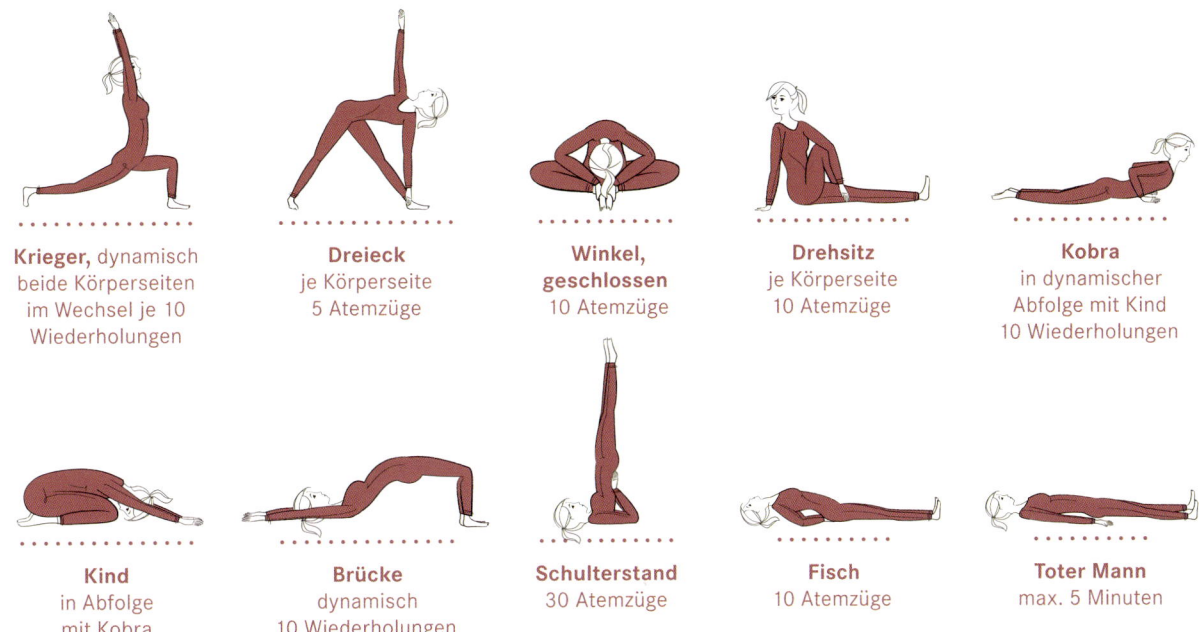

Krieger, dynamisch
beide Körperseiten
im Wechsel je 10
Wiederholungen

Dreieck
je Körperseite
5 Atemzüge

Winkel,
geschlossen
10 Atemzüge

Drehsitz
je Körperseite
10 Atemzüge

Kobra
in dynamischer
Abfolge mit Kind
10 Wiederholungen

Kind
in Abfolge
mit Kobra

Brücke
dynamisch
10 Wiederholungen

Schulterstand
30 Atemzüge

Fisch
10 Atemzüge

Toter Mann
max. 5 Minuten

Einstimmung > Schließen Sie die Augen. Lassen Sie Ihre Gedanken los und begeben Sie sich ganz in das Hier und Jetzt. Machen Sie 3 Zyklen Kapalabhati (s. S. 120).

Aufwärmen 1 > Kreisen Sie nacheinander mit Schultern, Kopf, Händen und Füßen bewusst langsam in beide Richtungen. Rotieren Sie Ihren Oberkörper im festen Stand einige Male hin und her.

Aufwärmen 2 > 6–8 Zyklen Sonnengruß. Spüren Sie der Wirkung 30 Sek. nach.

Pranayama > Machen Sie 30 Mal die Sonnenatmung (siehe Seite 121) mit dem Rhythmus 4 Sekunden einatmen, 16 Sekunden Atem verhalten, 8 Sekunden ausatmen.

Meditation > Meditieren Sie 20 Minuten, zum leichteren Wachbleiben am besten im aktiven Sitz ohne Anlehnen.

Tipp

» Diese Übungsreihe ist ideal, wenn Sie sich müde, antriebslos und träge fühlen. Sie gibt Energie, regt das innere Feuer (Agni) an, entschleimt und unterstützt beim Abnehmen.

Pranayama: Die bewusste Atemlenkung

Die Befindlichkeit eines Menschen steht in enger Wechselwirkung mit seinem Atem. Die gesamte Palette der Gefühle wirkt auf den Fluss des Atems ein und verändert ihn. Bei Zorn wird die Atmung heftig, bei Angst flach, bei erregter Anspannung setzt sie teilweise ganz aus. Ein ausgeglichener Zustand von Kopf und Herz wiederum lässt den Atem ruhig und gleichmäßig fließen.

Diese Vernetzung wirkt auch umgekehrt. Wird die Atmung bewusst kontrolliert und ruhig ausgeführt, richtet sich der Geist mit der Zeit an dem vorgegebenen Takt aus. Diese Erkenntnis hat sich der Yoga mit Pranayama zu Nutze gemacht.

Ein frisch gelüfteter, ruhiger Raum ist für die Übungen ideal. Die Sitzhaltung ist aufrecht und entspannt mit geschlossenen Augen, die Hände liegen locker auf den Oberschenkeln. Wenn nicht anders angegeben, bestimmt der natürliche Atemrhythmus die Länge der Atemzüge.

Feueratem oder Strahlender Schädel (Kapalabhati)

Mehrmals tief aus- und einatmen. Dann durch die Nase den Atem mit Hilfe der Bauchmuskeln kraftvoll und schnell ausstoßen, die Einatmung erfolgt passiv. Dieses „Pumpen" in drei sich steigernden Zyklen wiederholen. Beginnen Sie vorerst mit Zyklen von 20 mal, 30 mal und 40 mal Pumpen. Nach jedem Zyklus 2–3 Mal tief ein- und ausatmen, dann einmal mit zwei Drittel gefüllter Lunge den Atem länger anhalten, ohne dies zu erzwingen.
Wirkung: Die Übung reinigt und entschleimt die Lunge, entgiftet und regt Agni, das innere Feuer, an.

Die siegreiche Atmung (Ujjayi)

Tief und gleichmäßig durch die Nase atmen. Dann die Stimmritze verengen bis ein rauschendes Atemgeräusch entsteht und die Atemzüge durch die Verengung verlängert werden.
Wirkung: Die Übung beruhigt das Nervensystem und verhilft dem Geist des Yoga-Praktizierenden konzentriert und bei sich selbst zu sein.

Zungenröllchen (Sitali)

Die Zunge leicht herausstrecken und ein hohles Röllchen formen. Den Atem durch das Röllchen einsaugen, die Luft länger anhalten und die Zunge

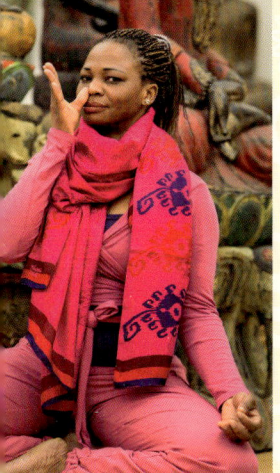
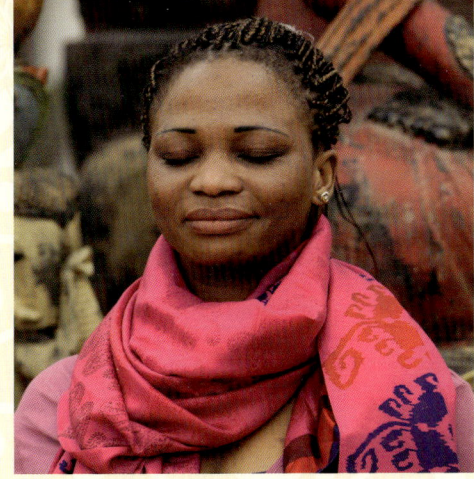
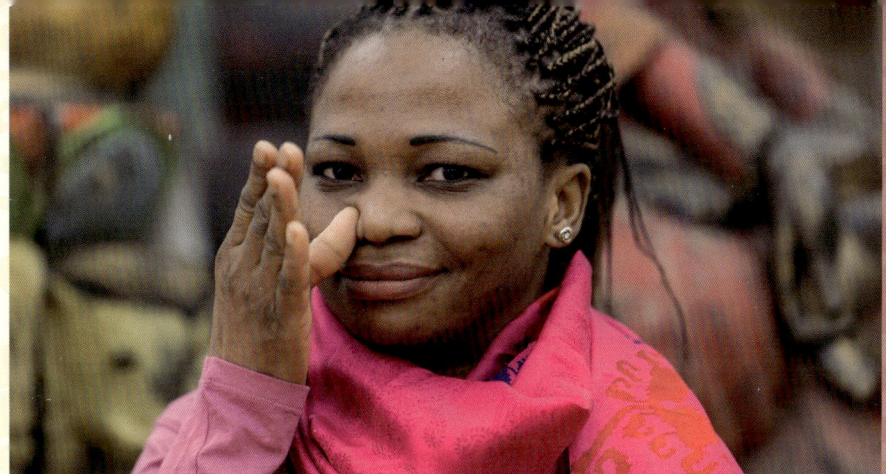

wieder flach in den Mund legen, dann bei geschlossenem Mund lautlos und langsam durch die Nase ausatmen. Den Zyklus wiederholen.

Wirkung: Die Übung beruhigt und kühlt Pitta.

Variation: Wer das Zungenröllchen nicht ausführen kann, macht das Zungensegel Sitkari. Die nach hinten gebogene Zunge leicht an den Gaumen legen. Den Atem mit einem Zischgeräusch durch offene Lippen, aber geschlossene Kiefer über dieses Zungensegel einsaugen, die Luft länger anhalten und die Zunge wieder flach in den Mund legen, dann bei geschlossenem Mund geräuschlos durch die Nase ausatmen.

Die Wechselatmung
(Anuloma Viloma)

Den rechten Daumen an den rechten Nasenflügel, den rechten Ringfinger an den linken Nasenflügel legen. Die linke Hand liegt in der Chin Mudra (s. S. 125) auf dem linken Oberschenkel.

Atmung: Einmal tief aus- und einatmen. Dann das rechte Nasenloch mit dem Daumen verschließen. Durch das linke Nasenloch so lange es geht aus- und wieder einatmen, dann den Atem lange anhalten. Jetzt das linke Nasenloch verschließen und rechts so lange es geht aus- und wieder einatmen, dann den Atem lange anhalten. Die Länge der Atemzüge sowie des Atemanhaltens mit der Zeit steigern.

Wirkung: Die Übung führt zur Beruhigung und Harmonisierung aller Doshas.

Variation: Anregend und wärmend wirkt die Übung Sonnenatmung Surya Bhedana. Hierbei wird grundsätzlich links ausgeatmet und rechts eingeatmet.

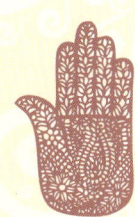

Pranayama

> erhöht die Vitalenergiezufuhr
> harmonisiert die Doshas
> fördert das Wohlbefinden
> bereitet auf die Meditation vor

> entgiftet auf allen Ebenen
> baut Stress ab
> versorgt jede Zelle mit Sauerstoff
> stärkt die Atemwege
> verbessert den Stoffwechsel

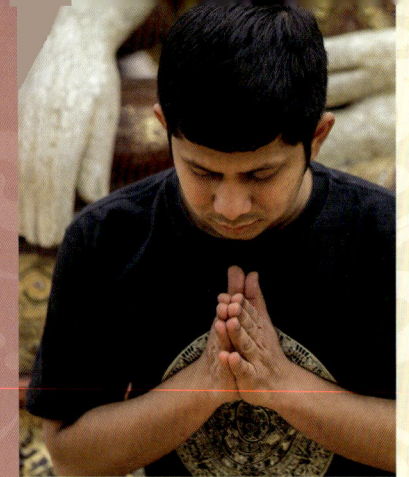

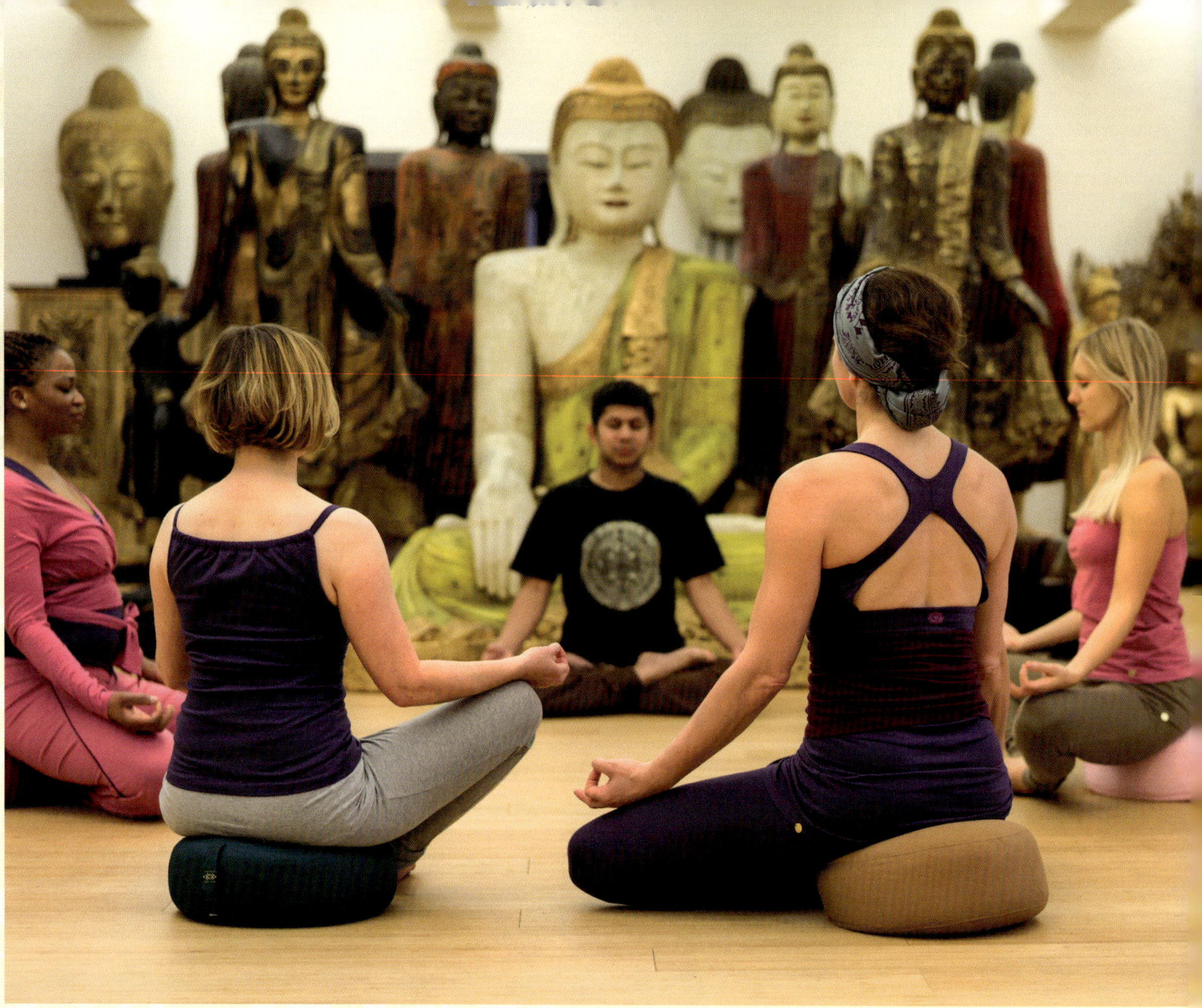

Die Meditation

» Die Meditation reinigt den Staub vom ewigen Spiegel der Seele. «

Aruna Bandara, Ayurveda-Arzt im Parkschlösschen

Bereits die ältesten Wurzeln des Ayurveda wissen um die Gesetzmäßigkeiten der Meditation. Schließlich liegt es von jeher in der Natur des Menschen, seine Außenwelt und sein Innerstes zu erforschen. Die Wege dorthin sind ebenso zahlreich wie die verschiedenen Kulturen und Religionen.

In der Geschäftigkeit des täglichen Lebens verlieren viele Menschen ihr natürliches Bedürfnis nach Versenkung in das Selbst aus dem Auge. Eine Flut von Sinneswahrnehmungen reizt den Geist und hält ihn in Bewegung. Die ständig kreisenden Gedanken übertönen die innere Stimme, die mahnt, innezuhalten und den Entwicklungen im eigenen Leben nachzuspüren.

Durch Meditation gewinnt der Geist seine Klarheit zurück. In der regelmäßig einkehrenden Stille verbindet er sich mit dem riesigen Wissensspeicher des Unterbewusstseins, erkennt und löst Gewohnheiten und klärt die Motive des eigenen Handelns.

In der Selbsterkenntnis und in der tiefen Konzentration auf das Wesentli-

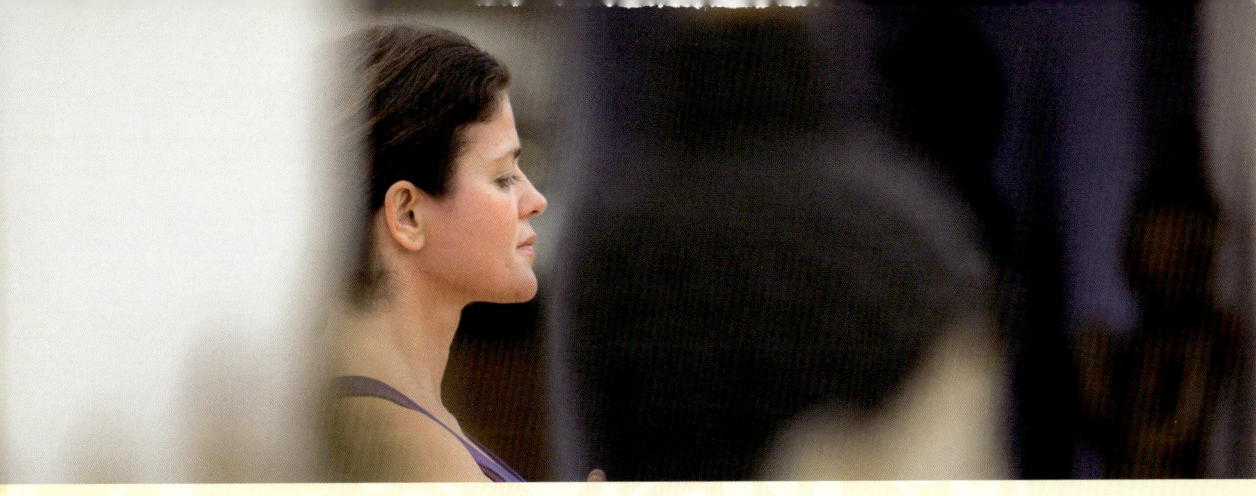
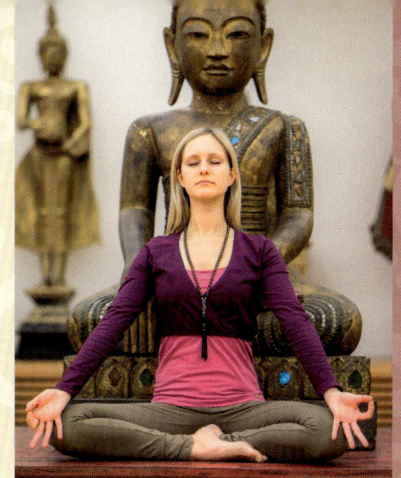

che lösen sich die Strukturen des Egos langsam auf. Das dahinter liegende Bewusstsein dehnt sich aus und vereint sich wieder mit der Quelle allen Seins. Es erkennt den Sinn des Lebens und führt uns zu Weisheit und innerem Frieden.

Als einzige Voraussetzung für diese Erfahrung benötigt der Mensch einen Zustand der inneren Ruhe, die er mittels einer für ihn geeigneten Meditationspraxis erreicht. Dann gibt es für Körper, Geist und Seele viel zu gewinnen. Die Meditation löst Ängste, sie wirkt ausgleichend auf das Herz-Kreislauf- und auf andere Organsysteme. Sie hebt die Stimmung und bringt die menschliche Schöpferkraft in Fluss. Und für den regelmäßig Übenden hält sie das Geschenk bereit, das Absolute, das Ewige zu erkennen.

> Meditation ist die Fähigkeit, den Geist beliebig lange auf ein Objekt zu richten. «

*Pantanjali,
indischer Gelehrter*

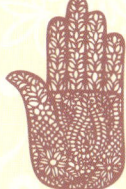

Richtig meditieren

Asanas und Atemübungen sind eine gute Vorbereitung auf die Meditation. Durch ihre reinigende Wirkung auf allen Ebenen erleichtern sie die Fokussierung des Geistes und die Verbindung mit dem Selbst.

Wählen Sie möglichst immer den gleichen Platz für Ihre Meditation. Schaffen Sie sich eine angenehme und friedvolle Atmosphäre. Schließen Sie Störungen aus. Wählen Sie eine geeignete Haltung für entspanntes Sitzen mit geradem Rücken.

Um sich leichter von Ihren Gedanken zu lösen, können Sie Ihren Geist auf ein abstraktes Objekt richten, auf eine Kerze, auf den Atem, auf ein persönliches Mantra.

So oft Sie der Strom der Gedanken und Gefühle wieder mitnimmt, richten Sie Ihre Konzentration erneut auf das Objekt Ihrer Wahl.

Zwingen Sie sich zu nichts und spüren Sie, wo der rechte Moment zur Rückkehr liegt.

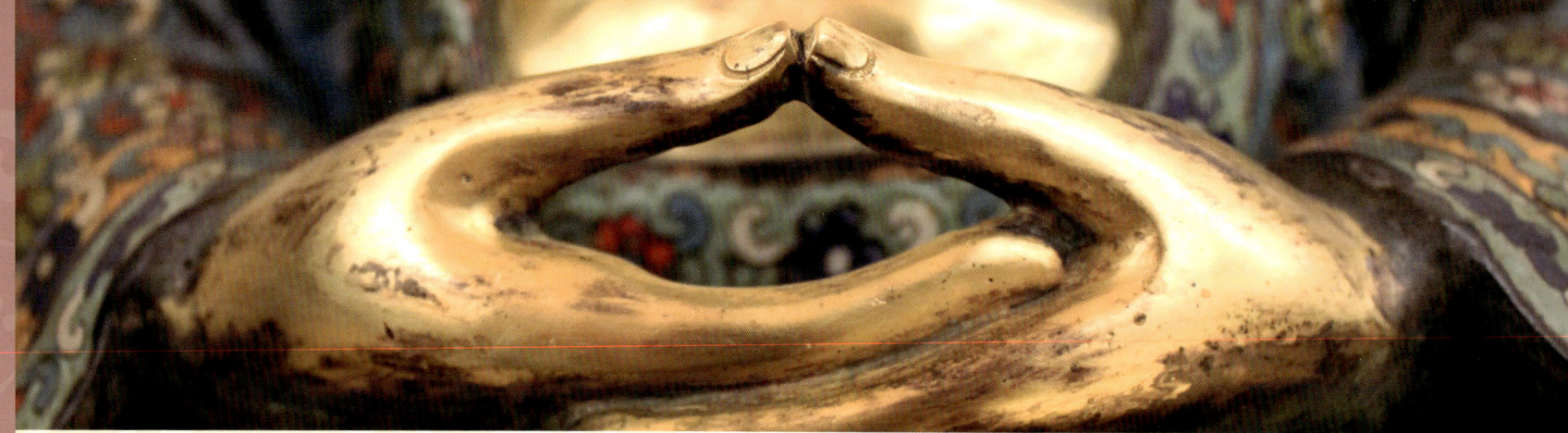

Dhyana Mudra

Die Meditation mit Mudras

Die indischen Yogis und allen voran der erleuchtete Buddha haben die Meditation in die Welt hinausgetragen. Mehr noch, in jedem Bild, in jeder Statue ist eine symbolische Botschaft enthalten, die in der Haltung der Hände liegt. Diese Gesten, in Sanskrit als Mudras bezeichnet, drücken eine innere Haltung oder einen Gedanken aus.

Körpersprache ist universell. Die Bedeutung mancher Gebärde unterscheidet sich von Land zu Land, doch ist es grundsätzlich möglich, sich allein mit dem Körper zu verständigen, wenn man einer Sprache nicht mächtig ist. Mudras sind ein Konzentrat dieser wortlosen Sprache. Dabei sind sie keineswegs auf die Hände beschränkt. Der Ausdruck einer inneren Haltung kann vielgestaltig Form annehmen, sei es als Mienenspiel oder Körperhaltung, als kleiner Punkt zwischen den Augenbrauen, dem Bindi, oder als großflächige Körperbemalung.

Für den Meditierenden ist die Mudra bis heute eine Unterstützung auf dem Weg in die innere Stille. Sie drückt

seine Absicht aus und zugleich wirkt diese körperliche Formgebung der Absicht auf den Menschen zurück. Die Mudra ist gleichsam der Schlüssel zu der gewünschten Kraft und bringt sie ins Fließen.

Auf physiologischer Ebene sprechen die Handgesten das komplexe Nervensystem der Hände an, das eng mit dem Gehirn, dem Blutkreislauf und den Körperdrüsen vernetzt ist. Der sanfte Druck der Finger stimuliert die Energiebahnen und die Marma-Punkte, nach der ayurvedischen Lehre teils lebenswichtige Vitalpunkte, die über den rein materiellen Körper hinaus bis in die seelisch-geistigen Aspekte des Menschen hineinreichen

Die Dhyana Mudra ist eine Geste der Versenkung, sie beruhigt den Geist und die Sinne. Während der Meditation liegt die rechte Hand auf der linken Hand im Schoß, beide Handflächen weisen nach oben, die Fingerspitzen der Daumen berühren sich leicht.

Bei der Hrid Mudra entspannt der Geist, indem er sich mit seinem inners-

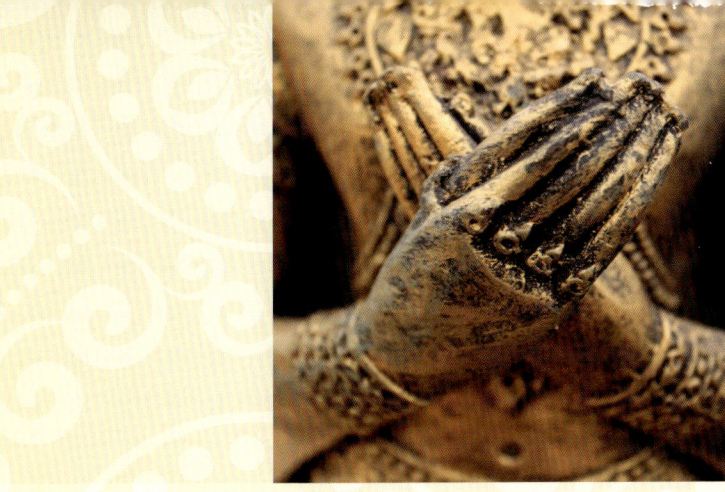
Hrid Mudra

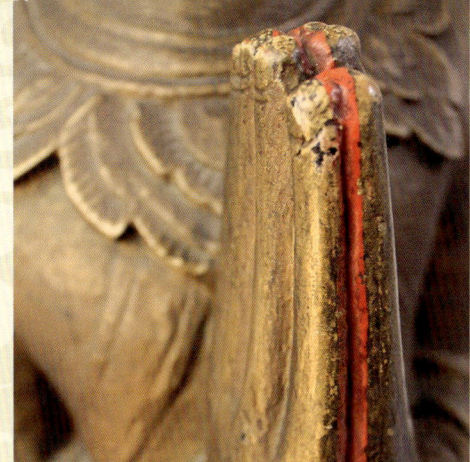
Namaskar Mudra

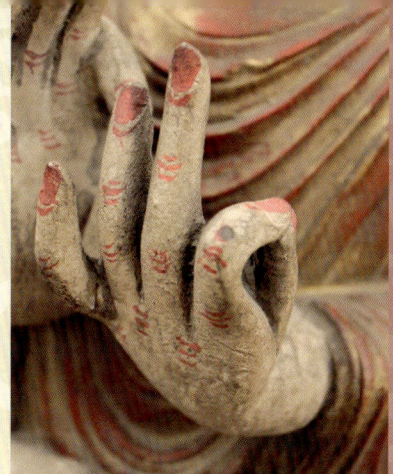
Chin Mudra

ten Wesenskern im Herzen verbindet. Die Hände liegen oberhalb des Herzens übereinander, als hielten sie etwas kostbares sanft an die Brust gedrückt. Die Augen sind geschlossen, der Kopf ist leicht den Händen zugeneigt

Wie keine andere Geste steht die Namaskar oder Namaste Mudra für Indien und seine Nachbarn. Ich verneige mich vor dem Göttlichen in dir, so grüßen sich die Menschen dort. In der Meditation oder im Yoga ruft diese Mudra die eigene Verbindung mit dem Göttlichen aus der Mitte des eigenen Herzens an. Die Hände liegen flach wie im Gebet aneinander, die Finger sind wahlweise geschlossen oder gespreizt.

Die Chin Mudra verbindet das Ich mit dem universellen Bewusstsein und klärt den Geist. Daumen und Zeigefinger beider Hände berühren sich an den Fingerkuppen und bilden einen Kreis, die anderen Finger liegen gestreckt aneinander. Die Hände ruhen mit den Handflächen nach oben auf den Oberschenkeln.

» Wunderbarer als alles Glück auf Erden oder im Himmel, größer als die Herrschaft über die ganze Welt ist die Freude des ersten Schrittes auf dem Pfad der Erleuchtung. «

Buddha

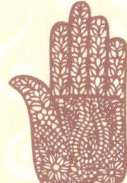

Der erwachte Buddha

Vor etwa 2.500 Jahren wurde einem nordindischen Herrscher sein Sohn Siddhartha geboren. Einer Weissagung zufolge sollte dieser entweder ein Weltenherrscher oder, wenn er das Leid der Welt erkenne, ein großer Weiser werden. Der Vater wollte ihn lieber als Herrscher sehen und hielt ihn von Schmerz und Übel fern, doch trotz aller Vorsorge begegnete Siddhartha einem Greis, einem Kranken, einem Toten und einem Asketen.

Auf der Suche nach Erlösung aus solchem Leid verließ er Frau und Kind und übte sich als Yogi in unzähligen asketischen Lehren. Seinem Ziel kam er dabei nicht näher und so gab er die Kasteiung auf, um sich nur der Meditation zu widmen. Der Überlieferung nach erwachte er bald darauf unter dem Bodhi-Baum zum erleuchteten Buddha und verbreitete forthin die Lehre über den Edlen achtfachen Pfad, der die Menschen vom Leid befreit.

Die Chakren

Der Mensch lebt nicht von Brot allein. Wie der materielle Körper brauchen auch die feinen, geistigen Ebenen des Menschen eine Form von Nahrung. Die Eingangstore für diese nährende Energie sind die Chakren.

Die Lehre von den Chakren ist in den ältesten Schriften Indiens, den Veden, niedergelegt. Trotzdem ist sie nicht nur dem Ayurveda bekannt, auch alte Kulturen Nord- und Südamerikas kannten die Bedeutung dieser Energiezentren

Auf Bildern werden Chakren als runde Scheibe dargestellt. In Wirklichkeit gleichen sie wirbelnden Windmühlen, die mit jeder Drehung Energie anziehen, speichern und an den feinstofflichen Körper abgeben. Diese Energie ist ein natürlicher Baustein des Lebens und notwendig für die Gesundheit des Körpers.

Sonnenstrahlung gelangt über die Haut in den Körper und erzeugt Vitamin D, das für Knochendichte, Immunsystem und die Funktion von Nerven und Muskeln wichtig ist. Chakren fangen essentielle Energiewellen aus dem Kosmos ein. Damit treiben sie die neurophysiologischen Prozesse des Nervensystems an, tragen zur gesunden Funktion der hormonproduzierenden endokrinen Drüsen bei und bringen den Stoffwechsel in Bewegung.

Yogaübungen und regelmäßige Meditation sind die Grundlage für eine gleichmäßige Versorgung aller Chakren und für eine gute Energieversorgung des Körpers.

Chakrenmeditation

Grundhaltung

Nehmen Sie eine entspannte, aufrechte Meditationshaltung ein, mit den Handflächen nach oben auf den Knien.

Basismeditation

Richten Sie Ihre Aufmerksamkeit bei jeder Meditation auf nur ein Chakra. Beginnen Sie mit dem Wurzelchakra. Lassen Sie Ihren Atem zu dem Chakra fließen und spüren Sie, wie Ihr inneres Bild davon bei jedem Atemzug wächst. Wenn nach einigen Tagen der Übung das Erspüren leicht gelingt, wenden Sie sich dem nächsthöheren Chakra zu.

Aufbaumeditation

Stellen Sie sich den Strom Ihres Atems als Licht vor. Lenken Sie dieses Licht beim Einatmen von Ihrem Stirnchakra durch alle Chakren nach unten bis zum Wurzelchakra. Führen Sie das Licht in der kurzen Pause zwischen Ein- und Ausatmung vom Damm zum Steißbein. Mit der Ausatmung führen Sie das Licht an der Wirbelsäule hoch und lassen es durch das Kronenchakra austreten. Wiederholen Sie dies einige Minuten lang.

Die sieben Chakren

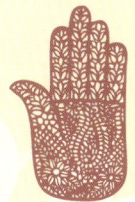

1. Das erste Chakra, das Wurzelchakra, sitzt in der Mitte des Damms, entspricht den Geschlechtsorganen und den Aspekten Urvertrauen und Überleben.
2. Das zweite Chakra, das Sakralchakra, liegt eine Handbreit unter dem Bauchnabel und entspricht den Nebennieren und den Aspekten Beziehung und Lebenslust.
3. Das dritte Chakra, das Solarplexuschakra, hat seinen Sitz hinter dem Nabel, entspricht der Bauchspeicheldrüse und den Aspekten Persönlichkeit und Lebensgestaltung.
4. Das vierte Chakra, das Herzchakra, befindet sich auf Höhe des Herzens an der Wirbelsäule und entspricht der Thymusdrüse und den Aspekten Liebe und Selbstlosigkeit
5. Das fünfte Chakra, das Halschakra, sitzt direkt unterhalb des Kehlkopfes und entspricht der Schilddrüse und dem Aspekt Kommunikation.
6. Das sechste Chakra, das Stirnchakra, liegt auf der Mitte zwischen den Augenbrauen hinter der Stirn und entspricht der Hypophyse und den Aspekten Erkenntnis und Intuition.
7. Das siebte Chakra, das Kronenchakra, liegt oben auf dem Schädel und entspricht der Zirbeldrüse mit dem Aspekt universelles Bewusstsein.

Yoga-Glossar: Sonnengruß

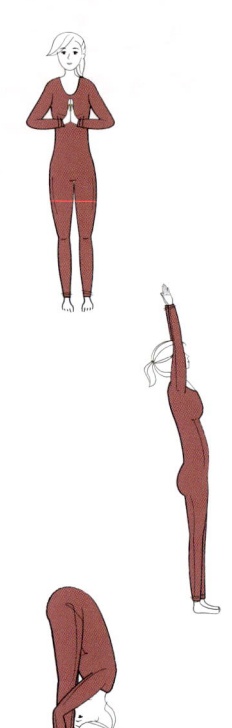

Stand mit Namaste Mudra > Pranamasana
Atemzyklus: Ausatmen

Füße stehen hüftbreit und parallel nebeneinander. Große Zehenballen, Fußaußenkanten und Fersen schieben fest in den Boden. Beine strecken, Knie sind entriegelt, also nicht vollständig durchgedrückt. Den Beckenboden aktivieren, der Oberkörper ist gerade aufgerichtet, Schultern ziehen nach hinten unten außen, der Scheitel strebt nach oben. Die Hände formen vor dem Brustbein die Namaste Mudra (s. Seite 125), die Unterarme sind parallel zum Boden.

Stand, gestreckt nach oben > Urdhva Hastasana
Atemzyklus: Einatmen

Stand wie in Pranamasana. Arme nach oben hinten anheben und bis in die Fingerspitzen strecken, Schultern nicht mit hochziehen. Den oberen Rücken sanft nach hinten wölben, den Nacken strecken und nach oben hinten schauen.

Vorbeuge im Stand > Uttanasana
Atemzyklus: Ausatmen

Stand wie in Pranamasana, den Oberkörper aus der Hüfte heraus nach vorne unten beugen, die Knie bei Bedarf etwas einbeugen. Fingerspitzen oder Handflächen neben den Füßen auf den Boden stellen. Das Kinn Richtung Brustbein ziehen, das Gesäß Richtung Decke schieben.

Ausfallschritt > Ashva Sanchalanasana
Atemzyklus: Einatmen

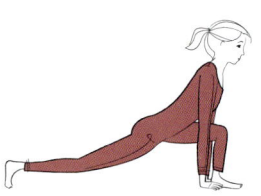

Aus der Vorbeuge rechtes Bein nach hinten mit einem großen Schritt ausgleiten lassen, Zehenballen aufstellen, die Ferse nach hinten schieben, das Bein strecken. Das linke Bein steht zwischen den Armen, Hände neben den Füßen, das Knie über der Ferse. Schultern von den Ohren wegziehen, Nacken strecken, den Kopf sanft anheben und nach oben schauen. Bei der nächsten Abfolge des Sonnengrußes die Körperseite wechseln, linkes Bein nach hinten.

Herabschauender Hund > Adho Mukha Svanasana
Atemzyklus: Ausatmen

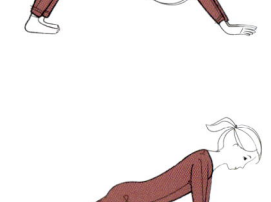

Aus dem Ausfallschritt das vordere Bein hüftbreit neben das hintere stellen, Hände schieben in den Boden hinein, sodass Rücken und Arme eine Gerade bilden. Das Gesäß nach hinten oben schieben, das Becken kippt leicht nach vorne, das Kinn weist Richtung Brustbein. Zuletzt die Beine strecken und Fersen Richtung Boden streben lassen.

Brett > Chaturanga Dandasana
Atemzyklus: Einatmen

Aus dem herabschauenden Hund den Oberkörper nach vorne schieben, bis die Schultern senkrecht über den Händen sind. Das Gewicht lagert auf Händen und Zehenballen, Körperspannung aufbauen, der Beckenboden ist aktiv. Die Fersen streben nach hinten, der Scheitel nach vorne.

Acht-Punkte-Stellung > Asthanga Namaskar
Atemzyklus: Ausatmen

Aus der Brettposition die Knie auf den Boden sinken lassen, Ellenbogen beugen und die Brust langsam auf den Boden zwischen die Hände absenken, Kinn oder Stirn ablegen.

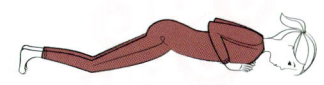

Kobra > Bhujangasana
Atemzyklus: Einatmen

Aus der 8-Punkte Stellung oder der Haltung des Kindes den Oberkörper durch die Hände nach vorne ziehen. Hände stehen dicht am Brustkorb, Ellenbogen streben zueinander, Schultern nach hinten unten ziehen, Beine sind gestreckt nebeneinander, Fußspann auf dem Boden, Beckenboden anspannen. Den Oberkörper mit den Händen leicht nach vorne schieben und ihn aus der Kraft der Rückenmuskulatur langsam anheben, Armmuskeln bleiben dabei passiv, Unterschenkel bleiben auf dem Boden, Nacken lang ziehen.

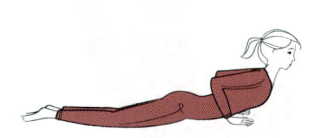

Herabschauender Hund > Adho Mukha Svanasana
Atemzyklus: Ausatmen

Aus der Kobra kommend die Arme durchstrecken, Hände und Füße nicht versetzen, das Gesäß Richtung Fersen bringen, dann Beine durchstrecken und das Gesäß hoch in den herabschauenden Hund schieben. Weiter wie zuvor.

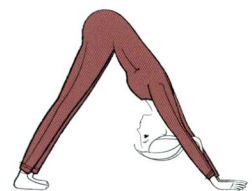

Ausfallschritt > Ashva Sanchalanasana
Atemzyklus: Einatmen

Aus dem herabschauenden Hund das rechte Bein anwinkeln und vorne zwischen die Hände setzen. Weiter wie zuvor.

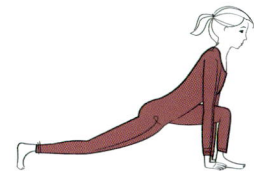

Vorbeuge im Stand > Uttanasana
Atemzyklus: Ausatmen

Aus dem Ausfallschritt das hintere Bein neben den vorderen Fuß stellen. Beine strecken. Weiter wie zuvor.

Stand, gestreckt nach oben > Urdhva Hastasana
Atemzyklus: Einatmen

Aus der Vorbeuge die Arme nach hinten oben strecken um Schwung zu holen und sie dann mit dem Aufrichten des Oberkörpers nach oben strecken. Weiter wie zuvor.

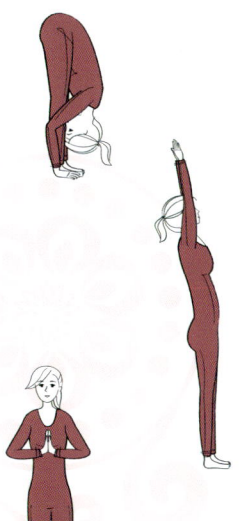

Stand mit Namaste Mudra > Pranamasana
Atemzyklus: Ausatmen

Die Hände in der Namaste Mudra wieder zurück vor die Brust führen. Weiter wie zuvor.

Yoga-Glossar: Dosha-Zyklen

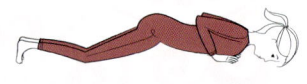

Acht-Punkte-Stellung > Asthanga Namaskar
(siehe Seite 129)

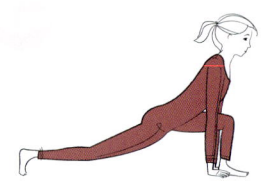

Ausfallschritt > Ashva Sanchalanasana
(siehe Seite 128)

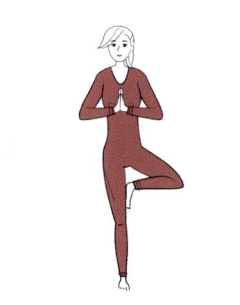

Baum > Vriksasana

Aufrecht stehen, Hände im Namaste Mudra (siehe Seite 125). Gewicht auf das linke Bein verlagern, linken Fuß fest in den Boden hineinschieben, rechten Fuß anheben und so weit oben wie möglich an die Innenseite des linken Beins stellen. Einen Punkt fixieren, entspannt atmen. Fuß und Oberschenkel sowie Hände sanft gegeneinander drücken, bei sicherem Stand Arme hochstrecken. Im Anschluss Seitenwechsel.

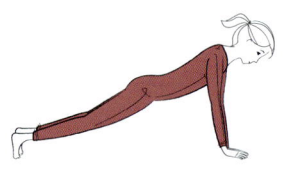

Brett > Chaturanga Dandasana
(siehe Seite 128)

Drehsitz > Ardha Matsyendrasana

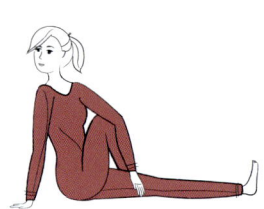

Mit ausgestreckten Beinen auf dem Boden sitzen. Rechten Fuß neben die Außenkante des linken Knies setzen, linken Arm um das rechte Knie legen, sanft ziehen und den Oberkörper einatmend aufrichten. Sich ausatmend nach rechts hinten aufdrehen, rechte Hand hinter dem Körper aufstellen. Mit jedem Einatmen die Wirbelsäule weiter aufrichten, mit jedem Ausatmen tiefer in die Drehung gehen. **Wichtig:** Beide Sitzbeinhöcker stetig gleich belasten. Im Anschluss Seitenwechsel

Dreieck > Utthita Trikonasana

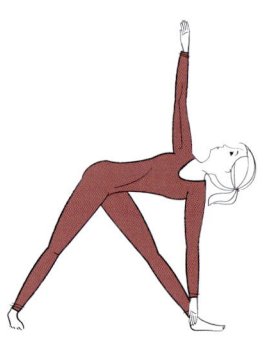

Gerade und aufrecht stehen, Beine 1 Meter weit auseinander stellen, Füße parallel zueinander. Rechten Fuß um 90 Grad nach rechts drehen, den Oberschenkel nach Außen rechts rotieren, sodass die Kniescheibe nicht nach innen dreht. Den linken Fuß etwas nach innen eindrehen. Das Becken bleibt gerade nach vorne ausgerichtet, nicht ins Hohlkreuz gehen.
Die Arme auf Schulterhöhe in einer Linie ausstrecken, den rechten Arm gerade nach vorne ziehen, dann den Rumpf seitlich nach unten neigen. Rechter Handrücken liegt an der Innenseite des rechten Unterschenkels. Nun mit gestrecktem Nacken nach oben zur linken Hand blicken. **Wichtig:** Die Stellung nicht mit dem Rücken, sondern mit der seitlichen Rumpfmuskulatur halten.

Fisch > Matsyasana

In Rückenlage die ausgestreckten Arme so dicht wie möglich aneinander unter Rücken und Gesäß legen, Handflächen zeigen nach oben. Beine sind gestreckt und geschlossen, die Zehen zeigen nach oben. Beckenboden anspannen. Unterarme und Ellenbogen fest in den Boden drücken, Bauch und Brustkorb wölben sich nach oben, der Kopf hebt leicht ab. Hals lang ziehen und nach hinten strecken, bis der Scheitel auf dem Boden aufliegt.

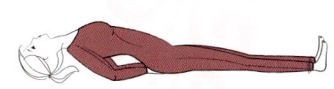

Herabschauender Hund > Adho Mukha Svanasana

(siehe Seite 129)

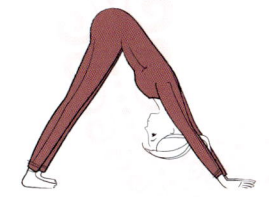

Kind > Balasana

Auf dem Boden knien, Unterschenkel und Spann liegen flach auf, das Gesäß ruht auf den Fersen. Den Oberkörper nach vorne beugen und auf den Oberschenkeln ablegen, die Stirn ruht auf dem Boden. In einer dynamischen Abfolge die Arme am Kopf vorbei nach vorne ausstrecken. Als statische Entspannungshaltung die Arme längs neben dem Körper ablegen, Ellenbogen zeigen entspannt nach Außen. Die Augen schließen, die Wahrnehmung auf die eigene Mitte richten.

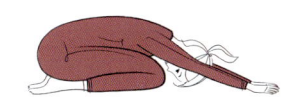

Kobra > Bhujangasana

(siehe Seite 129)

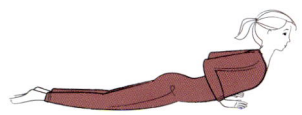

Kopf-Knie-Stellung > Janu Sirsasana

Auf dem Boden sitzend die Beine strecken, Rücken gerade aufrichten. Das rechte Knie anwinkeln und nach außen fallen lassen, die rechte Fußsohle soweit oben wie möglich an den linken Oberschenkel legen. Beckenboden anspannen. Mit jeder Einatmung den Rücken langziehen, mit jeder Ausatmung sich etwas weiter aus der Hüfte heraus nach vorne über das ausgestreckte Bein ziehen. Zum Ende der Übung den oberen Rücken sanft beugen und den Kopf entspannt Richtung Knie sinken lassen, wenn möglich mit den Händen den vorderen Fuß umgreifen. Im Anschluss Seitenwechsel.

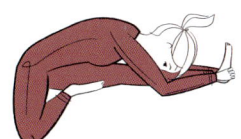

Krieger 1 > Virabhadrasana 1 dynamisch

Aus dem Stand macht das rechte Bein nach hinten einen großen Ausfallschritt, Zehenballen aufstellen, Bein strecken. Den linken Fuß gerade nach vorne ausgerichtet lassen, das linke Knie senkrecht über die Ferse bringen, Oberschenkel parallel zum Boden, Beckenboden aktivieren, Schultern nach unten außen ziehen und Arme nach oben strecken, den oberen Rücken leicht nach hinten wölben. Einatmend das linke Bein strecken, ausatmend das Knie wieder über die Ferse bringen. Im Anschluss Seitenwechsel. **Wichtig:** Beckenboden während der Übung angespannt halten, das Becken parallel zum vorderen Mattenrand halten.

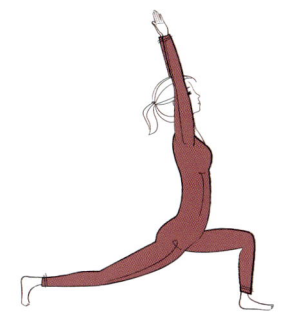

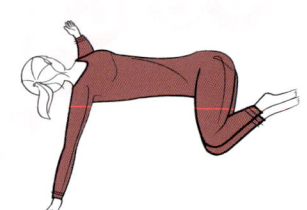

Krokodil > Nakarasana dynamisch

In Rückenlage beide Arme auf Schulterhöhe ausbreiten, die Handflächen zeigen nach oben. Die Füße dicht nebeneinander auf die Matte stellen. Über die gesamte Länge des Ausatmens beide Knie zusammen nach rechts auf den Boden sinken lassen, den Kopf dabei nach links drehen. Darauf achten, dass Schultern, Arme und Hände auf dem Boden bleiben und sich die Lage der Knie zueinander beim Absinken nicht verändert. Über die Länge des Einatmens langsam zurück in die Mitte kommen, mit dem nächsten Ausatmen Seitenwechsel.

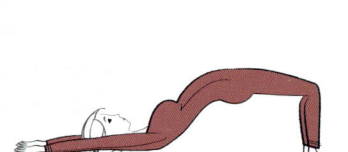

Schulterbrücke > Setu Bandhasana

In der Rückenlage die Füße hüftbreit aufstellen, die Arme neben den Körper legen. Beckenboden anspannen und einatmend das Gesäß und dann die Wirbelsäule Wirbel für Wirbel vom Boden abheben, das Brustbein Richtung Kinn bewegen. Währenddessen die gestreckten Arme nach oben hinten bringen. Mit dem Ausatmen langsam die Arme sowie das Gesäß wieder in die Ausgangsposition bringen. Die Knie während der gesamten Übung nicht nach außen fallen lassen.

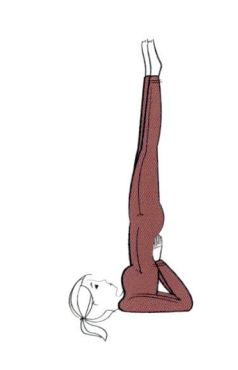

Schulterstand > Salamba Sarvangasana

In Rückenlage die Arme neben dem Körper ablegen. Die Füße aufstellen und mit etwas Schwung Gesäß und Beine nach hinten oben anheben. Hände unterstützen den unteren Rücken, die Ellenbogen und Schulterblätter streben zueinander, das Gewicht liegt auf Schultern und Armen. Die Brust soweit es angenehm ist Richtung Kinn schieben, den Körper dabei immer gerader aufrichten und am Ende ohne Schwung ganz langsam und kontrolliert Wirbel für Wirbel wieder auf die Matte bringen.

Stand mit Namaste > Pranamasana
(siehe Seite 128)

Stand gestreckt nach oben > Urdhva Hastasana
(siehe Seite 128)

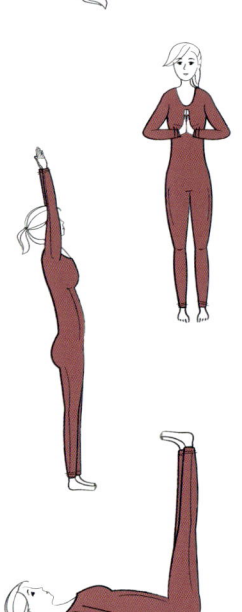

Stock, liegend > Dandasana dynamisch

In Rückenlage die Arme neben den Körper legen, die Füße hüftbreit auf die Matte stellen. Mit dem Einatmen das rechte Bein senkrecht in die Höhe heben, die Ferse schiebt Richtung Decke, die Zehen heranziehen. Mit dem Ausatmen das Bein langsam wieder abstellen. Mit dem nächsten Einatmen die Körperseite wechseln. Zur Steigerung können auch beide Beine gleichzeitig angehoben werden.

Toter Mann > Savasana

In Rückenlage die Beine leicht spreizen, Füße fallen locker nach außen. Die Arme liegen etwas abseits vom Körper, Handflächen zeigen nach oben. Die Augen schließen und mit dem Bewusstsein zu jedem einzelnen Muskel wandern und gezielt entspannen, idealerweise nicht einschlafen.

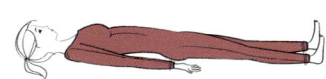

Vierfüßlerstand

Knie und Hände auf den Boden stellen. Die Knie befinden sich senkrecht unter der Hüfte, die Hände unter den Schultern. Der Rücken ist gerade und parallel zum Boden, Nacken und Kopf verlängern die Wirbelsäule. Die Zehen sind aufgestellt.

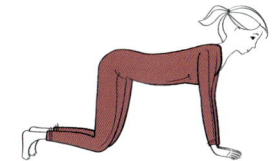

Vorbeuge im Sitzen > Pascimottanasana

Aufrecht und mit gestreckten Beinen auf den Boden setzten, Gesäßhälften nach hinten außen ziehen, Fersen nach vorne schieben. Beckenboden anspannen, Schultern ziehen nach unten außen. Mit jeder Einatmung den Rücken langziehen, mit jeder Ausatmung etwas weiter aus der Hüfte heraus mit geradem Rücken nach vorne kippen, Hände gleiten passiv mit. Zum Ende der Übung den oberen Rücken sanft beugen und den Kopf entspannt Richtung Knie sinken lassen.

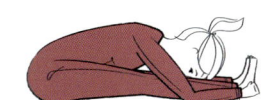

Vorbeuge im Stand > Uttanasana

(siehe Seite 128)

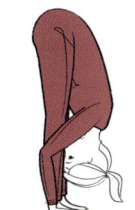

Vorbeuge, halb > Ardha Uttanasana

Aus der stehenden Vorbeuge kommend den Oberkörper strecken und anheben, Rücken lang nach vorne ziehen, Kopf und Nacken bilden die Verlängerung der Wirbelsäule. Nur die Fingerspitzen berühren noch den Boden.

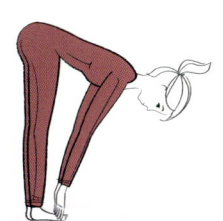

Winkel, geschlossen > Baddha Konasana

Auf den Boden setzen, den Rücken gerade aufrichten, die Beine strecken. Die Knie beugen und nach Außen fallen lassen. Die Fußsohlen aneinander legen, die Hände umfassen die Fußgelenke, die Füße möglichst nahe Richtung Schritt ziehen. Die Oberarme liegen seitlich dicht am Körper an. Einatmend die Wirbelsäule aufrichten, Schultern ziehen nach unten außen. Sich ausatmend aus der Hüfte heraus mit geradem Rücken nach vorne unten beugen.

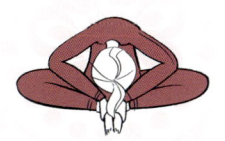

Bewegung

Aktiv entspannen

> Die Symbiose einer mobilisierenden Krankengymnastik mit einem komplexen ayurvedischen Therapieansatz führt zur Reinheit der feinstofflichen Essenz Ojas in den gestörten Geweben. Die dadurch frisch erstrahlenden Lebenskräfte machen uns aktiv, vital und attraktiv. «
>
> *Dr. Gerd-Steffen Bigus, Ayurveda-Arzt im Parkschlösschen*

Bewegung ist das gemeinsame Spiel von Körper und Geist. Sie bringt die Lebenskraft zum Leuchten. Dieses ganzheitliche Erleben von Bewegung ist für den Ayurveda entscheidend. Nur wenn Wille und Körper nicht in Konkurrenz stehen, sondern eine harmonische Einheit bilden, entsteht Gesundheit. Die regelmäßige, aber eher mäßige Beanspruchung im mittleren Leistungsbereich ist eine jahrtausendealte ayurvedische Empfehlung, die sich mit den Erkenntnissen der modernen Forschung deckt.

Das abwechslungsreiche Bewegungsangebot in der Natur, in der Veda-Therme und in der Sportabteilung des Parkschlösschens, wie etwa Nordic Walking, Pilates, Medi-Swing oder Aqua-Fitness, hält für jeden etwas bereit. Während die Gruppentrainings für alle Konstitutionstypen geeignet sind, stehen in den Personal Trainings die Bedürfnisse des Einzelnen im Mittelpunkt. Besondere medizinische Trainingsstunden gibt es für Beckenboden und Rücken. Eine sinnvolle und wichtige Ergänzung zur Ayurveda-Therapie sind die täglich angebotenen Yoga-Stunden zur Begrüßung und zum sanften Ausklang des Tages.

Das Bewegungsprogramm im Parkschlösschen ist auf die Bedürfnisse seiner Gäste und die Erfordernisse während der Ayurveda-Therapie zugeschnitten und unterstützt die Rückkehr zu neuer körperlicher Vitalität.

Dem aktiven Bewegungsprogramm steht mit der Physiotherapie ein therapeutisch begleitetes Angebot gegenüber. Wenn sich körperliche Schwachstellen durch lange Phasen von Bewegungsmangel und einseitiger, auch psychischer Belastung bereits manifestiert haben, machen Muskelverspannungen, Fehlhaltung und falsche Bewegungsmuster die Rückkehr zu einem bewegteren Leben schwer.

Die Physiotherapie im Parkschlösschen holt die Gäste ganz individuell dort ab, wo sie körperlich stehen, und gewährleistet eine gezielte und schmerzfreie Mobilisierung der eingeschränkten Bereiche. Die gemeinsame Arbeit von Therapeut und Gast am Körper wird nachhaltig unterstützt

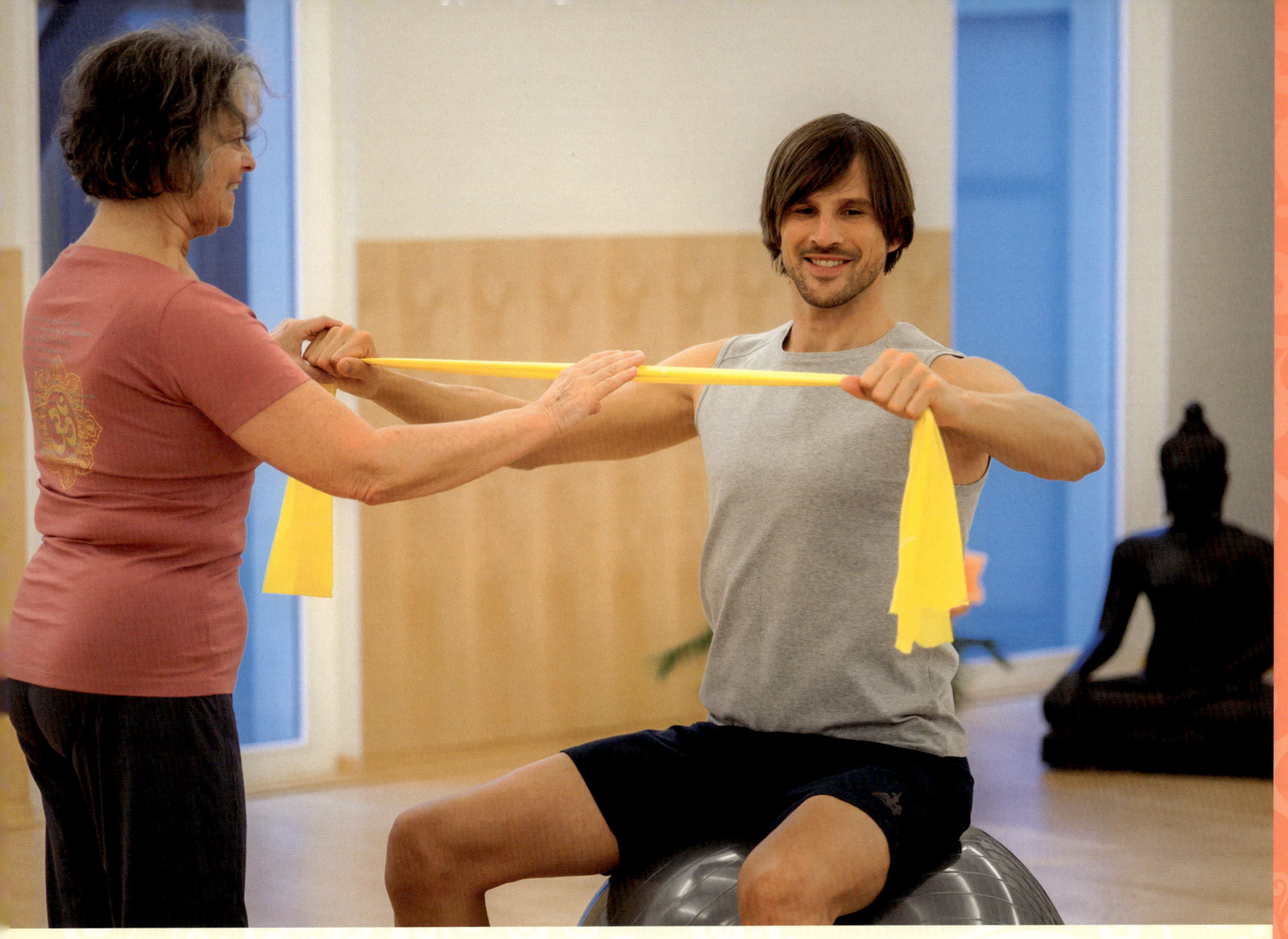

durch die ayurvedischen Behandlungen. Giftstoffe, die bei der Mobilisierung von regelrecht „eingerosteten" Muskeln und Gelenken freigesetzt werden, werden dabei einfach ausgeschwemmt.

Bewegung befreit, psychisch ebenso wie körperlich. Wichtig ist, dass die körperliche Aktivität fernab von eigenem Stressverhalten liegt. Wer zu Ehrgeiz neigt, sollte lieber den entspannten Spaziergang wählen. Die positiven Effekte von Sport entstehen aus qualitativer – und nicht aus quantitativer – Be-

wegung. Wer richtig wählt, stärkt alle Organe und das Immunsystem, gleicht die Doshas aus, tankt mit neuer Energie auf und bleibt fit. In der ausschließlichen Konzentration auf die eigenen Empfindungen und den eigenen Körper entsteht ein neues Lebensbewusstsein. Das Ich mit all seinen Möglichkeiten ist ganz bei sich, und so wie die Wahrnehmung des Selbst immer weiter wächst, so wächst auch die Freude.

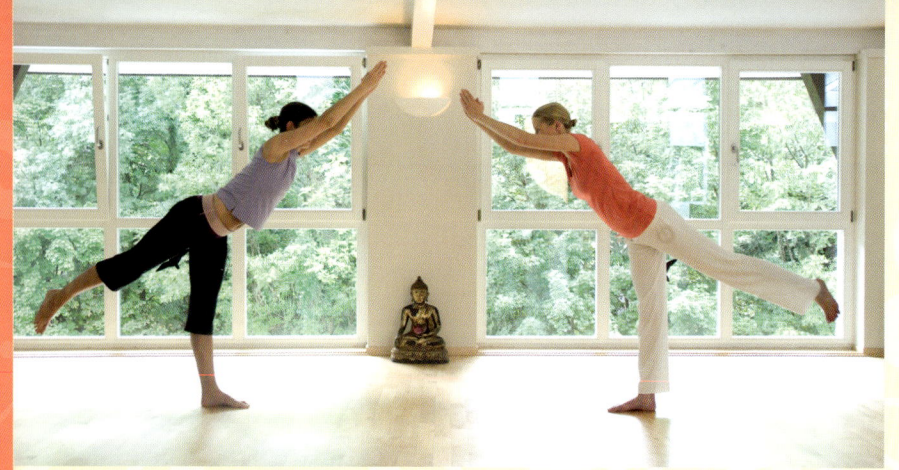
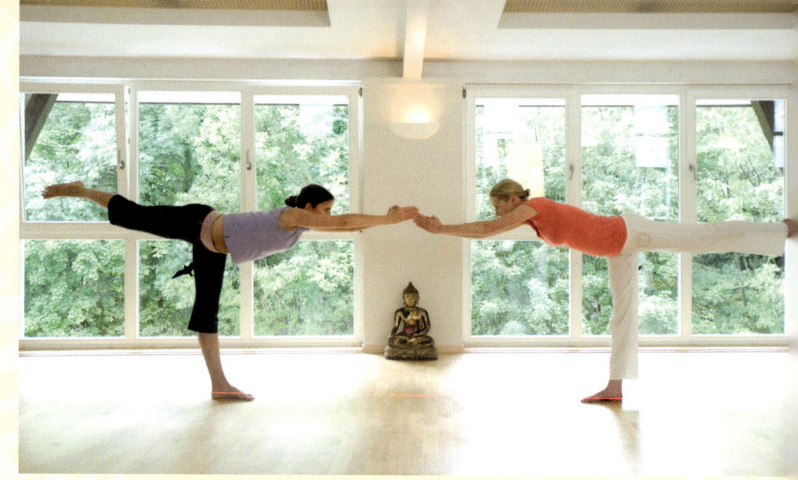

Bewegung nach Konstitutionstyp

Das wichtigste bei der Wahl einer Sportart ist die Freude an der Bewegung. Gut ist, was Spaß macht und das Wohlbefinden steigert. Dennoch harmonieren die geistigen und körperlichen Anlagen der Konstitutionstypen besonders gut mit bestimmten Sportarten. Wer die Möglichkeiten und die Bedürfnisse seines Körpers beachtet, wählt richtig.

Tridosha-Sportarten

Geeignet für alle Dosha-Konstitutionen sind Yoga, Gymnastik, Joggen, Golfen, Wandern, Reiten und Bogenschießen. Für alle gilt: Die Spielräume im Alltag bieten oft gute Gelegenheiten zu einem Mehr an Bewegung, Treppensteigen statt Liftfahren ist zum Beispiel ein gutes Training für Muskeln und Kreislauf.

Vata-Sportarten

Die gewandte, reaktionsschnelle Vata-Konstitution liebt temporeiche und schwungvolle Sportarten ohne großen Kraftaufwand und ohne Wettkampfcharakter. Die Leistungsfähigkeit ist hoch, aber in der Ausdauer begrenzt und führt zu schneller Ermüdung. Besser sind kurze Energieeinsätze, die kleine Zwischenräume für Erholung lassen, auch deshalb, weil Vata dazu neigt, die eigenen Leistungsgrenzen zu überfordern.

Die Leichtigkeit von Vata findet bei Tanz, Ballett und beim Fechten ein wunderbares Spielfeld. Ebenfalls geeignet sind Aquafitness, Aerobic oder Medi-Swing. Schnelle, bewegliche Ballsportarten wie Badminton, Squash und Tischtennis geben der vielseitigen Beweglichkeit Raum. Die Liebe zum Abwechslungsreichtum ist ein Teil von Vata, es ist wichtig, die unterschiedlichen Interessen auszuleben.

Mehr Stabilität und Kraft gewinnt Vata durch leichtes Krafttraining mit wenig Gewicht. Die harmonischen und fließenden Bewegungen von Tai Chi gleichen erhöhtes Vata aus. Wichtig für Wohlgefühl und guten Energiefluss ist genügend Wärme, Vata benötigt auch bei Bewegung ausreichend warme Kleidung.

Pitta-Sportarten

Die dynamische Pitta-Konstitution vereint die Geschwindigkeit von Vata mit der Ausdauer von Kapha, das ergibt ein gutes Potential für starke sportliche Leistungen. Als typische Führungspersönlichkeit fühlt Pitta sich am wohlsten als Mannschaftskapitän oder im Einzelsport. Durch den athletischen Körperbau, hohe Ausdauer und Leistungsstärke kann Pitta alle Sportarten ausüben.

Die Pitta-Energie glänzt bei Tennis, Mountainbiken, Klettern, Skifahren und Rudern gleichermaßen wie bei den Temposportarten Basketball, Handball, Fußball und Hockey. Leichtathletik und Kampfsportarten sind ebenso empfehlenswert. Die Lust, sich mit anderen zu messen, lässt sich am besten bei sportlichen Wettkämpfen ausleben.

Der Teamgeist bei Basketball und Fußball hält das Konkurrenzdenken von Pitta in einem guten Rahmen. Direkte Sonne entzündet das leicht erregbare Temperament und mindert die Leistungsfähigkeit, darum sollte der Kopf immer vor Hitze geschützt sein. Waldspaziergänge, Schwimmen und Radfahren wirken ausgleichend.

Kapha-Sportarten

Die Kapha-Konstitution ist ein außergewöhnlicher Ausdauersportler mit viel Kraft und Geduld. Das ausgeglichene Temperament und der Sinn für Kameradschaft macht Kapha bei allen Mannschaftsportarten zu einem Gewinn, umgekehrt gewinnt diese Konstitution durch die Gruppendynamik und die Ansprache im Team eine bessere Eigenmotivation.

Fordernde Ausdauersportarten wie Tennis und allen voran Fußball, Volleyball, Basketball, Baseball, Handball und Eishockey bringen Kapha in Schwung. Seine enorme Ausdauer darf Kapha beim Geländelauf, Hindernislauf, Alpinklettern oder auf langen Wanderungen herausfordern, seine Kraft beim Speerwerfen, Kugelstoßen und Bodybuilding.

Sportarten, die erhöhtes Kapha und seinen ausgeprägten Sinn für Gemütlichkeit ausgleichen, sind anregend und schwungvoll. Vor allem in den späteren Lebensjahren ist es wichtig, ausreichend Sport zu treiben.

Bewegung im Lauf der Jahreszeiten

Der Frühling

Nach der feuchten und kalten Kaphazeit des Winters hält der Frühling mit der Kraft von Pitta Einzug. Der Hunger nach Sauerstoff, Licht und Wärme ist nun groß und jeder Sonnenstrahl ist ein Signal für einen Aufenthalt im Freien. Ausgedehnte Spaziergänge sind für alle Konstitutionstypen ein ausgezeichnetes Mittel, die Kondition langsam wieder aufzubauen. An nasskalten Tagen sind Indoor-Aktivitäten wie Aerobic, Pilates oder auch Hallenfußball und Tennis eine willkommene Belebung und bereiten den Körper auf die aktiveren Jahreszeiten vor.

Der Sommer

Sommerzeit ist Pittazeit. Der schönste Aufenthaltsort bei Hitze ist im oder auf dem Wasser. Die Auftriebskraft des Wassers trägt den Körper und entlastet Gelenke, Bänder und Sehnen, während der Wasserwiderstand für die Kräftigung der Muskulatur sorgt. Auch die Atmung wird im Wasser leicht und fließt angenehm mit der Bewegung mit. Schwimmen ist der optimale Sommersport für jeden Konstitutionstyp. Je nach Intensität sollte man zwischen den einzelnen Aufenthalten im Wasser angemessene Erholungspausen machen. Die aktive Pitta-Konstitution schätzt Wasserski, Wellenreiten und Windsurfen oder geht Tauchen. Kapha kann seine Kraft beim Wellenreiten oder Rudern ausprobieren. An Land profitieren alle Konstitutionstypen vom Radfahren, Pitta und vor allem Kapha können sich auch auf dem Mountainbike verausgaben.

Der Herbst

Im Herbst, wenn die Kraft von Pitta nachlässt, werden die Tage kühler und stehen nun zunehmend unter dem Einfluss von Vata. Das Klima ist gut geeignet für Ausdauersport in der Natur. Lange Spaziergänge, Wandern in den Bergen oder Nordic Walking, das als Ganzkörpertraining alle Organsysteme im Körper positiv beeinflusst, sind gute Aktivitäten für alle Konstitutionstypen.

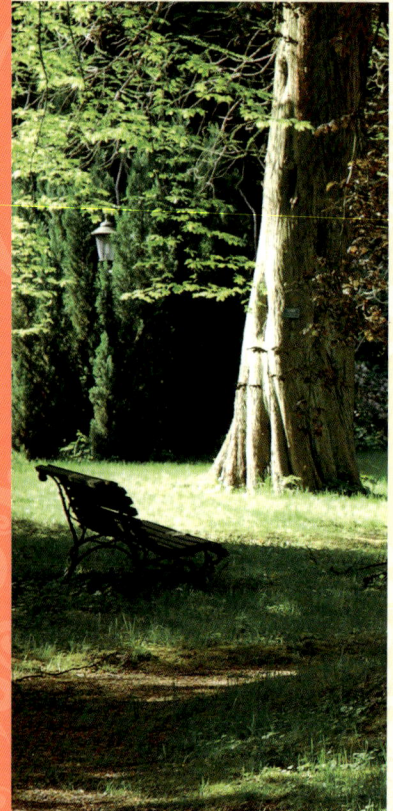

Der hauseigene Park

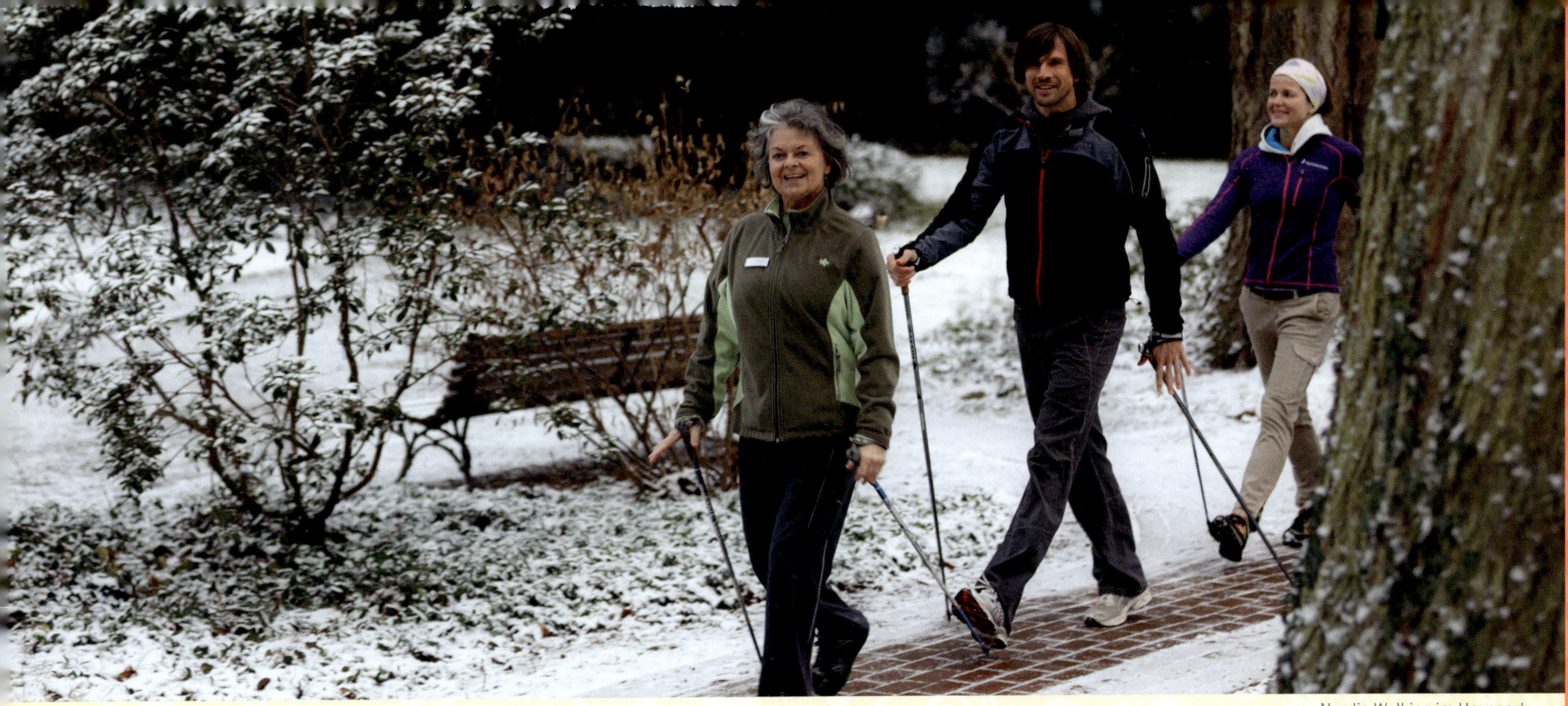

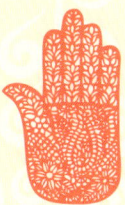

Nordic Walking im Hauspark

Der Winter

Die weiße Jahreszeit ist vor allem für kältefeste Menschen ein sportliches Outdoor-Vergnügen. Alle anderen haben nun Zeit, den Hallensport zu pflegen. An den Geräten im Fitnesszentrum trainiert Pitta und vor allem Kapha mit Gewicht, Vata nimmt leichtere Gewichte und erhöht stattdessen die Wiederholungen im Übungszyklus.

Frische Luft und tänzerische Leichtigkeit gibt es für die – warm eingepackte – Vata-Konstitution beim Schlittschuhfahren. Die dynamische Pitta- und die ausdauernde Kapha-Natur liegen mit Alpinski, Skilanglauf und Eishockey richtig, vor allem die ruhige Gelassenheit von Kapha ist ein gutes Gegengewicht in den temperamentvollen, eher hitzigen Phasen eines Spiels.

Zeit für Sport

Vata-Zeit
Die Zeit vor 6 Uhr morgens oder zwischen 14 und 18 Uhr nachmittags ist ideal für Yoga. In diesem Zeitraum sollten die Vata- und Pitta-Konstitution besser keiner anderen sportlichen Betätigung nachgehen und sich nicht verausgaben. Die Kapha-Konstitution dagegen kann und darf sich immer und in jeglicher Form bewegen!

Kapha-Zeit
Die morgendliche Kaphazeit zwischen 6 und 10 Uhr ist für alle Konstitutionstypen die beste Phase, um sich zu bewegen, weil die Zellen jetzt am meisten Energie zur Verfügung haben. Die Kapha-Zeit nach 18 Uhr gehört der Regeneration. Auch das richtige Maß an sportlicher Bewegung ist Teil der Erholung, beachten Sie jedoch einen ausreichenden Abstand zum frühen Abendessen.

Pitta-Zeit
Menschen mit Pitta-Konstitution sollten speziell im Sommer in der Zeit zwischen 10 – 14 Uhr keinen Outdoor-Sport treiben. Sie erhitzen sonst zu sehr.

Die vollständige Dosha-Tageszeiten-Grafik finden Sie auf S. 28 ff.

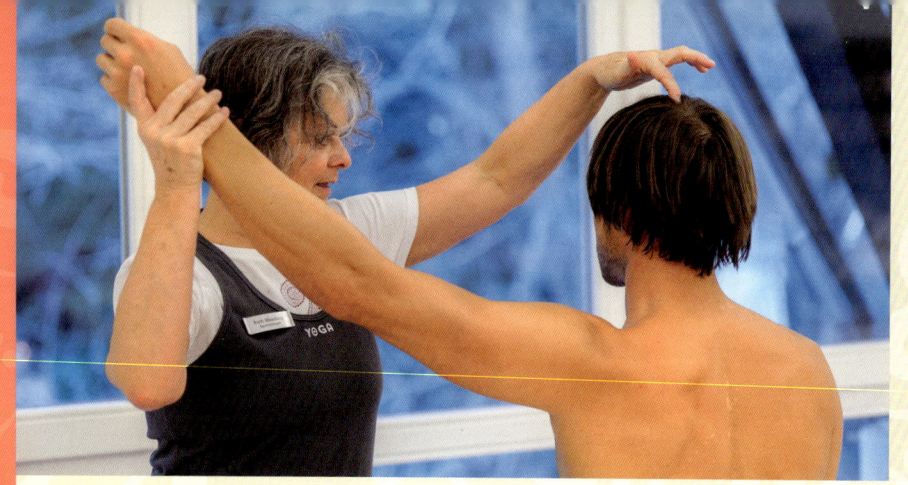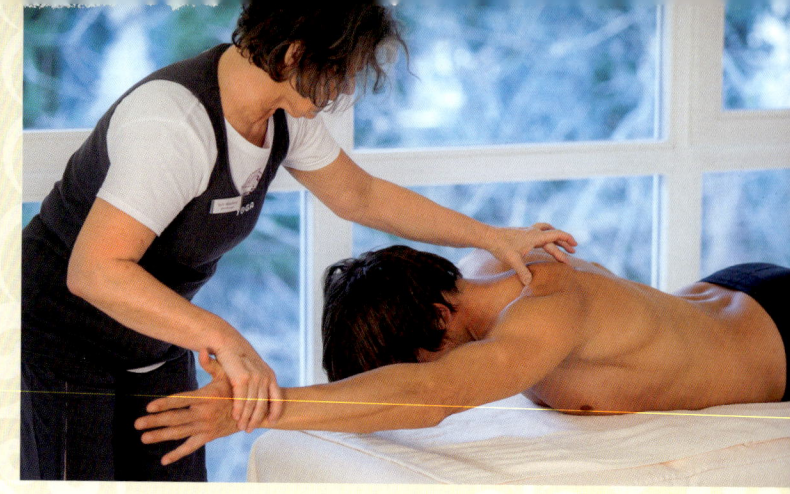

Mit Bewegung gegen den Stress

Deine innere » Haltung spiegelt sich in deiner äußeren Haltung wider. «

Ruth Mausberg, Physiotherapeutin im Parkschlösschen

Für den Urzeitmenschen waren Stressempfindung und Fluchtreflex eng aneinander gekoppelt, die Ausschüttung von Stresshormonen bei Gefahr stellte dem Körper in Millisekunden die lebenswichtige Hochspannung zum schnellen Handeln bereit. Durch den körperlichen Einsatz bei Flucht oder Angriff wurden die Stresshormone auf natürliche Weise wieder abgebaut. Der moderne Mensch jedoch harrt unter Stress aus. So bleibt der Stresshormonspiegel hoch und die zu Untätigkeit gezwungenen Muskel verkrampfen als Reaktion.

Die natürlichste Art, Stress abzubauen, ist Bewegung. Schon eine halbe Stunde senkt nachhaltig das Stresshormon Cortisol, macht den Kopf frei und stellt das innere Gleichgewicht wieder her.

Wenn sich der Körper in Bewegung setzt, „kocht" in Gedanken und Gefühlen der Stressauslöser noch einmal hoch. Der Grund ist ein kurzfristiger Anstieg des Cortisolspiegels, ein normaler biologischer Vorgang, der Teil einer erfolgreichen Bewältigung ist.

Im weiteren Verlauf sinkt dieser Spiegel dann auf ein Minimum ab und die Entspannung setzt ein.

Auch mit der richtigen Geisteshaltung können Sie viel zur Stressminimierung beitragen. Gehen Sie jede Treppe in dem Bewusstsein, dass Sie hier etwas Gutes für sich selbst tun. Setzen Sie sich sportlich erreichbare Ziele und verfolgen Sie sie entspannt und frei von Ehrgeiz. Setzen Sie sich nicht unter Druck, genießen Sie!

Ein langer Atem

Die einfachste Möglichkeit, im Einklang mit sich selbst zu sein, ist das Angleichen von Bewegung und Atemrhythmus. Halten Sie inne, lenken Sie Ihr Bewusstsein zu Ihrem Atem und spüren Sie das regelmäßige Ein und Aus. Übernehmen Sie nun aktiv die Atemlenkung und atmen Sie nach jedem Einatmen doppelt so lang aus. Anfänglich brauchen Sie dafür noch Ihre ganze Aufmerksamkeit, aber mit der Zeit passen sich Bewegung und Atmung ganz natürlich aneinander an.

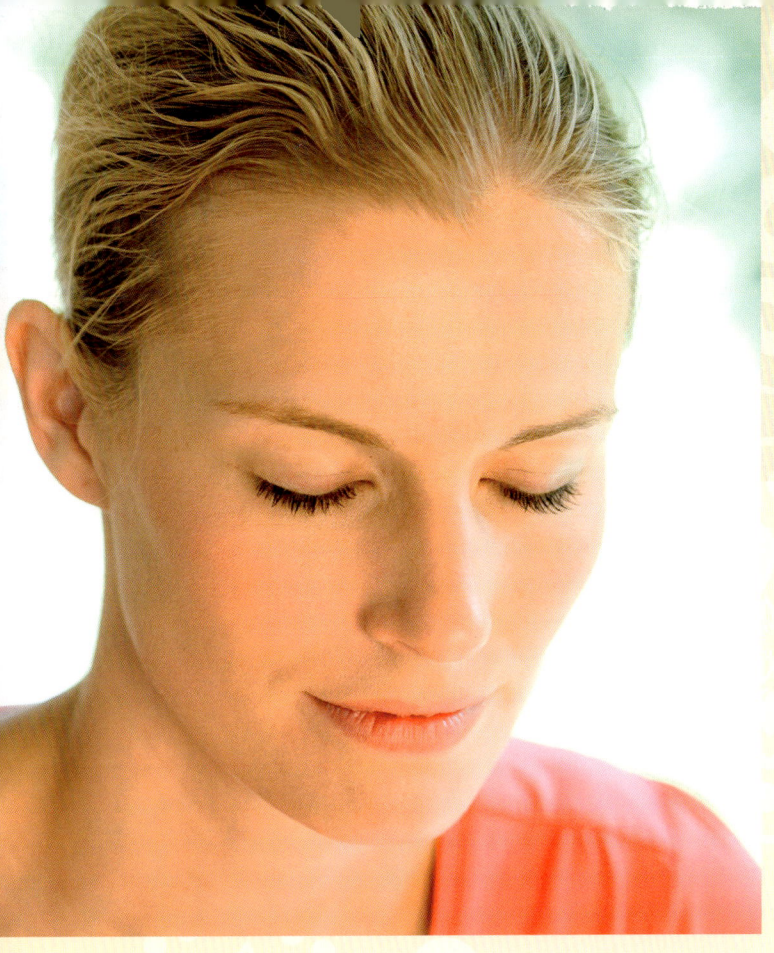

Singen Sie, bis sich die Lunge von aller Luft entleert hat oder lesen Sie zum Einatmen eine Zeile, zum Ausatmen zwei und steigern Sie sich langsam

Mit guter Haltung gegen Rückenschmerzen

Stellen Sie sich aufrecht hin und ziehen Sie den Bauchnabel leicht nach innen. Stellen Sie sich dabei vor, der Nabel würde wie mit einem kleinen Druckknopf an der Wirbelsäule befestigt. Nun lassen Sie die Schulterblätter sanft nach unten Richtung Becken gleiten und dabei leicht der Wirbelsäule annähern, als wollten Sie eine Weintraube ganz zart zwischen ihnen festhalten. Spüren Sie die Veränderung in Ihrem Körper. Korrigieren Sie Ihre Haltung dahingehend, wann immer Sie daran denken. Mit der Zeit können Sie dies auch auf das Sitzen erweitern.

Probieren Sie das beim Spazieren gehen aus. Atmen Sie drei Schritte lang ein und atmen Sie mit den nächsten sechs Schritten aus. Falls Sie dabei außer Atem geraten, korrigieren Sie die Anzahl der Schritte nach unten, etwa vier Schritte ein, sechs Schritte aus.

Diese Atemtechnik unterstützt die Herzarbeit bei körperlicher Bewegung und entwickelt das Gefühl für die eigene Belastungsgrenze. Schon nach einer Woche gelegentlichen Übens steigert sich die Länge der Atemzüge beträchtlich – und die Kondition nimmt zu. Auf der psychischen Ebene führt das bewusste Loslassen des Atems zu einer tiefen Entspannung.

Falls Sie keine Gelegenheit zum Spazieren gehen haben, können Sie das lange Ausatmen auch anders trainieren.

Die Übung zentriert die Aufmerksamkeit und die Kraft in der eigenen Mitte und richtet den Körper innerlich und äußerlich zu einer guten Haltung auf. Die daraus entstehende Muskelspannung gibt Halt aus der Körpermitte und stützt die gesamte Wirbelsäule.

Die kleine Bewegungsapotheke für Büro und Schreibtisch

Gestalten Sie Ihren Büro-Alltag entspannter und gesünder. Sorgen Sie für genügend Sauerstoff im Arbeitsraum, lüften sie regelmäßig. Stehen Sie mindestens einmal in der Stunde auf, gehen Sie einige Schritte, recken und strecken Sie sich dabei. Nutzen Sie kleine Pausen für aktive Bewegung. Wiederholen Sie jede Übung 5–10 Mal je nach zur Verfügung stehender Zeit, und bleiben Sie in Ihrem Atemrhythmus.

DEN HIMMEL STÜTZEN

Sitzen Sie aufrecht, am besten auf der Vorderkante der Sitzfläche. Heben Sie die Arme wie ein Gewichtheber an, die Ellenbogen im rechten Winkel auf Schulterhöhe, die Handflächen nach oben, die Fingerspitzen zeigen hinter den Körper. Stellen Sie sich vor, Sie würden mit Ihren Händen den Himmel stützen. Beim nächsten Ausatmen das unsichtbare Gewicht mit den Armen nach oben schieben, beim Einatmen mit den Armen in die Ausgangsposition zurückkehren.

DIE AUFRECHTE VERNEIGUNG

Halten Sie den Oberkörper aufrecht und drehen Sie den Kopf sanft zur rechten Schulter. Verweilen Sie einige Atemzüge, dann die Seite wechseln.

Neigen Sie den Kopf nach rechts, lassen Sie das linke Ohr zur Decke streben. Einige Atemzüge verweilen, dann die Seite wechseln.

Den Kopf nach vorne neigen, den Nacken verlängern, das Kinn wird zum Brustbein geführt. Einige Atemzüge verweilen, dann den Kopf in die aufrechte Position zurückbewegen.

DER RÜCKENBOGEN

Setzen Sie sich aufrecht auf die Vorderkante der Sitzfläche und falten Sie Ihre Hände hinter dem Gesäß. Strecken Sie die Arme durch. Dabei drehen die Ellenbogen von alleine nach innen, als wollten sie sich berühren, während die Schultern nach hinten unten gezogen werden. Die Dehnung umfasst den ganzen Schulterbereich

DER DREH MIT DEM ARM

Lassen Sie die Arme entspannt hängen und sitzen Sie aufrecht. Heben Sie den gestreckten rechten Arm auf Schulterhöhe an, die Handfläche zeigt nach unten. Führen Sie

nun den gestreckten Arm auf Schulterhöhe im Bogen zur linken Schulter und drehen Sie gleichzeitig das Gesicht zur Gegenseite. Überwinden Sie Bewegungsgrenzen nicht durch Beugen des Arms, die Schultern bleiben dabei entspannt unten, der Nacken ist lang. Dann die Seite wechseln.

DIE ZWEIHÄNDIGE BAUCHATMUNG

Nehmen Sie eine aufrechte Sitzposition ein und lehnen Sie an Ihrem Stuhl an. Legen Sie sanft beide Hände nebeneinander auf den Bauch. Atmen Sie ein und spüren Sie wie sich die Bauchdecke unter den Händen nach oben wölbt. Verweilen Sie kurz in der „Atemfülle" am Ende der Einatmung. Atmen Sie aus und spüren Sie das Senken der Bauchdecke, ziehen Sie gegen Ende der Ausatmung den Bauchnabel leicht nach innen. In der „Atemleere" kurz verweilen, dann entspannen. Atmen Sie gleichmäßig und fließend.

DER FINGERFLIP

Sitzen Sie bequem und aufrecht. Strecken Sie den rechten Arm auf Schulterhöhe nach vorne, die Handfläche schaut zur Decke. Drücken Sie nun mit der linken Hand erst den

Handballen, dann die gestreckten Finger der rechten Hand sanft nach unten Richtung Körper, so weit Sie kommen. Im Idealfall zeigen die Fingerspitzen zum Boden. Langsam loslassen und Seite wechseln.

DIE BILDSCHIRMPAUSE

Lehnen Sie sich zurück, legen Sie die Hände leicht verschränkt an den Hinterkopf, dehnen Sie den Brustkorb, indem Sie die Ellenbogen sanft nach hinten ziehen. Halten Sie diese Position mehrere Atemzüge lang.

Ayurvedisches Well-Aging

Ausstrahlung und Wohlbefinden

Menschen sind schön, wenn sie ge-löst, heiter und lebensfroh wirken, und wenn ihr Körper Reinheit und Frische ausstrahlt. Reinheit und Frische sind auch Merkmale für Jugendlichkeit und Gesundheit, gleichgültig, wie alt ein Mensch den Jahren nach ist. Der Ayur-veda leistet beides. Die klassische Ent-giftung baut körperlich neu auf, seine uralten Verfahren tiefer Entspannung, Yoga und Meditation, schenken dem Geist Ruhe, Weite und Lebensfreude. Diese innere Harmonie und Gesund-heit trägt der Mensch sichtbar als At-traktivität und Schönheit auf der Haut.

Obwohl die Auffassung zu innerer Schönheit bei Mann und Frau überein-stimmt, gehen die Vorstellungen von äußerer Schönheit auseinander. Die weibliche Schönheit wird vor allem mit jugendlicher Haut und einer frischen, harmonischen Kontur verbunden, bei der männlichen Schönheit gilt eher das Ideal von kraftvoller Vitalität. Bei aller Unterschiedlichkeit in der Wahrneh-mung werden der Glanz der Haut und die Elastizität des Muskels doch aus der gleichen Quelle gespeist, sie nähren sich aus der Reinheit der Körpergewebe.

Das Geheimnis von wahrer Schönheit

Aus den Bausteinen der Nahrung bildet der Körper in einem steten Destill-lationsprozess die sieben Gewebe Dha-tus von Lymphe, Blut, Muskel, Fettge-webe, Knochen, Nerven und Fortpflan-zungsgewebe. Sind diese Gewebe frei von Schlacken und voll funktionsfähig, bildet sich zusätzlich als feinste Essenz die Lebenskraft Ojas, die als positive Ausstrahlung wahrgenommen wird.

Ojas entsteht aus wohlschmecken-den, nährenden Speisen für alle Sin-ne, die ein harmonisch funktionieren-des Verdauungsfeuer Agni in gesunde und reine Gewebe verwandelt. Es kann nicht aus der Kasteiung mit Diäten oder einseitigem Fitnesstraining gewonnen werden, sondern durch eine ganzheit-lich aufbauende, bereichernde und lie-bevolle Behandlung des Körpers.

Ein wichtiger Beitrag für eine gute Ausstrahlung ist das eigene Selbstver-ständnis. Schönheit liegt im Auge des Betrachters, das ist eine Wahrheit, die auch für die Wahrnehmung des eigenen

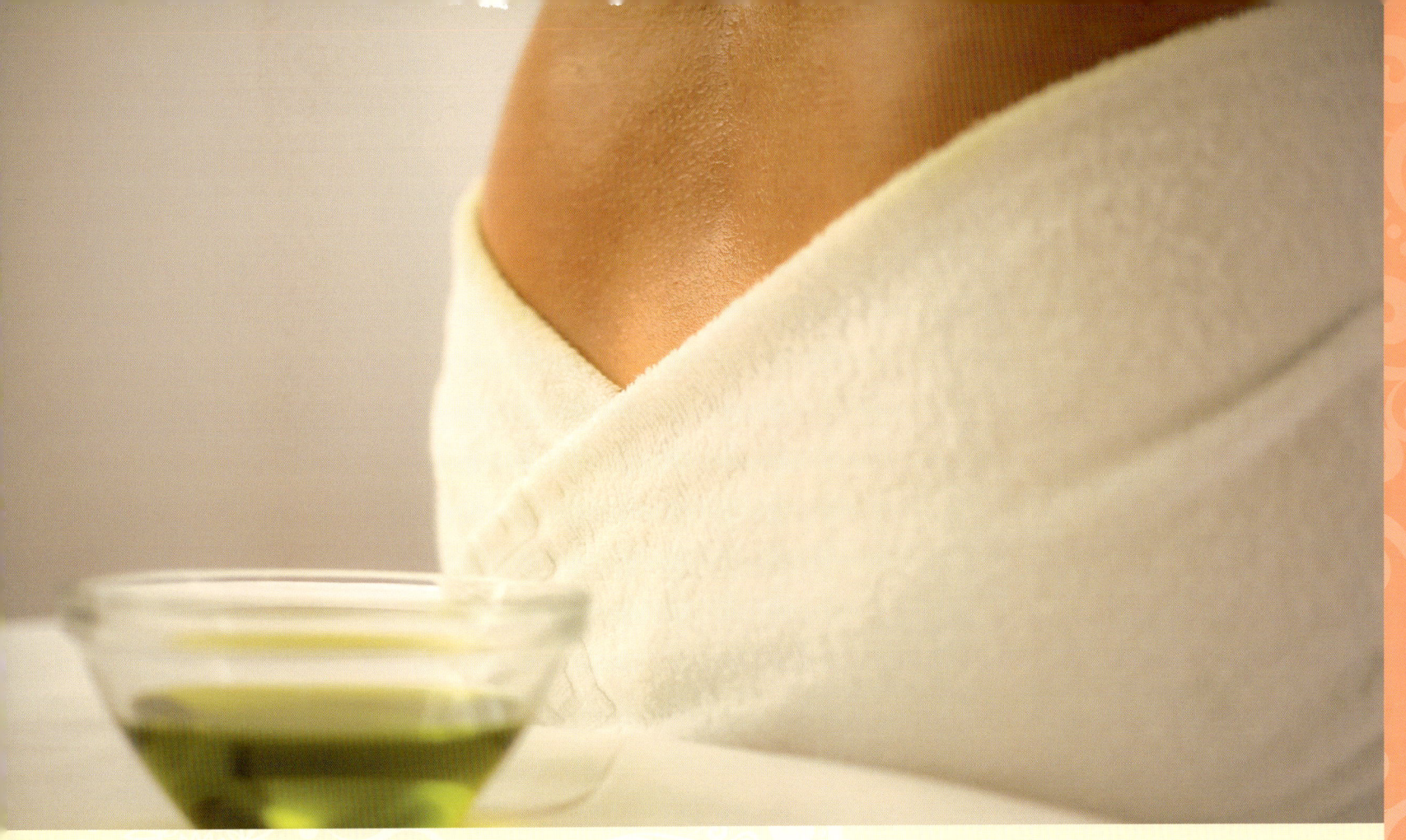

Äußeren gilt. Es ist eines Jeden Aufgabe, seine ganz persönliche Schönheit zu entdecken.

Die Schönheit der Konstitutionstypen

Die Anziehungskraft von Vata liegt in ihrer Anmut und beweglichen Lebendigkeit. Die Gestalt ist schmal und schlank mit reiner, durchscheinender Haut und leicht gekräuseltem Haar. Der Blick ist eher scheu. Während die Schönheit der Frau fast mädchenhaft und ätherisch erscheint, ist die des Mannes von feingeistiger Qualität.

Die Anziehungskraft von Pitta entsteht durch eine lebhafte Ausdruckkraft und Leidenschaftlichkeit. Die Gestalt ist von regelmäßiger Kontur mit zarter Haut und seidigem Haar. Der Blick der Augen ist intensiv und strahlend. Die Schönheit der Frau ist herausfordernd und temperamentvoll, die des Mannes von unwiderstehlicher Vitalität und Feurigkeit.

Die Anziehungskraft von Kapha liegt in ihrer Sanftheit und Herzenswärme. Die Haare sind dicht und voll, die Haut rein und zart, die Augen groß und glänzend. Die Gestalt ist von harmonischer Form und üppig, die Stimme klingt angenehm. Während die Schönheit der Frau in samtiger Weichheit erscheint, ist die des Mannes von kraftvoller Präsenz.

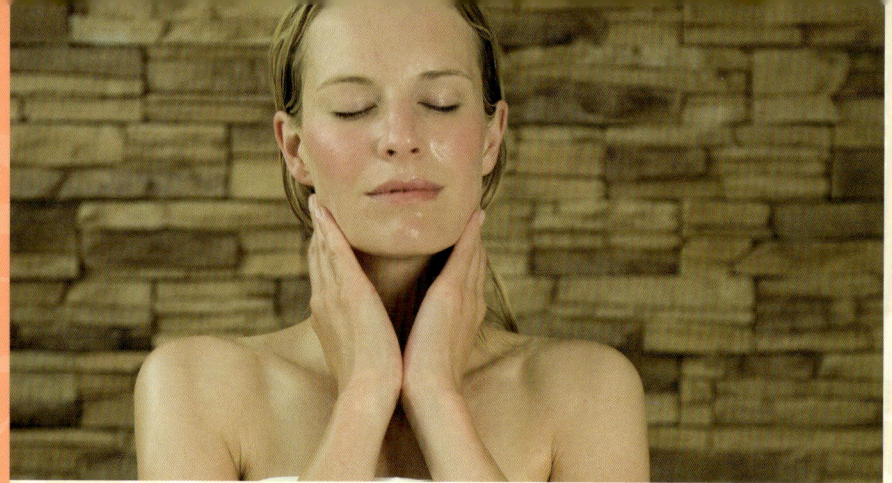
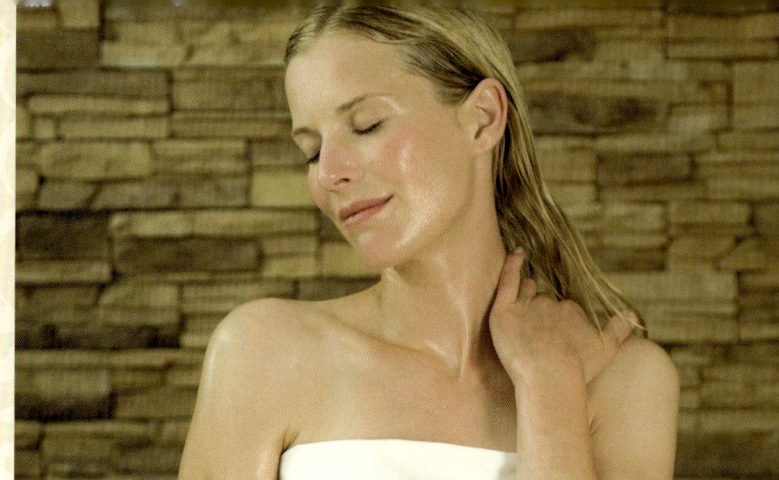

Die Pflege der fünf Sinne

Im menschlichen Körper verbinden sich die Kräfte der fünf Elemente Raum, Luft, Feuer, Wasser und Erde. Die fünf Sinnesorgane des Menschen wiederum dienen der Wahrnehmung der Elemente Die Eindrücke von Klang, Berührung, Farbe, Geschmack und Geruch sind direkt verknüpft mit den menschlichen Gedanken und Gefühlen. Die Sprache ist dazu reich an Beispielen.

Raum und Klang

Das Element Raum überträgt den Schall, sein Sinnesorgan ist das Ohr. Bei einem negativen Erleben kann man etwas nicht mehr hören, im positiven Sinne ist etwas wie Musik in den Ohren.

Luft und Berührung

Die Luft ist dem Tastsinn zugeordnet, ihr Sinnesorgan ist die Haut. Bei negativem Erleben läuft es einem kalt den Rücken herunter, im positiven Sinne fühlt man sich in seiner Haut wohl.

Feuer und Farbe

Das Feuer gehört zum Sehsinn, sein Sinnesorgan ist das Auge. Bei negativem Erleben kann man sich etwas nicht mehr anschauen, im positiven Sinne geht einem ein Licht auf.

Wasser und Geschmack

Das Wasser gehört zum Geschmackssinn, sein Sinnesorgan ist die Zunge. Bei negativem Erleben schmeckt einem etwas gar nicht, im positiven Sinne lässt man sich etwas auf der Zunge zergehen.

Erde und Geruch

Die Erde ist mit dem Geruchssinn verbunden, ihr Sinnesorgan ist die Nase. Bei negativem Erleben riecht etwas nach Ärger, im positiven Sinne wittert man Morgenluft.

Die Sinnesorgane sind die Vermittler zwischen der äußeren und der inneren Welt. In ihrer Wirkung auf den

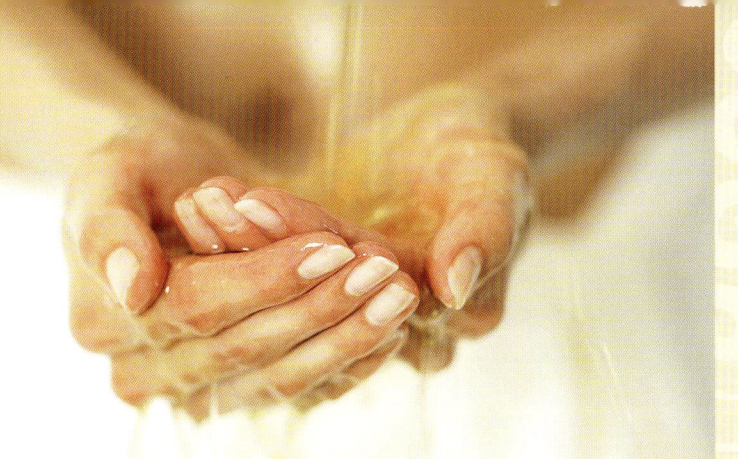

Geist rufen sie Erkenntnis hervor, in der Seele bewegen sie Empfindungen. Ihre regelmäßige Pflege stärkt und verjüngt die Sinne, intensiviert das Lebensgefühl und schenkt Erlebnisreichtum.

Der Tastsinn

Die Haut reinigt sich durch die ständige Erneuerung der Zellen und durch die Absonderung von Flüssigkeiten und Fett. Die regelmäßige Ölmassage (siehe S. 152 ff.) oder bei der Kapha-Konstitution das Garshan (siehe S. 64 ff.) hält den Wahrnehmungskanal rein und klar.

Der Geschmackssinn

Die Selbstreinigung des Geschmackssinns übernimmt der Fluss des Speichels. Die tägliche Reinigung der Mundhöhle und der Zunge mit Gandusha löst Schlacken und verbessert das Geschmacksempfinden.

Der Sehsinn

Die Selbstreinigung der Augen erfolgt durch den Wimpernschlag und die Tränenflüssigkeit. Ein wirksames Mittel zur Pflege ist Ghee, es lässt Entzündungen abklingen, wirkt antibakteriell und nährt das Auge. Einmal pro Woche einen Tropfen flüssiges Ghee vorsichtig in das Auge geben und nach der Behandlung nicht ausspülen. Der beste Zeitpunkt dafür ist abends vor dem Schlafengehen, denn das Auge sollte danach ruhen.

Der Geruchssinn

Die Flimmerhärchen und der Niesreflex übernehmen die Reinigung der Nase. Eine regelmäßige Spülung mit salzhaltigem Wasser pflegt die Schleimhäute. Die Nasenschleimhäute sollten bei der Selbstmassage sanft mit einem Tropfen Öl eingerieben werden (s. S. 152 ff.)

Der Hörsinn

Die Selbstreinigung der Ohren erfolgt durch das Ohrenschmalz. Wie die Nase sollten auch die Ohren täglich mit einem Tropfen Öl gepflegt und unterstützt werden (siehe S. 152 ff.), das nährt die Gewebe, fördert die Durchblutung und hält das Trommelfell elastisch.

> Ein Herz voller Liebe, eine Seele voller Ruhe, ein Geist voller Gelassenheit verleihen ein unwiderstehliches und strahlendes Aussehen. «

Vanita Kansal, Ayurveda-Ärztin im Parkschlösschen

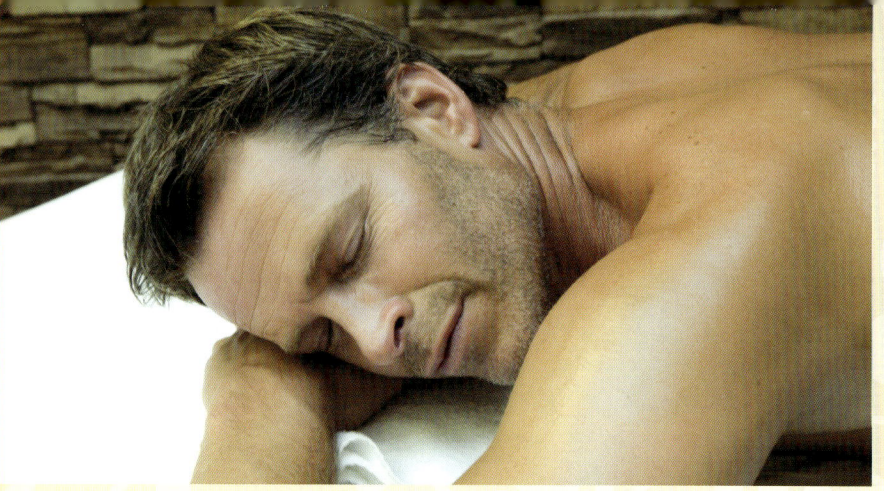
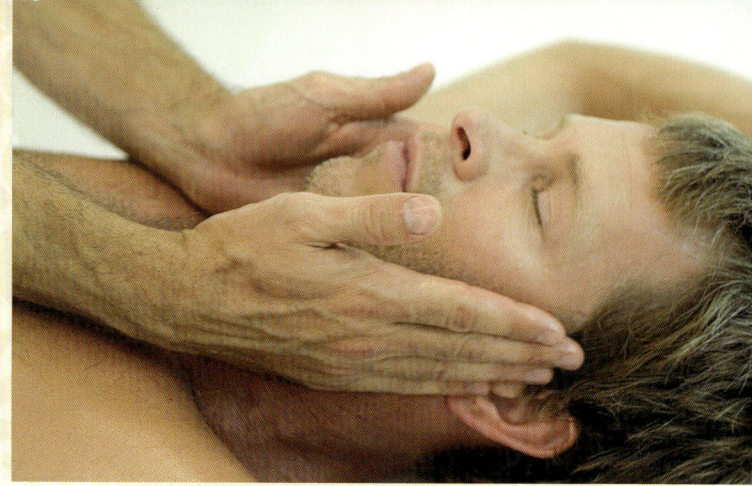

Echte Schönheit geht unter die Haut

Die Haut ist das Kleid des Körpers und das Spiegelbild zahlreicher biologischer Vorgänge im Organismus. Mit über zwei Quadratmetern Oberfläche ist sie das größte Sinnesorgan und wird dem Tastsinn zugeordnet, nach dem Darm ist sie das zweitgrößte Organ.

Die Funktionen der Haut sind vielfältig. Sie dient dem Körper als Hülle gegenüber der Außenwelt, schützt vor Umwelteinflüssen, hält die Immunabwehr aufrecht, gleicht mit bis zu 14 Litern Verdunstungskapazität den Wärmehaushalt aus und reguliert den Stoffwechsel.

Eng vernetzt steht sie in Wechselwirkung mit allen anderen Organen. In der Haut arbeiten etwa die gleichen nervengesteuerten Rezeptoren wie in Niere und Darm. So geht ein großer Schrecken nicht nur unter die Haut, sondern auch an die Nieren. Im Schock wird in allen drei Organen die Durchblutung massiv vermindert und die Temperatur abgesenkt.

Die innigste Verbindung hat die Haut zum Darm. Seine rund 500 Quadrat-meter große Oberfläche projiziert seine gute oder schlechte Verdauungsfunktion – und stellvertretend auch die Funktion des gesamten Körpers – direkt auf die Haut. Deshalb versucht der Ayurveda alle Hauterkrankungen über eine Anpassung der Ernährung und eine Darmsanierung zu heilen. Denn durch die enorme Größe der Darmoberfläche hat gerade die Ernährung die unmittelbarste Auswirkung: Zeige mir deine Haut und ich sage dir, wie gesund du bist, so lautet ein Credo der Ayurvea-Ärzte.

Die heilsame Berührung

Der Weg zu schöner, gesunder, elastischer Haut wird von innen durch die Darmgesundheit gefördert, von außen durch die Anwendung der traditionellen ayurvedischen Öl-Massagen.

Ayurvedische Massageöle leisten einen großen Teil der Entgiftungsarbeit. Mit jeder Behandlung dringen sie in die unteren Hautschichten vor. Die Tiefenwirkung, insbesondere von gereiftem Sesamöl, reicht bis in das Bindegewebe und an die Lymphgefäße heran. Etwa

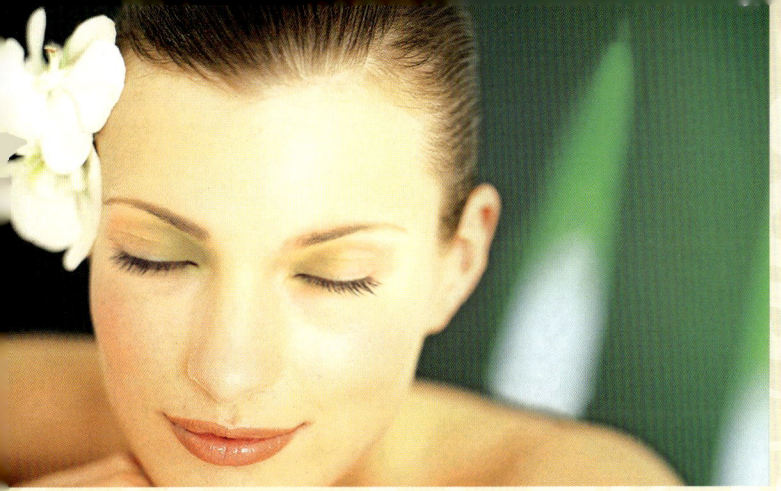

drei Viertel des Öls wird durch das Gewebe absorbiert, das übrige Öl bindet abgelagerte Toxine und wird über die Haut wieder ausgeschieden, manchmal noch Stunden oder sogar Tage später.

Die Wärme der Öle, die gefühlvollen Hände der Therapeuten, ihre Konzentration auf den Gast und die heilsame Berührung haben einen wichtigen Anteil an der besonderen Wirkung der ayurvedischen Öl-Massagen. Bereits nach 2 Tagen bekommt die Haut eine völlig andere Textur, sie wird weich, glatt, straff und elastisch.

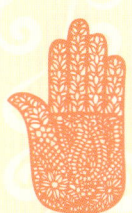

Die Wirkung der ayurvedischen Öl-Massage

Jede Massage hat eine heilsame und verschönernde Wirkung, eine Gesichtsmassage ebenso wie eine Ganzkörper-Massage (siehe S. 56 ff.), ihr Unterschied liegt vor allem in der entstehenden Tiefenwirkung.

Eine Massage...
> nährt und entschlackt die Haut
> kräftigt und entspannt die Muskulatur
> schützt die Haut, stärkt die Barrierefunktion und das Immunsystem
> erweitert die Körperkanäle
> regt den Kreislauf und die Durchblutung an
> aktiviert die Sinneswahrnehmung und kräftigt die Vitalpunkte
> stabilisiert das Hormonsystem und steigert die Libido
> stärkt die Verdauungskraft
> unterstützt die Entgiftung durch Darm und Niere
> wirkt verjüngend
> nimmt Unruhe oder Schlaflosigkeit
> harmonisiert die Doshas

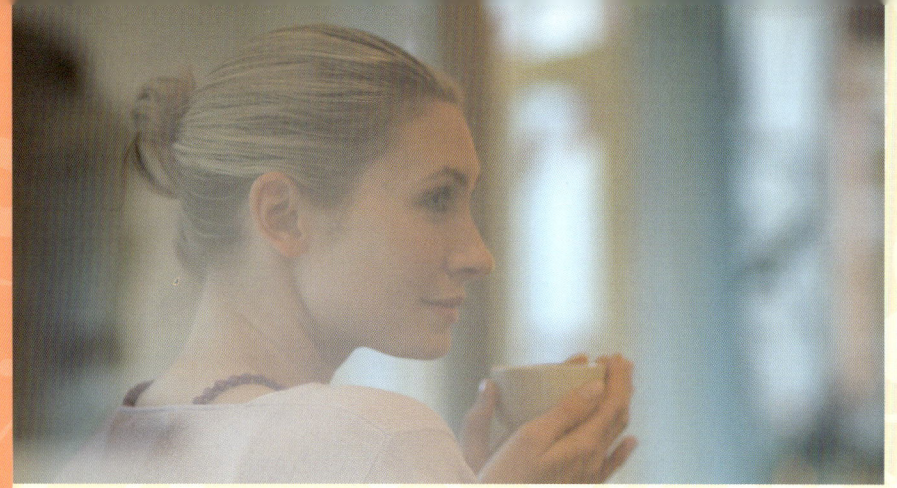
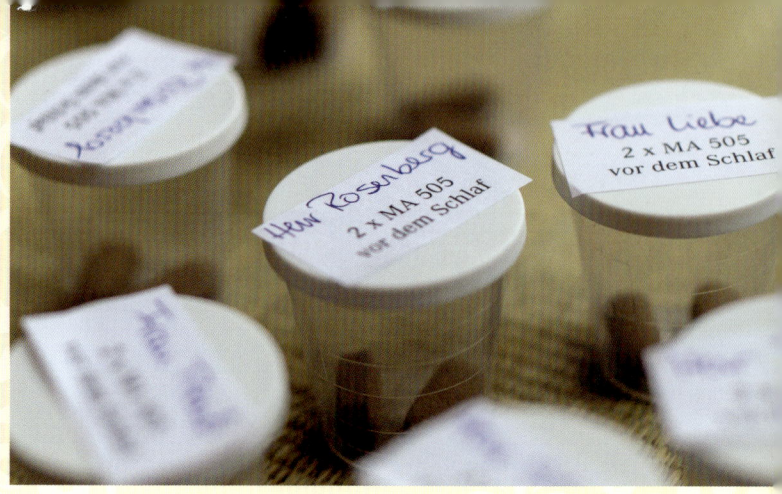

Die innere Erneuerung durch ayurvedische Rasayanas

Ein Stern wird geboren und erlischt, eine Blume erblüht und verwelkt, das liegt in der Natur des Lebens. Alles im Kosmos unterliegt dem Prozess der Veränderung, auch der Mensch, der erwachsen wird, manche Krankheit übersteht und altert. Der Ayurveda begreift diese Entwicklung als natürlich, doch fördert er mit seinen Empfehlungen zum Erhalt des individuellen Dosha-Gleichgewichts durch richtige Ernährung, Yoga, Meditation und regelmäßiger Entgiftung ein möglichst langes Leben in Gesundheit.

Der Hauptgrund für vorzeitiges Altern liegt in einer falschen Ernährung und einer unpassenden Lebensweise, die zur Bildung von unverdauten Schlacken Ama und zu dauerhaftem Dosha-Ungleichgewicht führen. Schlacken verlangsamen den Stoffwechsel, behindern die Zufuhr von Nährstoffen und erschweren die Erneuerung der Gewebe durch eine Hemmung der Zellteilung. Eine weitere Ursache für vorzeitiges Altern ist normaler Verschleiß, der nicht ausrei-

chend durch den Aufbau von neuem Gewebe ausgeglichen wird.

Da auch ein bewusst und gesund lebender Mensch fortwährend Einflüssen ausgesetzt ist, die sein Gleichgewicht ins Schwanken bringen, ist es hilfreich, den Körper – zusätzlich zu der regelmäßigen Reinigung durch eine Panchakarma-Kur – mit besonderen Nahrungsmitteln und ayurvedischen Heilmitteln zu unterstützen, die den biologischen Alterungsprozess verlangsamen können und eine besonders gewebeverjüngende und lebensverlängernde Wirkung besitzen. Diese Verjüngungsmittel nennt der Ayurveda Rasayanas, ein zusammengesetzter Begriff aus dem Sanskritwort rasa für Plasma oder Lymphe, die die nährende Grundsubstanz aller Körpergewebe ist, und ayana, dem körpereigenen Transportmittel für diese Grundsubstanz.

Rasayanas verhindern vorzeitiges Altern und lassen den Menschen das Potential seiner Lebensspanne voll ausschöpfen. Sie kräftigen und erneu-

ern alle Körpergewebe. Sie verbessern die Durchblutung und stärken das Immunsystem, fördern die geistige Leistungsfähigkeit und den gesunden Schlaf. Der Körper dankt diese grundlegende Vitalisierung mit einem strahlenden Aussehen.

Der Ayurveda kennt eine Vielzahl medizinischer Rasayanas. Da sie in spezielle Kreisläufe des Körpers oder in seine Organsysteme und ihre Funktionen eingreifen, sollten sie nur in Rücksprache mit einem erfahrenen Ayurveda-Arzt ausgewählt und eingenommen werden.

Natürliche Rasayanas, die die Natur in Form von Nahrung bereit hält, kann jeder Mensch täglich zu sich nehmen. Es gibt eine ganze Reihe von Lebensmitteln, denen der Ayurveda bei regelmäßigem Genuss eine vitalisierende und verjüngende Wirkung zuschreibt.

Milch, Ghee und Honig

Naturbelassene Kuhmilch, Honig und Ghee gelten als äußerst wirksame Rasayanas. Ihre Anwendung und Rezepte finden Sie auf S. 92 ff.

Mandeln und Honig

Ein einfaches Rezept, um jeden Tag etwas für die Erhaltung von Gesundheit und Lebensfreude zu tun, ist das Einnehmen von süßen Mandeln in Honig. Legen Sie die Mandeln mindestens 7 Tage in Honig ein und stellen Sie das Glas während dieser Zeit möglichst in die Sonne. Nehmen Sie 5–10 Mandeln verteilt auf 1–2 Dosierungen pro Tag ein.

Rasayanas in der täglichen Ernährung

> Amla
> Aprikose
> Ashwagandha in Kapsel- oder Tablettenform
> Avocado
> Cashewnuss
> Cumin
> Datteln
> Dinkel
> Gerste
> Ghee
> Honig
> Ingwer, frisch
> Kurkuma
> Mandel
> Mango
> Milch
> Muskatnuss
> Pfeffer, schwarz
> Pippali
> Pistazie
> Reis
> Safran
> Sesam
> Shatavari in Kapsel- oder Tablettenform
> Weintraube
> Weizen
> Yamswurzel
> Zimt

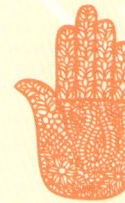

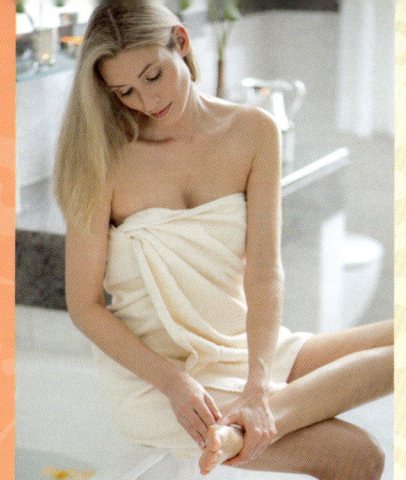
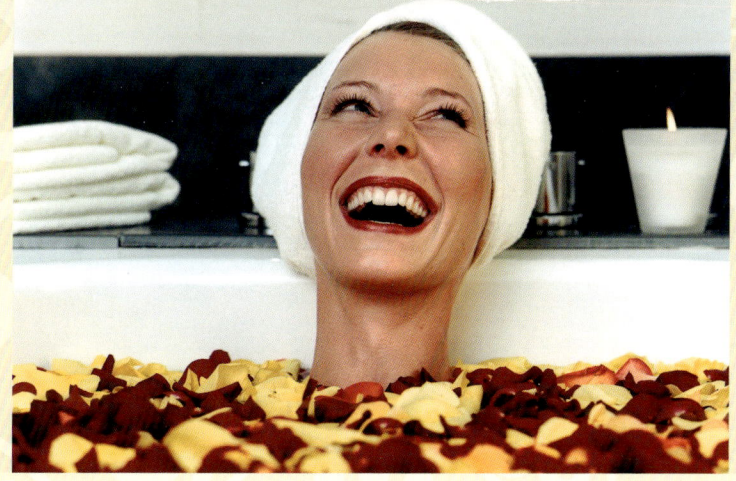
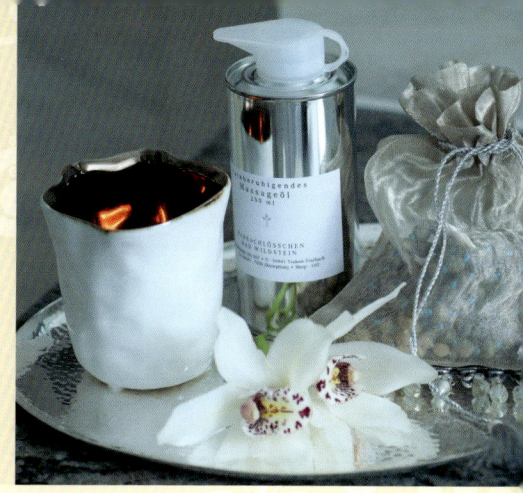

Die äußere Erneuerung durch harmonisierende Wohlfühlpflege

Das beste Mittel, um die Haut frisch, jugendlich und gesund zu erhalten und sie zum Strahlen zu bringen, ist eine sanfte und belebende Massage mit ayurvedischen Ölen. Am Morgen angewendet, bringt sie Sie ausgeglichen und energiegeladen durch den Tag, am Abend gibt Sie Ihnen die Möglichkeit, zu entspannen und wieder in Ihre Mitte zu finden.

Die folgenden Massagen sind für die Anwendung allein oder mit einem Partner geeignet.

Abhyanga

Stellen Sie für das Abhyanga angewärmtes, gereiftes Sesamöl oder ein passendes Konstitutions-Öl in einem angenehm beheizten Raum bereit. Beginnen Sie mit den Ohren und geben Sie zwei Tropfen Öl mit der Fingerkuppe in jede Ohrmuschel, bewegen Sie den Finger dabei sachte im Kreis. Danach reiben Sie etwa einen Esslöffel Öl ausgehend vom Scheitelpunkt mit langsamen kreisenden Bewegungen in die Kopfhaut ein. Im Anschluss tragen Sie das gut handwarme Öl zügig in Haarwuchsrichtung auf dem gesamten Körper auf. Verwenden Sie reichlich Öl, es verrichtet bei dieser Massage die Hauptarbeit, denn es dringt durch die Hautbarriere in das Gewebe ein und wirkt dort entgiftend und nährend.

Arbeiten Sie bei der anschließenden Massage von der Körpermitte nach außen und von oben nach unten. Behandeln Sie die Gliedmaßen von Armen und Beinen dabei mit langen kräftigen Streichbewegungen, die Gelenke mit kleinen, sanften kreisförmigen Bewegungen. Massieren Sie den Bauch zart im Uhrzeigersinn. Schenken Sie Ihren Füßen besondere Aufmerksamkeit und ölen Sie sie gründlich und ausführlich ein.

Nehmen Sie sich für die Massage 15–25 Minuten Zeit. Wenn möglich, lassen Sie das Öl weitere 15 Minuten einziehen, bevor Sie es mit einer milden Seife abduschen.

Ein Abhyanga beruhigt erhöhtes Vata, beseitigt Trockenheit und Spannungsgefühl und spendet Schutz und Wärme. Sich in der eigenen Haut wohl zu fühlen, ist durch nichts zu ersetzen. Regelmäßig angewendet, hält sie die Haut rein, jung, elastisch und stärkt die Sinneswahrnehmung. Für Vata empfiehlt sich ein Abhyanga 3–5 Mal pro Woche, für Pitta 2–3 Mal und für Kapha 1–2 Mal.

Padabhyanga

Padabhyanga ist eine Unterform des Abhyanga und eine Teilkörpermassage an Füßen und Beinen. Zuhause kann man seine Vata-beruhigende Wirkung auch bei einer reinen Fußmassage ge-

nießen. Insbesondere abends lässt es Körper und Gedanken zur Ruhe kommen, morgens entwickelt es zusätzlich eine belebende Wirkung.

Verwenden Sie körperwarmes Ghee (Herstellung siehe S. 95) oder gereiftes Sesamöl und verteilen Sie es großzügig auf dem Fuß. Massieren Sie das Sprunggelenk, aber auch die kleinen Gelenke der Zehen, mit kreisenden Bewegungen. Schieben Sie den Zeigefinger nacheinander in jeden Zehenzwischenraum und bewegen Sie ihn kräftig hin und her. Behandeln Sie die Fußsohle und den Fußrücken gleichzeitig mit beiden Händen. Beenden Sie die Behandlung mit langsamen, ausstreichenden Bewegungen. Die Fußmassage können alle Doshas täglich anwenden.

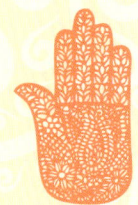

Die Herstellung von gereiftem Sesamöl

Verwenden Sie zur Herstellung ausschließlich biologisches, kaltgepresstes Sesamöl.

Geben Sie das gesamte Öl in einen Topf und erhitzen Sie es kurzzeitig auf 100° C. Kontrollieren Sie die Temperatur: Die nötigen 100° C sind erreicht, wenn kleine Wassertropfen, die man auf die Öloberfläche spritzt, zerplatzen. Lassen Sie das Öl abkühlen und füllen Sie es in eine Flasche ab. Lagern Sie es kühl und lichtgeschützt.

Für die Verwendung bei der Massage erwärmen Sie das Öl portionsweise vorsichtig auf Körpertemperatur.

Herz und Hingabe

Die Menschen im Parkschlösschen

Eine Ayurveda-Therapie, insbesondere eine Panchakarma-Kur, ist eine intensive Zeit der Erneuerung. Der Weg des Loslassens, von Schlacken, Denkmustern und überkommenen Gefühlen, erzeugt eine besondere Empfindsamkeit. Das Bedürfnis nach Schutz und Wärme ist ein natürlicher Begleiter in dieser Zeit.

Die Menschen im Parkschlösschen sehen es als ihre besondere Aufgabe, die Begleiter dieser Phase zu sein. Alle, die hier arbeiten, haben den Ayurveda als einen Teil ihres Lebens angenommen. Sie geben ihr möglichstes, jedem während seines Aufenthaltes auf ganz persönliche Weise Unterstützung zu schenken.

Die ganzheitliche Philosophie des Parkschlösschens, sie wäre nicht vollständig ohne die Menschen, die jeden Tag aufs Neue bereitstehen, um den Ayurveda in ein gelebtes Miteinander umzusetzen.

Fürsorge und Herzlichkeit

Im Parkschlösschen hat die persönliche und individuelle Betreuung eines jeden Gastes oberste Priorität. Um diese Aufgabe zu erfüllen, wurde ein eigenes Mitarbeiter-Team ins Leben gerufen, die Gästebetreuung. Sie ist für den Gast die erste Anlaufstelle des Hauses, vermittelt viele praktische Informationen und Hintergrundwissen zur Ayurveda-Therapie und bleibt während des gesamten Aufenthalts im Parkschlösschen in persönlichem Kontakt mit dem Gast, um sich nach seinem Wohlbefinden zu erkundigen und ihm in allen Phasen der Kur mit Rat und Tat zur Seite zu stehen.

Aufmerksamkeit und Sorgfalt

Mit aufmerksamem Auge und diskreter Hand umhegt das Housekeeping-Team den Gast und das Haus. Viele kleine Selbstverständlichkeiten, die maßgeblich zum Wohlfühlambiente gehören, die Kannen mit heißem Wasser, die am Anfang und am Ende jedes Tages vor

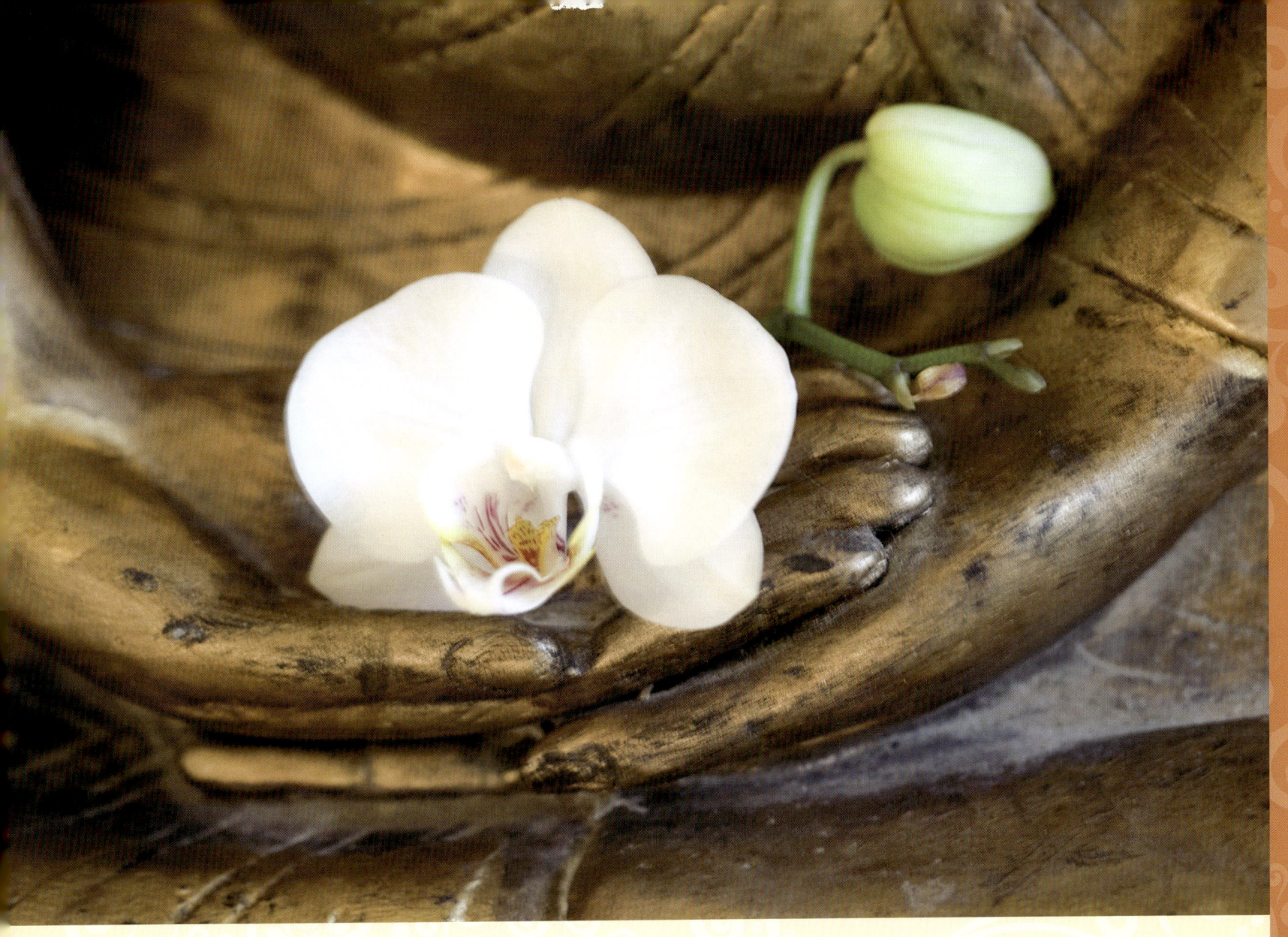

der Zimmertür warten, die frischen Blumen, ebenso wie die abendlich aufgeschlagenen Betten sind dem unsichtbaren Wirken dieses Teams zu verdanken.

Inspiration und Leidenschaft

Liebe geht durch den Magen, weiß schon der Volksmund. Im Ayurveda greift dieser Leitgedanke noch tiefer, für ihn ist Nahrung Medizin und die richtige Kost eine tragende Säule jeder Ayurveda-Therapie.

Die Küche ist der künstlerische Spielraum für das Köcheteam. Mit der ayurvedischen Ernährungs- und Gegenmittellehre als Leitfaden kreiert das Team eine leichte und leckere vegetarische Gourmet-Kost. Durch die Verbindung von europäischer und asiatischer Küche eröffnet sich jeden Tag eine ganze Welt neuen Geschmacks.

Anregungen für die eigene Küche erhält der Gast in Ernährungsvorträgen. Das Handwerk und viele einfache Kunstgriffe kann er sich während der Koch-

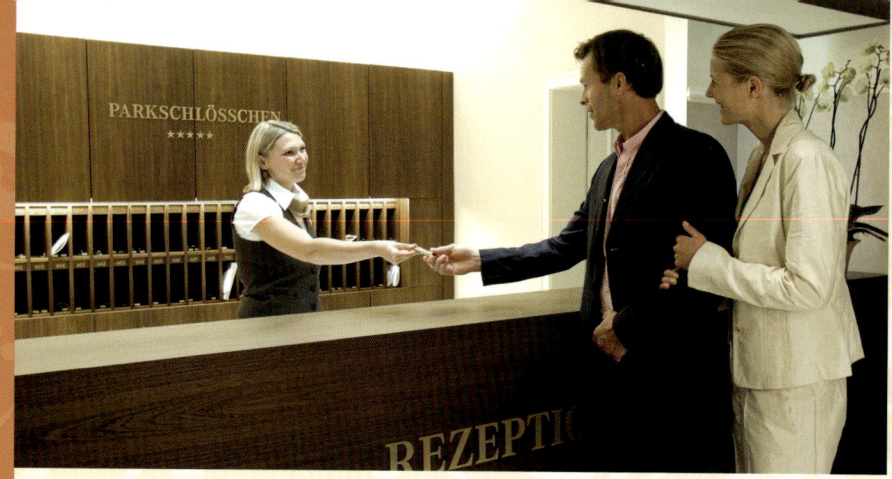
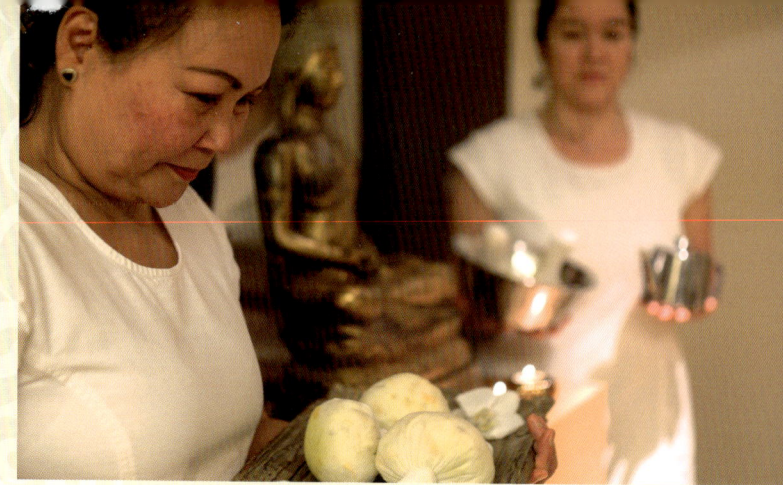

workshops in der Parkschlösschen-Lehrküche direkt und mit viel Spaß bei den Köchen abschauen und ausprobieren.

Die lächelnde Verbindung zwischen Küche und Gast ist das Service-Team im Speisesaal. Seine Mitarbeiter erleben die Gäste mehrmals täglich, begleiten sie durch alle Stimmungen. In den verschiedenen Stadien der Therapie bleibt ihnen auch das Unausgesprochene nicht verborgen. Sie umhegen mit schön eingedeckten Tischen und ästhetisch angerichteten Menüs und haben jederzeit ein offenes Ohr für persönliche Wünsche.

Handwerk und Fingerspitzengefühl

Medizinische Massagen und manualtherapeutische Anwendungen sind das Herzstück der Ayurveda-Therapie. Die Therapeuten sind dem Gast hautnah, ihre empfindsamen Hände schauen gleichsam unter die Oberfläche und erspüren in Spannung und Widerstand, in Gelöstheit und Gleichklang, die Geschichte seines Körpers und begleiten ihn mit ihrer Arbeit durch alle Stadien der tiefgreifenden Entgiftung.

Die besondere Wirkkraft der Anwendungen entsteht auch aus einer inneren Zugewandtheit. Im Vertrauen darauf kann der Gast sich fallen lassen und schließlich eingehüllt in Ruhe und intensive Zuwendung eine tiefe Entspannung und Zufriedenheit erfahren.

Achtsamkeit und Führung

Yoga und Meditation ergänzen den ganzheitlichen Gesundheitsansatz des Ayurveda und sind effektive Mittel der Prävention und Regeneration. Die Yogalehrer im Parkschlösschen führen den Gast auf seiner Erkundungsreise zu mehr Gleichgewicht. Mit großer Achtsamkeit unterstützen sie den körperlichen Fortschritt des Gastes, geben sanfte Hilfe, fördern seine Selbstwahrnehmung und begleiten die täglichen Meditationseinheiten in der Gruppe.

Wissen und Weisheit

Fester Bestandteil jedes Aufenthalts im Parkschlösschen sind die regelmäßigen Konsultationen mit den Ayurveda-Ärzten. Der ursprünglichen Lehre tief verbunden, mit fein geschul-

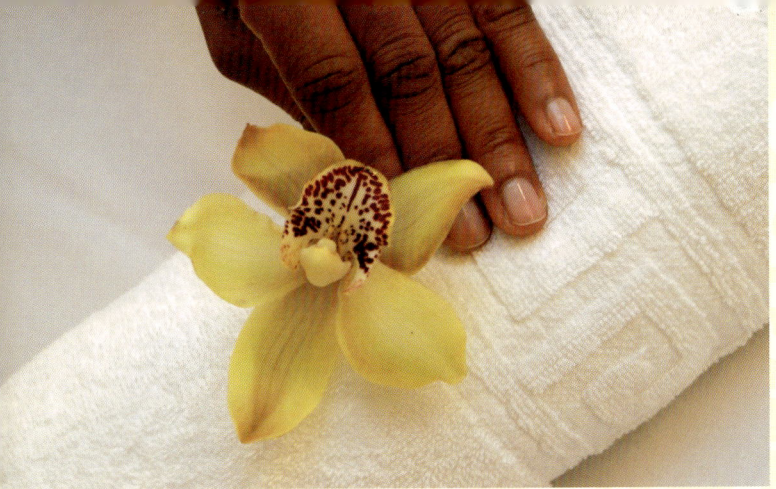

ten Sinnen und einem großem Erfahrungsschatz stellen sie den Menschen in die Mitte ihres enormen Wahrnehmungsvermögens. Die Beziehung zwischen Arzt und Patient ist dabei geprägt von intensivem Austausch und Offenheit. Der Weg zu einer besseren Lebensqualität und nachhaltiger Gesundheit wird gemeinsam beschritten.

Es ist der Gruß und das persönliche Gespräch an der Rezeption, der geschickte Griff der Haustechnik, die hegende Hand des Gärtners, es ist jede Geste, die einen fühlbaren Unterschied macht. Und es ist der Einsatz von rund 100 Menschen und ihr einträchtiges Miteinander, die das Parkschlösschen zu einem besonderen Ort der Heilung machen.

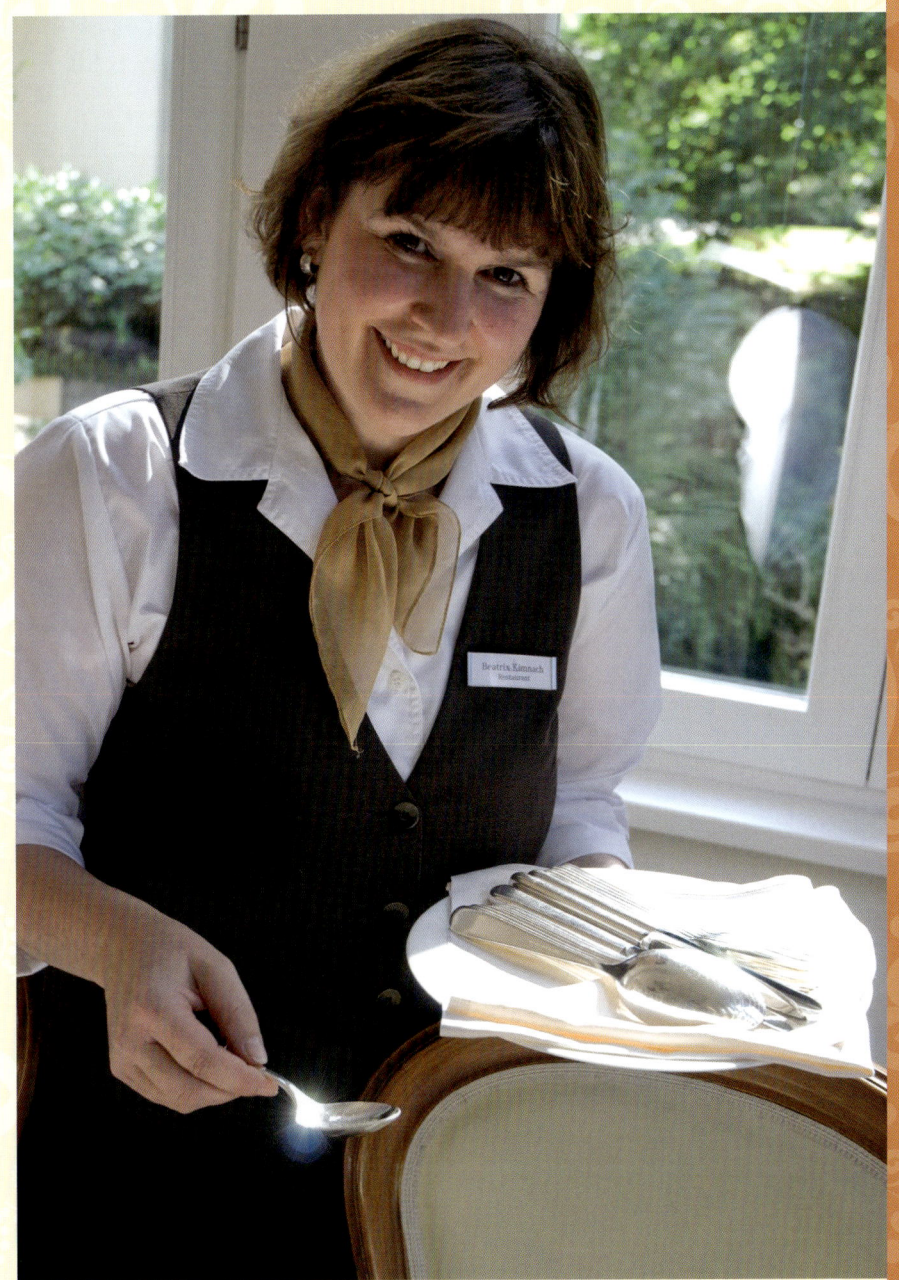

Unsere Gäste über das Parkschlösschen

„Das Parkschlösschen ist eine Oase, in der Körper, Geist und Seele gleichermaßen angesprochen werden. Das gesamte Team hat die Idee des Ayurveda verinnerlicht und lebt sie untereinander und mit den Gästen."

„Jeder hier ist sofort zur Stelle, um einen zu umsorgen. Und das auf sehr angenehme Art und Weise und mit viel menschlicher Wärme!"

„Wir haben hier nach 20 Jahren unseren ersten Urlaub gehabt. Wir gehen mit dem Gefühl uns rundum erneuert zu haben."

„Das Schönste im Parkschlösschen ist, dass die Freundlichkeit aller Mitarbeiter von Herzen kommt. Das macht den Aufenthalt hier immer wieder zu einem ganz besonderen Erlebnis."

„Das ist der beste Service, den ich bisher erleben durfte. In diesem Haus und unter den Menschen herrscht eine ganz warme und magische Energie."

„Panta-Rhei – alles fließt – hier ist das verwirklicht. Es ist unglaublich, dass es so einen liebevollen Verwöhnort gibt, wie das Parkschlösschen. Ich bin zutiefst dankbar."

„Die Menschen machen den Unterschied. Das Team gibt einem ab der 1. Minute das Gefühl willkommen zu sein. Gelebte Herzlichkeit. Danke!"

„Hier wird man wirklich ‚auf Händen getragen'."

„Man merkt sehr deutlich, dass das Team mit sehr großem Einsatz und Identifikation dabei ist. Das hilft dem Kurerfolg sehr und macht den Aufenthalt wirklich zu einer Freude."

„Ich kam her, beruflich aber auch nach schwerer privater Krise ausgelaugt, antriebslos, nicht mehr wissend, warum ich was überhaupt noch mache und fühle mich wie neugeboren. Ich habe ‚mich' zurück."

„Ich war sehr beeindruckt von der echten und authentischen Hingabe an den Ayurveda. Kein Detail hat gefehlt und jeder hat den Ayurveda gelebt und geatmet."

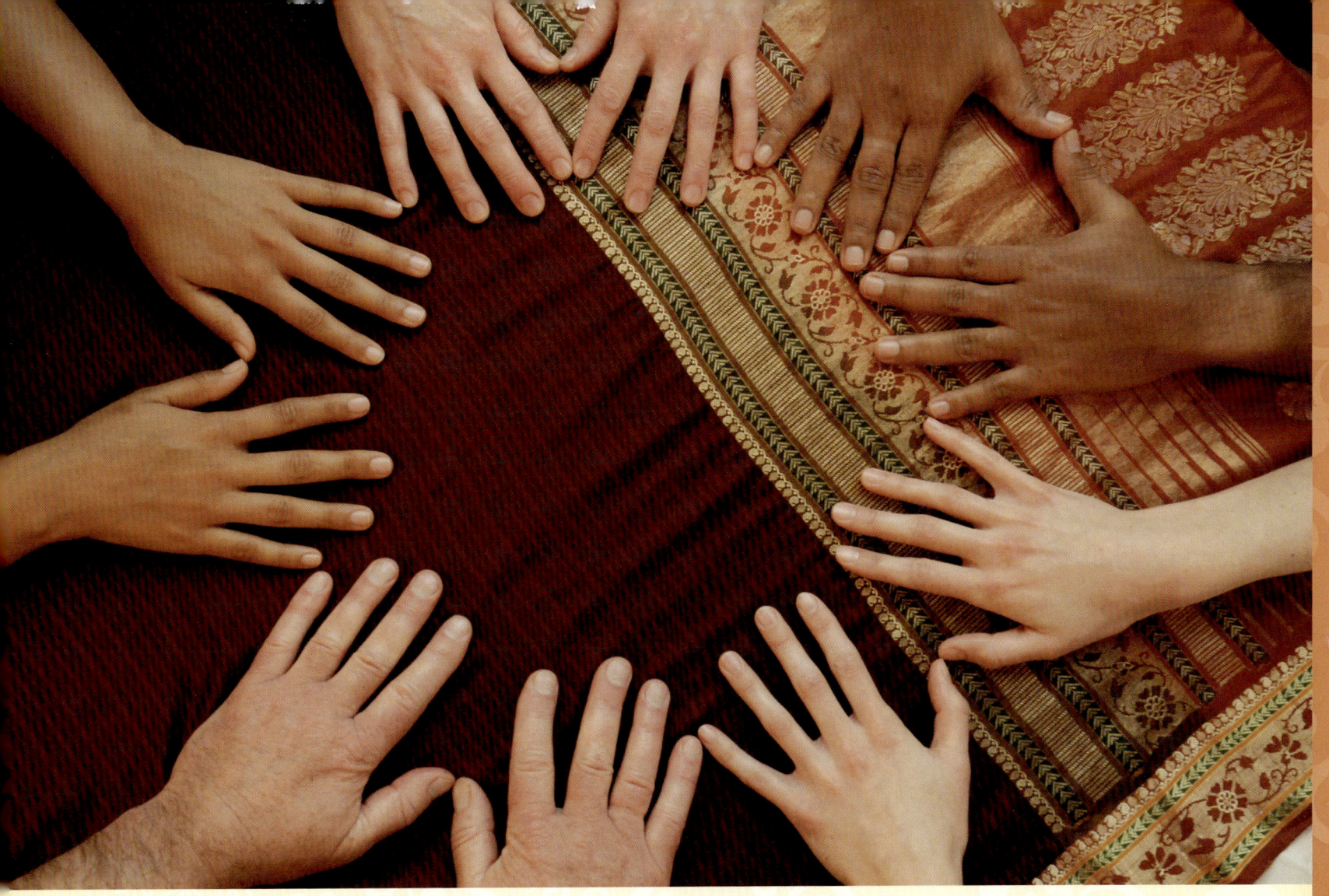

„Dieser Rückzugsort ist nicht als Investition eines Investors entstanden, sondern vielmehr aus einem echten Verständnis dessen, was Gäste suchen: wahrhaftige und echte Fürsorge und nichts weniger als den besten Service."

„Ich fühle mich ‚aufgeräumter' und gestärkt, sowohl mental als auch körperlich. Das Parkschlösschen-Konzept hat mir die Lebensweise des Ayurveda sehr gut verinnerlicht."

„Ich habe noch nie soviel ehrliche Freundlichkeit, Offenheit und auch Kompetenz als Gast erfahren."

„Sobald sich die Tore des Parkschlösschens öffnen, fühle ich mich ‚zuhause'."

„Das Parkschlösschen ist meine Gesundheits-Tankstelle. Körper und Seele kommen zu ihrem Recht, was der Geist im Alltag oft verhindert."

„Danke für Alles. Es war bei Ihnen ein wirkliches Wohlfühlen. Ihre wertschätzende Herzlichkeit und Ihr Umsorgen tut gut und wird in unserer hektischen Zeit immer mehr gebraucht."

Leben mit dem Ayurveda

Fragen aus dem Alltag

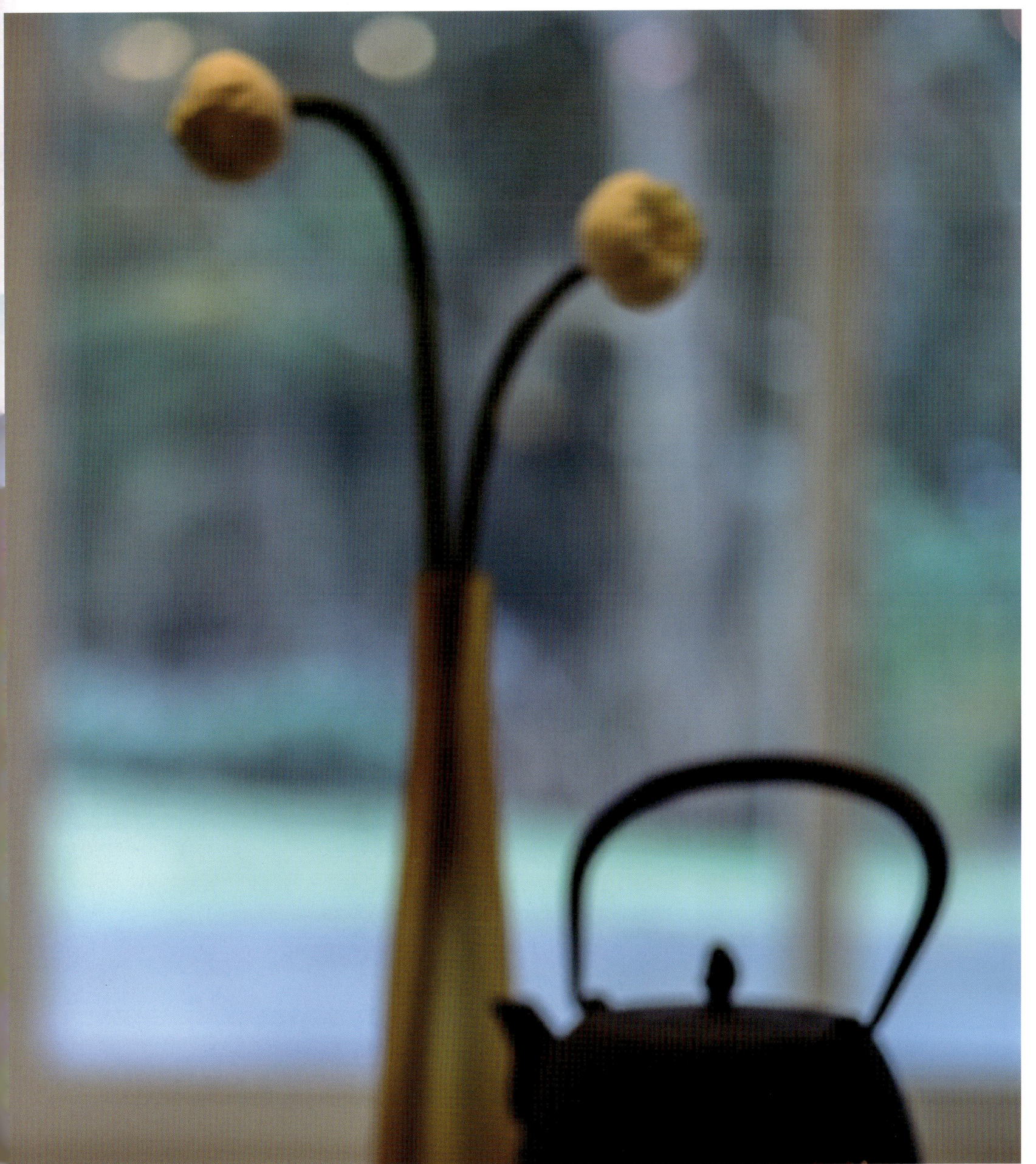

Die intensive Zeit während einer Ayurveda-Kur im Parkschlösschen vermittelt einen guten Einstieg in den Ayurveda und viele praktische Anregungen für die Zeit danach. Doch natürlich wirft das tägliche Leben mit dem Ayurveda im eigenen Zuhause Fragen auf.

Die häufigsten Fragen sind in diesen Praxisteil eingeflossen. Weitere Tipps für den Alltag, ayurvedische Hausmittel, leckere Rezeptideen und vieles mehr finden Gäste und Interessierte im Parkschlösschen-Blog.

AMA ABBAUEN UND AGNI ANREGEN

Eine regelmäßige Entschlackung und eine gute Verdauung halten den Körper jung und beugen Erkrankungen vor. Wenn Sie 1–2 Mal im Jahr eine Entschlackungs-Kur von 1–2 Wochen machen, ist das ein wichtiger Beitrag zu Ihrer Gesundheit.

1. Trinken Sie morgens ein Glas warmes Zitronenwasser mit Honig.
2. Verzichten Sie auf das Frühstück und auf Zwischenmahlzeiten.
3. Trinken Sie tagsüber jede halbe Stunde eine Tasse heißes, abgekochtes Wasser.
4. Essen Sie vor dem Mittagessen 2–3 Scheibchen frischen Ingwer mit einigen Tropfen Zitronensaft und etwas Salz.
5. Wählen Sie für das warme Mittagessen nur leicht Verdauliches wie Basmatireis, Kartoffeln, Nudeln, Mung-Bohnen und viel frisches Gemüse. Ghee und Sahne in kleinen Mengen.
6. Begnügen Sie sich abends mit einer Gemüsesuppe oder einem Getreidebrei.
7. Machen Sie einmal wöchentlich einen Flüssigkeitstag.

Bauen Sie danach Ihre Kost langsam wieder auf. Behalten Sie aber bei, regelmäßig heißes Wasser zu trinken, und verzichten Sie abends auf tierisches Eiweiß.

AYURVEDISCHES WELL-AGING

Auch wenn der Körper in der Jugend so manche Sünde verzeiht, sinkt die Toleranzschwelle doch stetig. Spätestens im dritten und vierten Lebensjahrzehnt entsteht durch dauerhaft ungesunde Lebensweise ein Nährboden für spätere Erkrankungen. Dabei ist geistige und körperliche Gesundheit nicht an ein besonderes Alter gebunden, ihr lebenslanger Erhalt allerdings fordert einen aktiven Beitrag. Tun Sie etwas für sich – jeden Tag.

Ayurveda ist die Wissenschaft von einem langen und gesunden Leben. Die ayurvedische Tagesroutine weist Ihnen den Weg dorthin (siehe Seite 34).

Idealerweise machen Sie 1 x jährlich eine Panchakarma-Kur zur regelmäßigen Entgiftung. Alternativ bietet sich Zuhause mindestens eine Entschlackungswoche pro Jahr an. Die traditionellen Zeitpunkte in Europa liegen im Frühjahr und im Herbst.

Chronischer Stress beschleunigt den Prozess des biologischen Alterns. Richten Sie Entspannungszonen für sich ein und nehmen Sie sich Zeit für Yoga und Meditation, beides hat nachweislich einen verjüngenden Effekt auf Körper und Geist.

Typgerechte Bewegung und die anschließenden Erholungsphasen sind ein wesentlicher Bestandteil einer ausgewogenen Tagesroutine.

Gönnen Sie sich zur Gesundheitsvorsorge und Pflege so oft wie möglich Massagen oder verabreichen Sie sich kürzere Öl-Einreibungen.

Finden Sie Ihren Lebensrhythmus. Besonders wichtig für gesundes Älterwerden ist der Wechsel von Ruhe und Aktivität.

Achten Sie auf eine abwechslungsreiche und konstitutionsgemäße Ernährung. Gute Nahrung ist die beste Medizin, sie erhält jung und gesund.

Die richtige Lebensphilosophie ist ein Grundpfeiler zum Jungbleiben. Der innere Wille dazu ist wichtig, reicht aber allein nicht aus. Leben Sie Ihre Überzeugung.
Je mehr wir uns geistig entfalten, desto größer ist unsere Lebensqualität. Fordern und fördern Sie den „Denkmuskel" in Ihrem Kopf unabhängig von Ihrem Alter, aber insbesondere im höheren Alter. Mit Gehirn-Jogging, dem Erlernen einer neuen Sprache oder eines Musikinstruments, Reisen, Kunst-Ausstellungen, Lesen und zwischenmenschlicher Kommunikation bleibt auch der Geist fit.

DAS IMMUNSYSTEM STÄRKEN

Besonders der Herbst ist die Zeit für Erkältungskrankheiten. Stärken Sie Ihr Immunsystem:

- Essen Sie 3–5 St. getrocknete oder frische Amalaki-Früchte zum Frühstück. Alternativ können Sie auch Amalaki-Fruchtmus verwenden.
- Nehmen Sie 2 x tägl. 1 TL Chyawanprash ein, abends am besten 1 Stunde vor dem Zubettgehen.
- Nehmen Sie tägl. Kurkuma zu sich: 1/2 TL in heißes Wasser einrühren, leicht abkühlen lassen und schluckweise trinken. Alternativ in Kapselform einnehmen, 3 x tägl. 1 Kapsel.
- Reinigen Sie morgens vor dem Duschen Ihren Mundraum: 150 ml lauwarmes Wasser, 1/4 TL Salz und 1/8 TL Kurkuma vermischen und damit gurgeln.
- Zur Entspannung dienen Selbstmassagen mit warmem Sesam- oder Mandelöl oder passendem Dosha-Öl. Im Anschluss lauwarm duschen oder ein Bad nehmen. Fußmassagen mit Ghee oder kurze Öl-Einreibungen sind eine gute Alternative.
- Machen Sie morgens und abends je 5–10 Minuten Pranayama.

- Trinken Sie 1 Woche oder länger vor jeder Mahlzeit einen Ingweraperitif: 1,5 cm frischen Ingwer schälen und in feine Stücke schneiden, je 1 TL frischen Zitronensaft und Honig hinzugeben, alles gut mit 30 ml warmem Wasser mischen und einnehmen.

LEBEN OHNE STRESS

In den westlichen Industrieländern spielt Stress die Schlüsselrolle bei der Entstehung von 70 bis 80 Prozent aller Krankheiten. Mithilfe von Ayurveda können Sie etwas dagegen tun.

- Yoga und Pranayama sind die beste Therapie gegen Stress und für Entspannung.
- Konstitutionsgemäße und sattvische Ernährung fängt freie Radikale.
- Wenigstens 10 Minuten Bewegung am Tag baut den kurzfristig erhöhten Cortisolspiegel ab.
- Entgiftung mit einer Panchakarma-Kur normalisiert den langfristig erhöhten Cortisolspiegel, reduziert nachhaltig körperlichen und geistigen Stress und verleiht neue Energie und Vitalität.

REISEN

Urlaub und Reisen sollen Entspannung bringen, regenerieren und neue Kraft für den Alltag spenden. Häufig bleibt jedoch der erwünschte Erholungseffekt aus. Wer richtig plant, hat mehr davon.

Vata braucht eine grüne Umgebung mit Wiesen, Wald und Wasser. Das Klima sollte warm, aber nicht heiß sein, die Luftfeuchtigkeit nicht zu niedrig. Beruhigende Spaziergänge und Wanderungen, Wellness, dazu ein gemäßigtes Sportprogramm wie Nordic Walking sind ideal. Alternativ passt entspannter Rad- oder Golfurlaub.

Pitta braucht Landschaften mit Wasser, Wald und Bergen. Das Klima sollte kühler sein. Ein Sporthotel mit vielen Ausdauersportarten wie Mountainbiken passt perfekt. Eine gute Alternative sind der Abenteuer-, Alpinski-, Segel- und Surfurlaub.

Kapha braucht eine raue Landschaft. Das Klima sollte eher heiß und windig mit niedriger Luftfeuchtigkeit sein. Ideal ist der Aktivurlaub am Meer, der Cluburlaub mit Tennis, Klettern, Rudern oder Skilanglauf oder der Sightseeing-Urlaub in der Reisegruppe.

Familien brauchen einen Tridosha-Urlaub für alle Konstitutionstypen, deshalb nur in gemäßigte Klimazonen fahren.

Bei Fernreisen sind vorher und nachher Ruhephasen einzuplanen, um erst Abstand zum Arbeitsalltag zu gewinnen und später Flug, Klimaunterschied und Ernährungsumstellung zu verarbeiten. Bei extremen beruflichen Belastungen sind Fernreisen zu anstrengend.

DIE WECHSELJAHRE

Die Wechseljahre sind für Mann und Frau der Übergang in eine neue Lebensphase. Die Neufindung bringt manches ins Ungleichgewicht. Mit dem Ayurveda lassen sich körperliche und geistige Auswirkungen deutlich lindern.

Pitta-reduzierende Maßnahmen bei starken Hitzewallungen:

- Bevorzugen Sie bittere, adstringierende Nahrungsmittel und zusätzlich süße Nahrungsmittel.
- Essen Sie häufig Nahrungsmittel und Gewürze mit Pflanzenöstrogenen: Hülsenfrüchte, Beeren, Granatäpfel, Wassermelone, Fenchelsamen, Kresse, Süßholz.
- Lutschen Sie bei jeder Hitzewelle das Innere einer Kardamomkapsel.
- Massagen mit Pitta-Öl kühlen bei Hitzewallungen und emotionaler Gereiztheit.
- Meiden Sie Sauna, Schwitzbäder, intens. Sonnenbäder.
- Meiden Sie starke körperliche Anstrengung

Vata-reduzierende Maßnahmen bei Trockenheit von Haut und Schleimhaut, Verstopfung, Unruhe, Stimmungsschwankungen:

- Bevorzugen Sie süße, saure und salzige Nahrungsmittel.
- Essen Sie warme, gekochte Speisen, die eher schwer und saftig sind.
- Trinken Sie über den Tag heißes Wasser oder auch Ingwerwasser, nachmittags eine warme Gemüsebrühe.

- Ganzkörper-Ölmassagen oder kürzere, aber bewusste Einreibungen mit Vata-reduzierenden Ölen sowie abends Fußmassagen mit Ghee beruhigen und nähren.
- Meiden Sie Stress und Überanstrengungen und praktizieren Sie regelmäßig Yoga und Meditation.
- Pflegen Sie eine regelmäßige Tagesroutine.
- Trinken Sie vor dem Schlafengehen 1 Tasse heiße Milch mit Ghee, Safran, Kardamom und Sharkara-Zucker.

Kapha-reduzierende Maßnahmen bei Gewichtszunahme, Ödemen, Neigung zu Depressionen, Trägheit:

- Bevorzugen Sie Nahrungsmittel mit scharfem, bitterem oder herbem Geschmack und dazu scharfe Gewürze, das verringert Kapha.
- Die Speisen sollten warm, leicht, trocken und fettarm sein.
- Schlafen Sie tagsüber nicht, sondern bewegen Sie sich an der frischen Luft.
- Massagen und Einreibungen mit Kapha-Öl beleben, verleihen Schwung bei Müdigkeit, schwerfälligem Denken und körperlicher Trägheit.

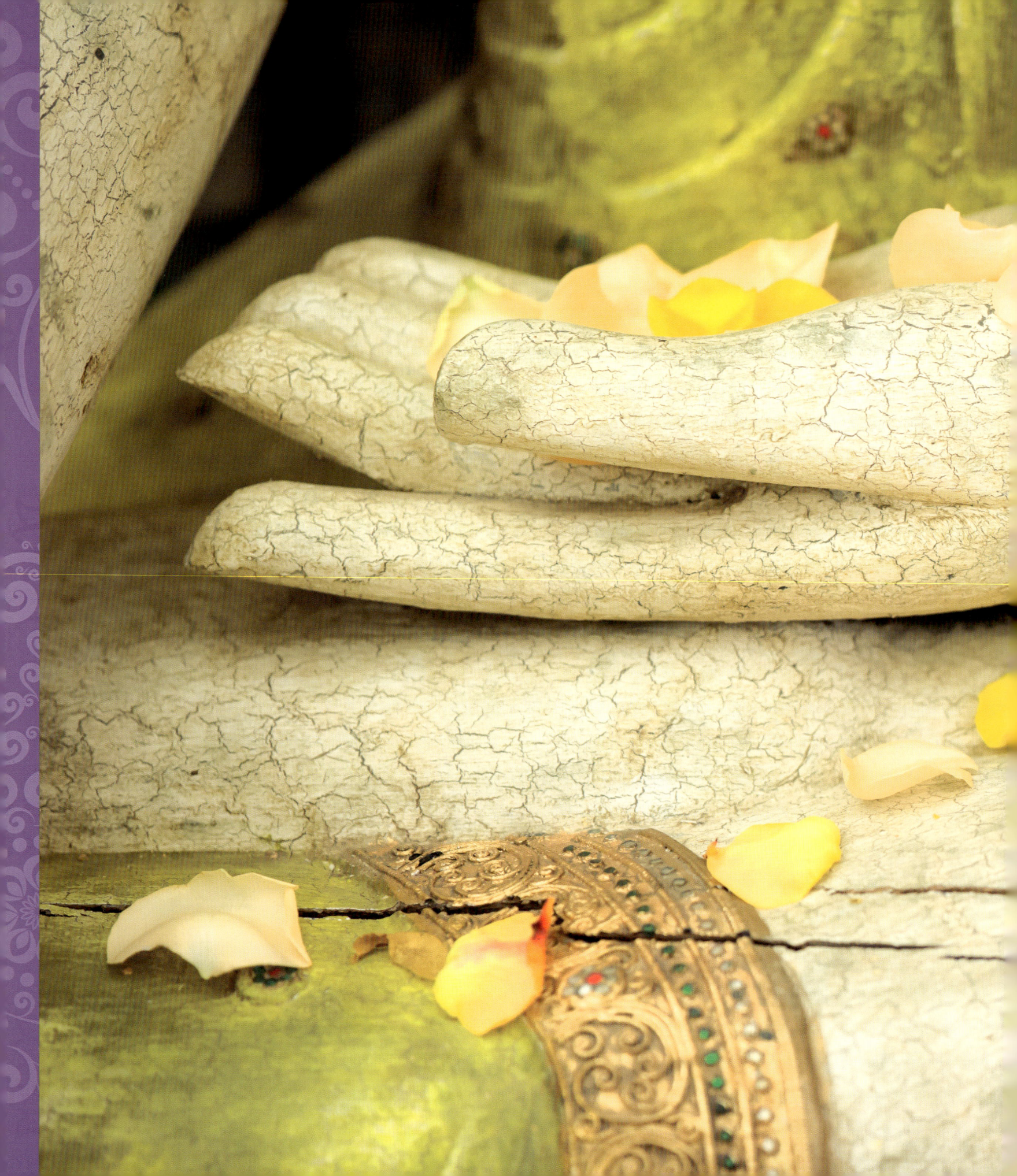

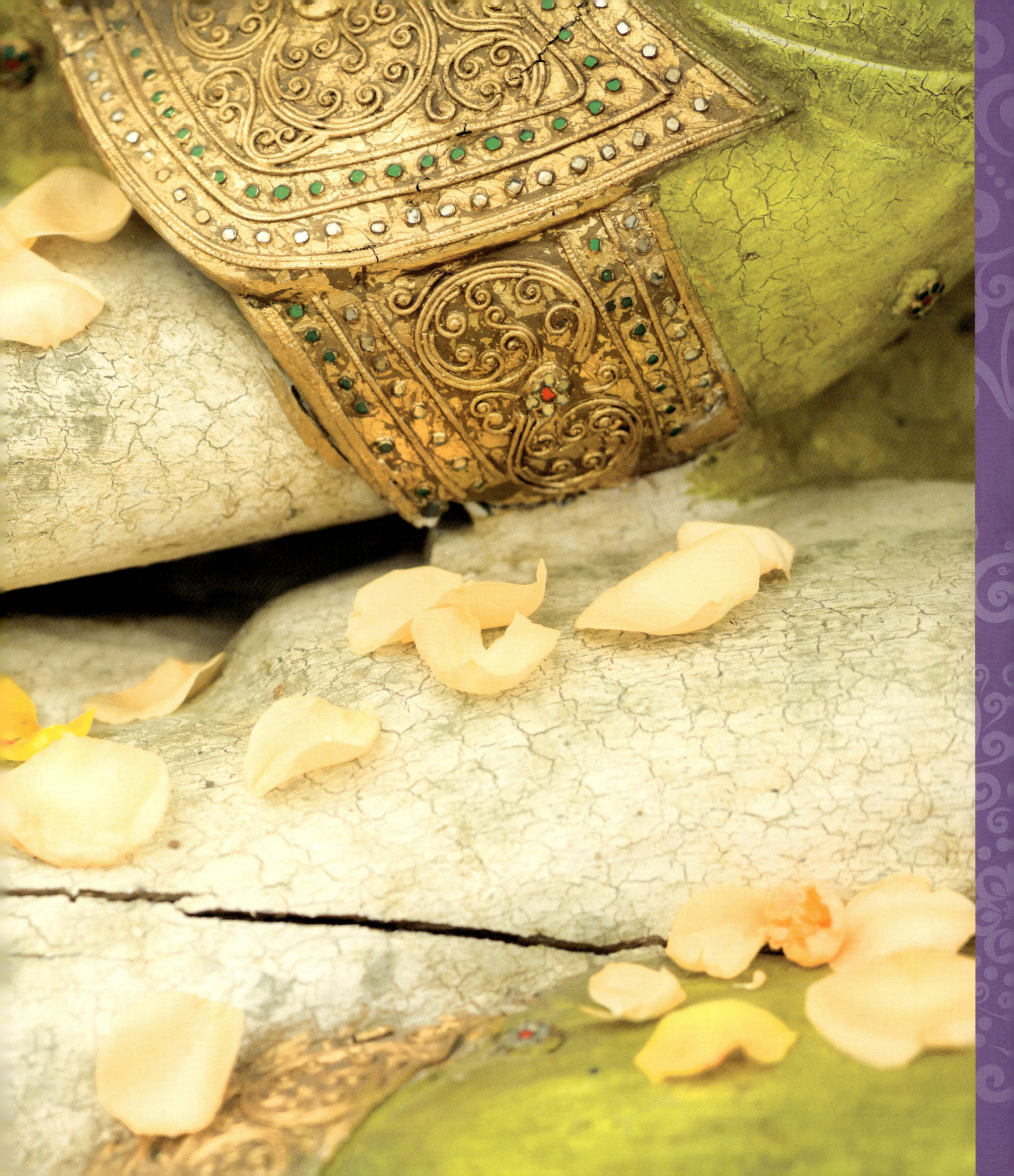

Der Dosha-Test

Der Fragebogen zu Vata, Pitta und Kapha führt die wesentlichen charakteristischen Eigenschaften dieser Doshas und ihre Auswirkung auf Körper, Geist und Seele auf. Mit dem Test können Sie das Sie prägende Dosha feststellen.

Bitte bearbeiten Sie die einzelnen Abschnitte des Fragebogens und kreuzen Sie alles zutreffende an.

Die Auswertung

Jede Frage, die mit einem eindeutigen Ja beantwortet wird, zählt einen ganzen Punkt, trifft sie nur teilweise zu, zählt sie einen halben Punkt.

Der Fragebogen mit der höchsten Punktzahl zeigt das Sie bestimmende Dosha an. In den vorangegangenen Kapiteln finden Sie viele Hinweise, wie Sie dieses Dosha im Gleichgewicht halten können. Ernährung, Yoga, Meditation und eine entsprechende Tagesroutine unterstützen Sie dabei und befördern Ihr Wohlbefinden.

Bitte beachten Sie: Die Verteilung Ihrer Ja-Antworten lässt nur den Rückschluss auf das Sie prägende Dosha zu. Die Feststellung Ihrer komplexen Grundkonstitution und möglicher aus der Balance geratenen Doshas bleibt dem erfahrenen Ayurveda-Arzt vorbehalten.

Fragebogen Vata

1. Sind Sie eher untergewichtig bis schlank? Ja ☐

2. Haben Sie einen feingliedrigen Körperbau? Ja ☐

3. Haben Sie trockenes, dünnes, dunkles oder gelocktes Haar? Ja ☐

4. Haben Sie eher feine, schmale und kühle Hände? Ja ☐

5. Haben Sie eher dünne und länglich geformte Nägel? Ja ☐

6. Neigen Sie zu trockener oder rauer Haut? Ja ☐

7. Schwitzen Sie nur gering oder nur bei starker Anstrengung? Ja ☐

8. Haben Sie eine sprunghafte Denkweise? Ja ☐

9. Ist Ihr Kurzzeitgedächtnis besser als Ihr Langzeitgedächtnis? Ja ☐

10. Neigen Sie bei Belastung zu Hektik oder Stressreaktionen? Ja ☐

11. Fällt es Ihnen generell schwer, Entscheidungen zu treffen? Ja ☐

12. Sind Sie vielseitig interessiert und nehmen gerne neue Informationen auf? Ja ☐

13. Sind Sie ideenreich und kreativ? Ja ☐

14. Neigen Sie zu einem sehr flexiblen, manchmal sprunghaften Lebensstil? Ja ☐

15. Neigen Sie zu unregelmäßigem, oft hartem Stuhlgang? Ja ☐

16. Frieren Sie leicht und bevorzugen Sie warmes Klima? Ja ☐

17. Haben Sie kein Problem mit unregelmäßigen Essenszeiten? Ja ☐

18. Haben Sie einen schwankenden Appetit? Ja ☐

19. Neigen Sie zu Blähungen oder Blähbauch? Ja ☐

20. Sind Sie voller Tatendrang, ermüden aber schnell ? Ja ☐

Fragebogen Pitta

1. Haben Sie ein durchschnittliches Gewicht?   Ja ☐

2. Haben Sie eine gut entwickelte Muskulatur?   Ja ☐

3. Ist Ihr Haar eher fein, seidig oder rötlich, frühzeitig ergraut oder ausfallend?   Ja ☐

4. Haben Sie warme, rosige und wohlgeformte Hände?   Ja ☐

5. Haben Sie dünne, elastische und rosige Nägel?   Ja ☐

6. Neigen Sie zu öliger Haut mit Leberflecken und Sommersprossen?   Ja ☐

7. Neigen Sie zu heftigem, geruchsintensiven Schwitzen?   Ja ☐

8. Haben Sie eine präzise und logische Denkweise?   Ja ☐

9. Haben Sie generell ein gutes Gedächtnis?   Ja ☐

10. Sind Sie häufiger ungeduldig, gereizt oder zornig?   Ja ☐

11. Haben Sie einen starken Willen und gutes Organisationstalent?   Ja ☐

12. Können Sie von Natur aus rasch und präzise arbeiten?   Ja ☐

13. Neigen Sie zu Perfektionismus & setzen sich damit unter Leistungsdruck?   Ja ☐

14. Haben Sie einen gut durchorganisierten Lebensstil?   Ja ☐

15. Haben Sie einen regelmäßigen und/oder täglich mehr als einen eher weichen Stuhlgang?   Ja ☐

16. Fühlen Sie sich bei heißem Wetter unwohl, bevorzugen Sie kühleres Klima?   Ja ☐

17. Werden Sie ärgerlich oder schlecht gelaunt, wenn die erwartete Mahlzeit ausfällt oder sich verzögert?   Ja ☐

18. Können Sie essen, was Sie wollen und vertragen auch schweres Essen?   Ja ☐

19. Neigen Sie zu Hautrötungen, Infektionen und Entzündungen jeglicher Art?   Ja ☐

20. Haben Sie einen mittleren Energiehaushalt?   Ja ☐

Fragebogen Kapha

1. Sind Sie eher stabil und neigen zu Gewichtszunahme? — Ja ☐

2. Haben Sie einen stämmigen Körperbau? — Ja ☐

3. Haben Sie dickes und volles Haar? — Ja ☐

4. Haben Sie große, ruhige und kräftige Hände? — Ja ☐

5. Haben Sie kräftige, regelmäßige und breite Nägel? — Ja ☐

6. Haben Sie eine feste, reine und helle Haut? — Ja ☐

7. Neigen Sie zu ständigem Schwitzen, auch ohne Anstrengung? — Ja ☐

8. Haben Sie eine ruhige und langsame Denkweise? — Ja ☐

9. Haben Sie ein gutes Langzeit- und Detailgedächtnis? — Ja ☐

10. Sind Sie eher anhänglich und besitzergreifend? — Ja ☐

11. Kann Sie so leicht nichts aus der Ruhe bringen? — Ja ☐

12. Sind Sie öfter müde, lethargisch oder antriebslos? — Ja ☐

13. Sind Sie nicht besonders ehrgeizig, sondern eher nachlässig? — Ja ☐

14. Haben Sie einen konstanten Lebensstil? — Ja ☐

15. Neigen Sie zu viel und fest geformtem Stuhlgang? — Ja ☐

16. Fühlen Sie sich in nasser und feuchter Umgebung oder in großer Höhe unwohl? — Ja ☐

17. Fällt es Ihnen leicht, auf eine Mahlzeit zu verzichten? — Ja ☐

18. Haben Sie einen mäßigen Appetit und genießen Sie gerne? — Ja ☐

19. Neigen Sie zu Erkältungen, Heuschnupfen oder Asthma? — Ja ☐

20. Haben Sie einen hohen Energiehaushalt und sind besonders ausdauernd? — Ja ☐

Glossar

8-PUNKTE-DIAGNOSE | ist die ayurvedische Untersuchung von Puls, Zunge, Augen, Urin, Stuhlgang, Stimme, Haut und äußerem Erscheinungsbild als Grundlage für die ärztliche Diagnose.

ABHYANGA | ist eine synchrone Ganzkörper-Öl-Massage.

AGNI | steht für das biologische Feuer im Organismus, wie z.B. das Verdauungsfeuer.

AHARA | ist die ayurvedische Ernährungslehre.

ALOE-VERA-SAFT | ist der durchsichtige, etwas dickflüssige Saft der Aloe-Vera-Pflanze.

AMA | sind Stoffwechselschlacken, Gifte und alles Unverdaute des Körper-Geist-Systems.

AMALAKI, AUCH AMLA | ist die Frucht des Amlabaumes, auch Indische Stachelbeere genannt, und gehört zu den verjüngenden Heilmitteln des Ayurveda. Amalaki verbessert unter anderem die Körperabwehr, macht freie Radikale unschädlich, ist aufbauend für Gewebe und Knochen, wirkt ausgleichend auf die hormonproduzierenden Drüsen und stärkt Herz und Leber. Es ist das ayurvedische Mittel für Langlebigkeit und Schönheit.

ANULOMA VILOMA | ist die Wechselatmung.

ASAFOETIDA | wird auch Asant genannt und ist ein Harz von knoblauchähnlichem Geschmack und Geruch. In der ayurvedischen und indischen Küche ersetzt es den Knoblauch.

ASANA | ist eine Yogastellung.

ASHOKA | ist eine indische Baumart. Der Wirkstoff ist blutstillend, beruhigend und entzündungshemmend. Bei Regelbeschwerden ist es krampf- und spannungslösend. Kontraindikation: Schwangerschaft.

ASHWAGANDHA | ist eine krautige Pflanze, die auch als Winterkirsche bezeichnet wird. Für medizinische Zwecke wird nur ihre Wurzel verwendet. Sie wirkt beruhigend und stresshemmend. Als Antioxidant stärkt sie das Immunsystem und hemmt Entzündungen. Weiterhin ist sie für ihre verjüngenden Eigenschaften bekannt und gilt als natürliches Aphrodisiakum.

ATEMZUG | ist der Zyklus eines einmaligen Ein- und Ausatmens.

AYURVEDA | ist das Wissen vom Leben (Sanskrit: ayus Leben, Zeitspanne; veda reines, vollständiges Wissen, Intelligenz der Natur).

Basti | ist ein medizinischer Einlauf.

Bodhi-Baum | ist der „Baum der Weisheit", eine Pappelfeige, unter dem Buddha in Bodhgaya erleuchtet wurde. Der Überlieferung zufolge stehen Ableger des Originalbaumes bis heute in Bodhgaya und in Ceylon.

Brahma | ist der Schöpfer des Universums und steht für die absolute Wahrheit.

Brahmi | dt. Nabelkraut, ist ein Hirntonikum und wirkt entkrampfend, fiebersenkend und blutreinigend.

Buddha | war der Sohn eines nordindischen Herrschers, der vor etwa 2.500 Jahren in der Meditation unter dem Bodhi-Baum erleuchtet wurde.

Chakra | ist ein Energiezentrum des Körpers, das feinstoffliche Materie aufnimmt.

Caraka Samhita | gehört zu der Schriftensammlung der Veden und ist der älteste medizinische Text der Menschheit, der bis heute erhalten ist. Als ein umfassendes Werk mehrerer Autoren von insgesamt 8 Büchern entstand sie ab 1.500 v. Chr. und ist bis heute ein unverzichtbares und absolut zeitgemäßes Lehrwerk an den ayurvedischen Universitäten.

Chin Mudra | ist eine Geste, die das Ich mit der äußeren Welt verbindet und den Geist klärt.

Chrono-Hygiene | ist die bewusste Steuerung zeitlicher Abläufe im Alltag, um Belastungen zu reduzieren und gesundheitliche Probleme zu vermeiden.

Churna | ist eine fein pulverisierte Gewürz- oder Kräutermischung.

Chyawanprash | ist ein traditionelles Tonikum aus Amlafrüchten und Gewürzen.

Cumin | wird auch Kreuzkümmel genannt und ist ein harmonisierendes Gewürz für schwer verdauliche oder blähende Speisen.

Curryblätter | sind die Blätter des Currybaums, einer asiatischen Baumart. Curry wird nicht aus diesen Blättern gewonnen, sie sind ein eigenständiges Würzmittel von fruchtigem Geschmack und sind Bestandteil vieler vegetarischer Gerichte. Im Ayurveda werden sie unter anderem gegen Verdauungsstörungen eingesetzt.

Dhanvantari | ist der Schutzgott des Ayurveda, je nach Darstellungen mit vier oder zwei Händen. In einer seiner Hände hält er den Nektar der Unsterblichkeit Amrita, die Attribute in den anderen Händen können wechseln, so etwa Kräuter, Muschelhorn, Diskus oder Blutegel. Gemeinsam symbolisieren sie das Wissen um die Wege zu lebenslanger Gesundheit.

Detox | ist die Entgiftung des Körpers.

Detoxgetränk | ist eine Mischung von medizinisch wirksamen Substanzen wie etwa Ghee, Gewürzen, Kräutern und teils auch Fruchtsäften, die die Reinigung der Zellen und Gewebe von Schlacken und Giftstoffen anregen und unterstützen.

Devadaru | ist die bis zu 35 Meter hohe Himalaya-Zeder, die in der Himalaya-Region beheimatet ist. Ihre Wirkstoffe sind fiebersenkend, schmerzstillend und lindern Durchfall. Geschätzt wird sie auch für den Duft ihres ätherischen Öls und ihres Räucherwerks.

Dhatus | sind die sieben verschiedenen Gewebe des Körpers.

Dhyana Mudra | ist eine Geste der Versenkung.

Dosha-Konstitution | umfasst die körperlichen und geistigen Eigenschaften eines Menschen, die angeboren und unveränderlich sind.

Doshas | sind die grundlegenden elementaren Regelkräfte Vata, Pitta und Kapha, die gemeinsam die körperlichen und geistigen Anlagen, Eigenschaften und Funktionen eines Menschen bestimmen.

Edle achtfache Pfad, Der | beschreibt die Lehre des Buddha und seinen Weg der Mitte, der alle Extreme meidet. Acht Punkte sind für den Buddhisten auf dem Weg zur Erleuchtung gleichermaßen wichtig: rechte Einsicht, rechtes Denken, rechte Rede, rechtes Handeln, rechter Lebenserwerb, rechtes Streben, rechte Achtsamkeit und rechte Sammlung.

Gandhapura | auch als „Indian Wintergreen" bezeichnet, ist antiseptisch und bei Erkrankungen wie Rheuma und Arthritis auch schmerzstillend.

Gandharva Veda | ist die klassische Musik aus Indien, die eine heilsame, ausgleichende Wirkung auf die Doshas besitzt. Es gibt für jede Doshazeit des Tages und des Jahres eigene Kompositionen.

Gandusha | ist die ayurvedische Mundpflege mit Öl und Zungenschaber, um die Schleimhäute und den Geschmackssinn von Ama zu reinigen.

Garshan | ist eine synchrone Ganzkörper-Massage mit Handschuhen aus Bourette-Seide.

Gegenmittellehre | kennt zu jedem Lebensmittel, das ein Dosha aus dem Gleichgewicht bringt, ein Gegenmittel, das die negative Wirkung wieder ausgleicht.

Ghee | (sprich: gie) ist abgekochte, geklärte Butter ähnlich dem Butterschmalz, die von jeglichen Milcheiweißrückständen befreit ist.

GOKSHURA | dt. Burzeldorn, ist eine indische Kletterpflanze. Sie gilt als natürliches Aphrodisiakum, wirkt nervenstärkend und blutstillend und insbesondere entzündungshemmend bei Blasenentzündungen.

GUDUCHI | ist eine Rankpflanze. Sie gilt als Hirntonikum und wirkt fiebersenkend und entzündungshemmend.

GUGGULU | wird aus dem Harz des indischen Myrrhebaums gewonnen. Das Mittel hat eine gute Wirkkraft gegen Rheuma. Weiterhin fördert es die Blutreinigung, die Durchblutung und die Verdauung, wirkt fettabbauend, entzündungshemmend und verjüngend.

GUNA | sind nach der ayurvedischen Lehre die Eigenschaften der Ursubstanz Dravya.

HRID MUDRA | ist eine Geste, bei der sich der Mensch mit seinem innersten Wesenskern im Herzen verbindet.

INDRA | ist der Halbgott, der von Brahma den Ayurveda empfing und den Menschen weitergab.

JAGGERY | ist unraffinierter asiatischer Rohrzucker. Aus Zuckerrohrsaft oder Palmensaft wird Sirup gekocht und zu festen Pasten verdichtet, im Gegensatz zu raffiniertem Zucker bleiben dabei die Mineralsalze erhalten.

KALARI | ist eine dynamische Ganzkörper-Massage.

KALMUSWURZEL | ist eine asiatische Sumpfpflanze, die längst auch in Europa beheimatet ist. Ihre Wurzel enthält reichhaltige Bitterstoffe und gilt vorrangig als Nerventonikum.

KANJI | ist eine dünne, ungewürzte Reisschleimsuppe.

KAPALABHATI FEUERATEM, STRAHLENDER SCHÄDEL | ist eine Pranayama-Übung zur Entgiftung und zum Anregen von Agni.

KAPHA | ist das Dosha aus den Elementen Erde und Wasser und gilt als das Strukturprinzip.

KARDAMOM | sind Kapselfrüchte. Um an ihre süßlich-scharf schmeckenden Samen zu gelangen, werden die Kapseln gemörsert und die Fruchtschalen entfernt.

KARNAPURNAM | ist eine Ölbehandlung der Ohren, die das Gehör und den Kopf von Ama reinigt.

KÖNIGSTHERAPIE | siehe Panchakarma

KURKUMA | wird auch Gelbwurz genannt. Es ist ein traditioneller Bestandteil von Curry und eine milde Würze für viele indische Speisen. Im Ayurveda ist es ein medizinisches Heilmittel. Es wird als natürliches Antibiotikum eingesetzt, wirkt blutreinigend und entzündungshemmend und fördert den Stoffwechsel.

Lassi | ist ein Getränk aus Joghurt vermischt mit Wasser.

Manas | sind die Mentalqualitäten des Menschen.

Mantra | ist eine besondere Ursilbe, Hymne, ein Gebet, ein Klang oder eine Abfolge von Worten, die, rhythmisch bei der Meditation wiederholt, dem Geist Kraft spenden und das Loslassen der Gedanken erleichtern.

Marma | siehe Vitalpunkt

Meditation | ist die Sammlung des Geistes und die Konzentration auf ausschließlich eine Sache.

Mudra | ist eine symbolische Handgeste, auch als Siegel bezeichnet, die eine bestimmte innere Haltung symbolisiert und bei häufiger Wiederholung umgekehrt als Schlüssel dient, diese innere Haltung hervorzurufen.

Nabi Basti | ist eine lokale Ölbehandlung in einem Teigring. Der Teigring hält das Öl am gewünschten Platz.

Nadis | sind Energiekanäle, die die feinstoffliche Energie im Körper verteilen.

Namaskar Mudra | ist eine Geste der Sammlung im Herzraum.

Namaskar | ist der traditionelle Gruß in Südindien und bedeutet „Ich verbeuge mich vor dem Göttlichen in dir". In Nordindien grüßt man mit dem bedeutungsgleichen Namaste.

Nasya | ist eine Nasenbehandlung.

Neem | ist der indische Flieder. Äußerlich wird er zur Desinfektion eingesetzt, innerlich wirkt er hauptsächlich butreinigend und entgiftend, weiterhin fiebersenkend und entzündungshemmend. In Indien werden Neemzweige als Zahnbürste genutzt.

Netra Tarpana | ist ein Augenbad im Teigring.

Ojas | ist die positive Lebensessenz, die über Gesundheit und Widerstandskraft, Gelassenheit und Lebensfreude eines Menschen bestimmt und als innere Schönheit wahrgenommen wird.

Padabhyanga | ist eine Teilkörpermassage ähnlich dem Abhyanga und wird an den Füßen und Beinen verabreicht.

Panchakarma | ist die umfassendste medizinische Behandlung des Ayurveda. Das Wort kommt aus dem Sanskrit und heißt wörtlich die „fünf Handlungen". Damit sind die fünf Ausleitungsverfahren gemeint, die während einer Panchakarma-Kur zur Lösung von Schlacken und Giften aus allen Körpergeweben eingesetzt werden.

Pantanjali | war ein indischer Gelehrter, der als Verfasser der Yoga-Sutra gilt.

Pinda Sveda | ist eine synchrone Ganzkörper-Massage mit heißen Baumwollstempeln.

PIPPALI | ist indischer Langpfeffer, eine Pfefferart, die neben den vorrangigen Pfeffernoten einen Hauch von Kümmel mitbringt. Er wirkt nervenstimulierend, verjüngend, antiseptisch, magen- und verdauungsstärkend und krampflösend.

PITCHU | ist eine lokale Ölbehandlung mit Kompressen bzw. ein medizinischer Wickel.

PITTA | ist das Dosha aus dem Element Feuer und gilt als das Stoffwechselprinzip.

PIZZICHILLI | ist ein synchroner Ganzkörper-Ölguss, auch „Königsguss" genannt.

PRAKRITI | ist die Urmaterie und formt die Anteile eines Menschen, die ihn unveränderlich ein Leben lang begleiten wie die Vorfahren, die Veranlagung und die Konstitution. Es beschreibt die ideale Konstellation der Doshas, ihren individuellen Soll-Zustand.

PRANA | ist feinstoffliche Vitalenergie.

PRANAYAMA | ist die bewusste Regulierung und Vertiefung der Atmung zur Anreicherung von Lebensenergie.

PULS-DIAGNOSE | ist das wichtigste ayurvedische Diagnose-Instrument zur genauen Erfassung von Konstitution und Dosha-Störung, Gesundheit und Krankheit.

PURUSHA | ist die Antimaterie, der Urgeist oder das reine Bewusstsein. Der unveränderliche Teil des Menschen, sein Selbst, ist ein Teil von Purusha.

RAJAS | ist die Kraft der Aktivität und gehört zu den drei Urkräften der Trigunas Sattva, Rajas und Tamas.

RAKTA-MOKSHANA | ist der Entzug von Blut über Aderlass, Blutegel oder Schröpfen.

RASAS | sind die sechs Geschmacksrichtungen süß, sauer, salzig, scharf, bitter und zusammenziehend/herb.

RASAYANA | ist die Bezeichnung für ayurvedische Therapien und Heilmittel zur Verjüngung, Stärkung und Regeneration. Der Begriff setzt sich zusammen aus dem Sanskritwort rasa für Plasma oder Lymphe, die die nährende Grundsubstanz aller Körpergewebe ist, und ayana, dem körpereigenen Transportmittel für diese Grundsubstanz.

RIGVEDA | ist der älteste Teil der vedischen Schriften.

SAMVAHANA | ist eine synchrone Ganzkörper-Massage speziell für Frauen.

SATTVA | ist die Kraft der Bewusstheit und gehört zu den drei Urkräften der Trigunas Sattva, Rajas und Tamas.

SESAMÖL, GEREIFT: ist ein kurzzeitig auf 100° C erhitztes Öl. Es wird im Ayurveda sehr häufig angewendet.

SHARKARA | ist der traditionelle ayurvedische Kandiszucker aus Zuckerrohr, der unter anderem erhöhtes Pitta ausgleichen kann.

SHATAVARI | ist der indische Spargel und gehört zu den Kletterpflanzen. Er gilt als Regenerationsmittel bei Frauenleiden und wirkt milchbildend, entzündungshemmend und wundheilend. Durch seine Vermehrung von Ojas und Stärkung der Fortpflanzungsgewebe hat er einen verjüngenden Effekt.

SHIRODARA | ist der Öl-Stirnguss.

SHROTAS | sind feine Körperkanäle wie etwa Adern und das Lymphsystem.

SITALI ZUNGENRÖLLCHEN | ist eine Pranayama-Übung zur Beruhigung von Pitta.

SITKARI ZUNGENSEGEL | ist eine Pranayama-Übung zur Beruhigung von Pitta.

SNEHANA | ist die innere und äußere Ölung des Körpers zur Ausleitung von Ama und fettlöslichen Toxinen aus den Körpergeweben.

SURYA BHEDANA SONNENATMUNG | ist eine Pranayama-Übung zum Wärmen und Anregen von Pitta.

SURYA NAMASKAR SONNENGRUSS | ist ein Zyklus von Körperstellungen im Yoga, der durch die besondere Abfolge der Übungen den Menschen in seine Mitte führt, die Energie ins Strömen bringt und die Doshas ausgleicht. In Indien wird er traditionell bei Sonnenaufgang durchgeführt.

SVEDANA | ist der Oberbegriff für ayurvedische Wärmebehandlungen.

SWADISTA-CHURNA | ist eine ayurvedische Kräuter- und Gewürzmischung, wirkt darmreinigend, Stuhl erweichend und als natürliches Laxans.

SYNCHRON-MASSAGE | ist eine von zwei Therapeuten vierhändig durchgeführte Massage, die beide Körperhälften gleichzeitig und synchron behandeln.

TAMAS | ist die Kraft der Passivität und gehört zu den drei Urkräften der Trigunas Sattva, Rajas und Tamas.

TRIDOSHA | ist die gemeinsame Wirkung von Vata, Pitta und Kapha, im Buch in der Regel verwendet für Nahrung, die alle Doshas gleichermaßen anspricht und deshalb für jeden Menschen verträglich ist.

TRIGUNAS | sind die drei Urkräfte, die bereits vor dem Entstehen des Universums vorhanden waren und die gesamte belebte und unbelebte Materie durchdringen. Dies sind die Bewusstheit Sattva, die Aktivität Rajas und die Passivität Tamas.

TRIKATU | ist eine Mischung aus Pippali, schwarzem Pfeffer und Ingwer und ein wirksames Mittel zur Stärkung von Agni.

TRIPHALA | ist eine Mischung aus 3 Früchten. Es enthält Amla und die beiden Strandmandelarten Bibhitaki und Haritaki und ist ein äußerst wirksames Rasayana.

TWAK | ist der Ceylon-Zimtbaum und gehört zu der Familie der Lorbeergewächse. Er wirkt antibakteriell und blutzuckersenkend.

UDVARTANA | ist eine synchrone Ganzkörper-Peeling-Massage.

UJJAYI SIEGREICHE ATMUNG | ist eine Pranayama-Übung zur Beruhigung des Nervensystems und Konzentration des Geistes.

VAIDYA | ist ein traditioneller ayurvedischer Arzt und Heiler, dessen Wissen von seinen vorhergehenden Generationen überliefert wurde.

VAMANA | ist ein absichtlich herbeigeführtes, medizinisches Erbrechen zur Magenreinigung.

VASTU | ist die ayurvedische Bau- und Wohnkultur.

VATA | ist das Dosha aus den Elementen Luft und Raum und gilt als das Bewegungsprinzip.

VEDEN | sind eine Sammlung von jahrtausendealten Schriften, in denen das gesamte Wissen des Ayurveda niedergelegt ist.

VIKRITI | ist die Abweichung der Doshas von ihrem Urzustand Prakriti.

VITALPUNKT | auch Marma, gehört zu einem Netz von größeren oder kleineren Punkten, die über den ganzen Körper verteilt sind. Ähnlich den Akkupressur-Punkten hat ihre Behandlung einen tiefgreifenden Effekt auf bestimmte Organsysteme oder Nervenzentren.

VIRECHANA | ist ein absichtlich herbeigeführtes, medizinisches Abführen zur Darmreinigung.

VISHESH | ist eine synchrone Ganzkörper-Tiefenmassage.

YAQYA-ZEREMONIE | ist eine altvedische Zeremonie, die unter Anrufung der fünf Elemente und der Naturgesetze Glück und Wohlergehen in allen Phasen eines Bauvorhabens, auch für das spätere Leben der Bewohner in seinen Mauern, erwirken soll.

YOGA | ist der Weg zur Verwirklichung des Selbst mittels Asanas, Pranayama, Meditation, Mudras und rechter Lebensweise.

Register

A

8-Punkte-Diagnose 44, 46, 172

Acht-Punkte-Stellung 116, 129, 130

Abführmittel, 47

Abhyanga 47, 58, 59, 60, 64, 70, 152, 153, 172

Aderlass 52

Adho Mukha Svanasana 128, 129, 131

Agni 36, 46, 74, 96, 100, 102, 119, 120, 162, 144, 172

Ahara (ayurvedische Ernährungslehre) 87, 172

Akne 76, 92, 94

Alkohol 43, 75, 80, 108

Aloe-Vera 51, 79, 80, 85
    Aloe-Vera-Gel 80
    Aloe-Vera-Saft 51, 79, 172

Ama 36, 37, 48, 60, 70, 90, 92, 93, 94, 96, 97, 150, 162, 172

Amalaki 51, 79, 99, 163, 172
    Amalakichurna mit Aloe-Vera-Saft 51
    Amalakichurna mit Granatapfelsaft 51

Amenorrhoe 81

Amruta-Ghee 51

Anis 98, 106, 108

Antriebslosigkeit 76, 91

Antibiotikum, natürliches 106, 107

Anuloma Viloma 121, 172

Appetit 26, 76, 78, 107, 169, 171
    appetitanregend 107
    Appetitlosigkeit 76, 78

Ardha Matsyendrasana 130

Ardha Uttanasana 133

Asafoetida 98, 99, 106, 108

Asana 75, 113, 117, 118, 119, 172

Ashoka 81, 172

Ashva Sanchalanasana 128, 129, 130

Ashwagandha 51, 76, 77, 79, 82, 151, 172
    Ashwagandha-Ghee 51
    Ashwagandha-Shatavari-Aphrodisiakum 82

Asthanga Namaskar 129, 130

Atmung, siegreiche 120

Aufrechte Verneigung (Bewegung) 142

Augen 46, 71, 73
    erhöhtes Vata und Pitta im Auge 73
    Regeneration 73
    Übermüdung 73
    Augenwannenbad 73
    Augenerkrankung 73

Ausfallschritt 116, 128, 129, 130

Ausleitungsverfahren 52

Ayurveda-Kur 40, 41, 42, 44, 50, 53

B

Baddha Konasana 133

Balasana 131

Basilikum 99, 108

Basti 47, 54, 55, 72, 173
    Matra Bastis 55
    Nabi Basti 72
    Shodana-Basti 47, 55
    Spezialbasti mit Kräuterölen 47

Baum (Yoga) 117, 130

Bein- und Fußmassage 47

Bewegung 7, 26, 31, 35, 75, 134-143, 164

Bewegungsapotheke 7, 142, 143

Bewegunsprogramm 134

Bhujangasana 129, 131

Bildschirmpause (Bewegung) 143

Blähungen 77, 106, 107, 169

Blasenentzündung 77

Blasenschwäche 77

Blutgerinnung 106

Bluthochdruck 41

Blutdruckstörungen 77

Blutegel 52

Bockshornkleesamen 108

Brahma 20, 21, 173

Brett (Yoga) 116, 128, 130

Brücke (Yoga) 119

Buddha 124, 125, 172
Büro-Alltag 142
Burn-out 41, 93
    Burn-out-Vorsorge 41
Butterreinfett, ayurvedisch 49, 94

C

Caraka Samhita 86, 173
Cellulite 64
Chakra 7, 72, 126, 127, 173
    Die sieben Chakren 127
    Lehre von den Chakren 126
    Chakrenmeditation 126
Chaturanga Dandasana 128, 130
Chili 91, 98, 99, 106, 108
Chin Mudra 173
Chrono-Hygiene (Ayurvedische
    Tagesroutine) 43, 75, 173
Churna 173
Chyawanprash 79, 163, 173
Cortisol 41, 140
    Cortisol-Spiegel 41, 140, 164

D

Dalgerichte 106, 107
Dandasana dynamisch 132
Darm 47, 49, 52, 53, 55, 72, 106,
    107, 148, 149

Darmbehandlungen 47
Darmentleerung 53
Darmkrämpfe 106
Darmsanierung 52
Darmtherapie, ausleitend 47
Depressionen 71
Detox 47, 48, 50, 51, 52, 83, 174
    Detoxgetränke 47, 48, 50, 51,
    52, 92, 174
    Detoxgetränke auf Ghee-Kräuter
    Basis 51
    Detoxgetränke auf Gewürze-
    Früchte Basis 51
    Detoxtage 47, 50, 52
    Detoxtee 83
Deva-Öl 82
Devadaru 174
Dhanvantari 173
Dhatus 46, 93, 96, 144, 174
Dhyana Mudra 174
Doshas 6, 7, 17, 22, 24-31,
    34, 36, 37, 52, 87, 91, 98,
    104, 105, 149, 150, 153,
    163, 168, 174
    Dosha-Konstitution 24, 45,
    48, 75, 87, 116, 174
    Dosha-Qualität (Lebensmittel)
    7, 104, 108-111

Dosha-Tageszeiten-Grafik 28
Dosha-Test 168-171
Dosha-Typ 46
Dosha-Übungsreihen 115
Dreh mit dem Arm (Bewegung) 142
Drehsitz (Yoga) 117, 118, 119, 130
Dreieck (Yoga) 118, 119, 130
Durchblutung 107
Durchfall 77, 106, 107
Dysmenorrhoe 81

E

Entgiftung 42, 48, 50, 61, 67, 72, 75,
    94, 144, 148, 149, 150, 156, 165
    Entgiftungsprozess 48, 50
Entschlackung 43, 94, 162
    Entschlackungsprozess 43
Erbrechen 52, 92, 106, 107
    Therapeutisches Erbrechen 52
Erkältung 78, 106, 107, 163, 171

F

Fastfood 108
Fenchelsamen 98, 99, 106,
    109, 165
Feuer 119
    inneres Feuer 120
Feueratem 120

Fieber 106

Fingerflip (Bewegung) 143

Fisch (Yoga) 117, 119, 131

Fischgerichte 91, 98, 102, 106, 107

Frühling 29, 103

Fuß 78, 153

    Fußbad 78

    Fußpilz 78

    Bein- und Fußmassage
    35, 47, 163, 165

G

Galle 106

Gandhapura 81, 174

Gandharva Veda 174

Gandusha 35, 81, 85, 89, 147, 174

Ganzkörper-Massage 34, 58 ff, 149

Ganzkörper-Ölguss 60, 61

Ganzkörper-Öl-Massage 47, 80, 82, 165

    Ganzkörper-Öl-oder Kopfmassage 80

    Synchrone Ganzkörper-Öl-Massage 47

Ganzkörperschwitzbad 82

Garshan 47, 64, 147, 174

Gehirntonikum 106

Gelenk- und Muskelschmerzen 50, 51

Geruchssinn 146, 147

Geschlechtertrennung 57

Geschmackssinn 26, 146, 147

Gewichtsreduktion 67

Gewürze 7, 13, 91, 104, 106, 107, 165

    Heilkraft der Gewürze 106, 107

Ghee (sprich: gie) 35, 47, 48, 49, 50, 51,
    52, 55, 57, 75-77, 79, 80, 82, 84, 85,
    90, 92-95, 109, 147, 151, 153, 162,
    163, 165, 174

    Amruta-Ghee 51

    Ashwagandha-Ghee 51

    Bitter Ghee 51

    Brahmi Ghee 51

    Ingwer Ghee 51

    Shatavari Ghee 51

    Triphala Ghee 51

Gheetage 50

Gicht 79

Gokshura 79, 82, 175

Granatapfel 109, 165

    Granatapfelsaft 51, 53

Guduchi 79, 175

Guggulu 79, 175

Guna 6, 30, 31, 175

H

Hämorrhoiden 79

Halsschmerzen 79

Hausapotheke 6, 76-85

Haut 26, 27, 46, 94, 145, 146,
148, 149, 153, 169-171

    Juckreiz Haut 80

Hautunreinheiten 79

Heilkräutereinläufe 54

Herabschauender Hund (Yoga)
    116, 118, 128, 129, 131

Herbst 29, 103

Heuschnupfen 54, 79

Himmel stützen (Bewegung) 142

Hörsinn 147

Honig 55, 75-79, 82, 84, 90, 92,
    98-100, 109, 151

Hrid Mudra 124, 125, 175

I

Infektanfälligkeit 79

Ingwer 35, 51, 78, 84, 92, 101, 106,
    109, 151, 162, 164, 165

    Ingwer-Ghee 51

    Ingwerpulver 78

    Ingwersaft mit Honig 51

    Ingwersaft mit Palmzucker 51

    Ingwertee 84, 101

    Ingwerwasser 165

Insektenstiche 79

J

Jahreszeiten 7, 138, 139
Joghurt 90, 98, 99, 103, 109
Janu Sirsasana

K

Kaffee 98, 100, 109
Kalari 47, 68, 69, 74, 175
Kapalabhati 120, 175
Kapha 22, 27, 28, 29, 35, 37, 51,
    78, 79, 87, 88, 89, 92, 95,
    98-103, 108-111, 116, 119, 137,
    138, 139, 145, 153, 164, 165,
    168, 171, 175
    Kapha-Konstitution 92, 95,
    119, 137, 147
    Kapha-Öl 165
    Kapha-Sportarten 137
    Kapha-Typ 116
    Kapha-Zeit 50, 138, 139
Kardamom 35, 76, 81, 84, 92,
    93, 98-100, 106, 109,
    165, 175
Karnapurnam 73, 175
Kind (Yoga) 118, 119, 131
Koffein 43
Konstitutionstyp(en) 6, 7, 100, 101,
    136, 138, 139

Kopfbehandlung 47, 73
Kopf-Knie-Stellung (Yoga)
    117, 118, 131
Kopfmassage 73
Kopfschmerzen 41, 42, 50, 71, 80
Koriander 99, 107, 109
Königstherapie 40, 41, 42, 175
Kräuterdampfbad 47, 70
Kreislaufstörungen 80
Kreuzkümmel 98, 99, 107, 109
Krieger (Yoga) 117, 132
Kur 12, 14, 15, 40, 41, 42, 50,
    53, 74, 75
    Kurergebnis 41
    Kur(mittel)haus 14, 15
    Kurkost 53
    Kurphase 50
    Kurprogramm 12
    Kurvorbereitung 42
Kurkuma 79, 92, 93, 107, 109,
    151, 163, 175

L

Lassi 53, 98, 109, 176
Lebensmittel 108-111
    Dosha-Qualität und Vitalenergie
    104, 108-111
Lohabhasma 79

M

Matsyasana 131
Meditation 7, 34, 35, 37, 75, 122-125,
    126, 127, 165, 144, 150, 156, 163,
    165, 168, 176
Aufbaumeditation 127
    Basismeditation 126
    Chakrenmeditation 126, 127
Menorrhagie 81
Menstruationsbeschwerden 80, 81, 106
Migräne 54
Milch 90, 92, 93, 96, 98, 99, 110, 165, 151
Milz 106
Mudra 7, 124, 125, 176
    Chin Mudra 125
    Dhyana Mudra 124
    Hrid Mudra 124, 125
    Namaskar Mudra 125, 176
    Namaste Mudra 130
Mundgeruch 81
Mundpflege 34, 81, 89
Muskatnuss 98, 107, 110, 151
Muskelkater 81

N

Nabi Basti 72, 176
Nachkur 6, 74, 75
    Nachkurtag 75

Nakarasana dynamisch 132
Nase 34, 52, 54, 86, 121, 147
   Nasenbehandlung 52, 54
   Nasennebenhöhlen 54
   Erkrankung d. Nasennebenhöhlen 54
Nasya 54, 176
Neem(saft) 79, 176
Nerven(system) 92, 144, 107
Nerventonikum 106
Nervosität 81
Netra Tarpana 73, 176
Neurodermitis 82
Nieren 14, 107, 148, 149

O

Ölbehandlung, lokal 72
Öle 110, 148, 149, 163
Öl-Massagen 148, 149, 163
Öl-Stirnguss 71
Ohr 34, 73, 82, 86, 146, 147, 152
   Behandlung 73
   Ölung des Ohres 73
   Ohrenschmerzen 82
   Ohrenwickel 82
   Trockenheit im Ohr 73
Ojas 90, 93, 96, 144, 176
Oligomenorrhoe 81
Osteoporose 82

P

Padabhyanga 47, 70, 71, 153, 176
Panchakarma 6, 14, 37, 38, 40,
   42, 74, 176
   Panchakarma-Kur 6, 14, 37,
   38, 41, 42, 48-50, 52, 66, 74,
   93, 150, 154, 163, 164, 176
Pantanjali 123, 176
Partnerbehandlung 59
Paschimottanasana 133
Pfeffer 98, 99, 107, 110
Physiotherapie 134
Pinda Sveda 47, 62, 63, 74, 176
Pippali 51, 84, 99, 110, 151, 177
   Pippali-Abkochung 51
Pitchu 72, 77, 177
   Blasen-Pitchu 77
Pitta 17, 22, 26, 28, 29, 37, 51, 78,
   79, 82, 87, 88, 89, 98-103, 108-111,
   116, 118, 137, 138, 139, 145, 164,
   165, 168, 170, 177
   Pitta-Konstitution 82, 118, 138, 139
   Pitta-Öl 82, 165
   Pitta-Sportarten 137
   Pitta-Typ 116, 118
   Pitta-Zeit 138, 139
Pizzichilli 47, 60, 177
Polymenorrhoe 80

Potenzstörungen 82
Prämenstruelles Syndrom 80
Prakriti 22, 36, 177
Pranamasana 128, 129, 132
Pranayama 7, 34, 35, 53, 75, 114, 117,
   118, 119, 120, 121, 164, 177, 178
Prellungen 83
Puls 44, 45
Puls-Diagnose 44, 177
   Kapha-Puls 45
   Konstitutionspuls 45
   Pitta-Puls 45
   Vata-Puls 45
Purusha 22, 177

R

Rajas 20, 30, 31, 88, 90, 91,
   108-111, 177
Rakta-Mokshana 52, 177
Rasa 6, 88, 89, 177
Rasayana 7, 63, 74, 150, 151, 177, 179
Reissuppe 53
Rheuma 14, 41, 107
   rheumatische Beschwerden 83
Rigveda 20, 21, 177
Rishis 20, 21
Rückenbogen (Bewegung) 142
Rückenmassage 47

S

Salamba Sarvangasana 132
Samvahana 66, 177
Sattva 20, 30, 31, 90, 108-111, 177
Savasana 133
Schlacken 48, 49, 74, 75, 91, 94, 101,
    144, 147, 150
Schlaf 17, 34, 35, 59, 75, 91, 165
    ruhiger Schlaf 59
Schlaflosigkeit 53, 71
Schlafstörung 41, 73, 81, 83, 106, 107
    Durchschlafstörungen 81
    Einschlafstörungen 107
Schönheit 7, 144, 145, 148
Schröpfen 52
Schulterbrücke (Yoga) 118, 132
Schulterstand (Yoga) 117, 132
Sehsinn 26, 146, 147
Selbstbehandlung 59
Senfkörner 107, 111
Sesamöl 34, 35, 55, 75, 77, 79,
    80, 81, 82, 85, 111, 148,
    151-153, 163, 177
Sesamsamen 98, 111
Setu Bandhasana 132
Sharkara-Zucker 79, 81, 99,
    111, 165, 178
Shatavari 51, 81, 151, 178

Shirodara 71, 178
Shodana-Basti 47, 55
Shrotas 178
Siegreiche Atmung 120
Sinne, fünf 7, 146, 147
Sitali 120, 178
Sitkari 121, 178
Snehana 48, 178
Sodbrennen 83
Solar Plexus 72
Sommer 29, 103, 138, 139
Sonnenatmung Surya Bhedana 121
Sonnenbrand 83
Sonnengruß 7, 116, 128-129
Sport 136, 137
    Sportarten 136-139
Stand gestreckt (Yoga) 116
    Stand, gestreckt nach oben
    128, 129, 132
Stand Namaste 116, 132
    Stand mit Namaste Mudra 128, 129
Stempel 62, 63
    Baumwollstempel 62
    Reisstempel 62
    Zitronen-Kokos-Stempel 47
Stimme 46
Stimmungsschwankungen 84
Stock im Liegen 118, 132

Strahlender Schädel 120
Stress 7, 41, 43, 51, 61, 70-72, 101,
    115, 135, 140, 164, 165, 169
    Stresshormone 115,140
    Stresshormonspiegel 140
    Stressverhalten 135
Stuhlgang 46
Surya Bhedana 121, 178
Surya Namaskar 178
Svedana 47, 60, 70, 178
    Svedana-Behandlung 70
    Svedana-Box 70
Swadista-Churna 85, 178
Synchron-Massage 47, 56, 66, 67, 178
    traditionelle Synchron-Massage 56
    Synchrone Ganzkörper-Massage mit
    Seidenhandschuhen 47
    Synchrone Ganzkörper-Massage mit
    Zitronen-Kokos-Stempeln 47
    Synchrone Ganzkörper-Öl-Massage 47
    Synchrone Ganzkörper-Peeling-
    Massage 47, 67
    Synchrone Tiefenmuskel-Massage 47
    Synchroner Ganzkörper-Ölguss 47

T

Tagesroutine 43, 75, 100, 162,
    165, 168

Tagesrhythmus 80
Tamas 20, 30, 31, 90, 91,
    108-111, 178
Tastsinn 146, 147, 148
Therapieplan 46, 47, 49
Teigring 72, 73
Tee 75, 99-101, 106,
    107, 110-112
    Teeaufguss 106
    Tee (grün, schwarz) 112
    Gewürztee (Chai) 99, 101
    Hibiskustee 109
    Holunderblütentee 109
    Ingwertee 101
    Kräutertee 101
    Malventee 110
    Schafgarbentee 111
    Ysoptee 112
Teein 43
Tinnitus 41, 73
Toter Mann (Yoga) 117-119, 133
Toxine 48, 49, 50, 149
Tridosha 7, 104, 105, 136, 164, 178
    Tridosha-Gerichte 7, 104, 105
    Tridosha-Sportarten 136
Trigunas 6, 22, 30, 31, 90, 178
Trikatu 78, 84, 178
    Trikatu-Tee 84

Triphala 51, 85, 179
    Triphala-Ghee 51
Trockenmassage 64
Twak 179

U

Übelkeit 84, 106, 107
Überarbeitung 70
Übergewicht 48, 84
Udvartana 47, 67, 179
Ujjayi 120, 179
Unruhe 84
Urdhva Hastasana 128, 129, 132
Urin 46
Uttanasana 128, 129, 133
Utthita Trikonasana 130

V

Vaidya 179
Vamana 52, 179
Vastu 6,1 4, 16, 17
Vata 22, 25, 28, 29, 35, 37, 51, 78,
    79, 81, 87-89, 98-103, 108-111,
    116, 117, 136-139, 145, 153,
    164, 165, 168, 169, 179
Vata-Konstitution 117, 139
Vata-Öl 80, 165
Vata-Puls 45

Vata-Sportarten 136
Vata-Typ 116
Vata-Zeit 139
Veden 13, 16, 17, 20-21, 86, 112, 126, 179
    Vedische Bau- und Wohnkultur
    16, 17
    Vedische Lehre (Rigveda)
    20, 21, 177
    Vedische Mantren 13
    Vedische Tradition 13
Verbrennungen 84, 85
Verdauung 6, 26, 37, 43, 46, 50, 92-97,
    100-102, 106, 107, 148, 162
Verdauungsfeuer 43, 74, 90, 92, 94,
    96, 101, 102, 144
Verschlackung 48, 96, 106
Verstopfung 85
Vierfüßlerstand (Yoga) 133
Vikriti 36, 179
Virabhadrasana dynamisch 131
Virechana 52, 179
Vishesh 47, 60, 179
Vorbeuge (Yoga) 116, 117 133
    Halbe Vorbeuge 117, 133
    Vorbeuge im Sitz 117, 133
    Vorbeuge im Sitzen 117, 133
Vorkur 42
Vriksasana 130

W

Wärmebehandlung 70
Wechselatmung 121
Wechseljahre 164, 165
Winkel, geschlossen (Yoga) 119
Winter 29, 103, 139

Y

Yaqya 13, 179
    Yaqya-Zeremonie 13, 179

Z

Zahn 85
    Zahnfleisch 85
    Zahnfleischbluten 85
    Zahnfleischentzündung 85
    Zahnschmerzen 85
Zimt 107, 100, 112
Zunge 45, 81, 85, 120, 121, 146
    Zungenbelag 85
    Zungendiagnose 45
    Zungenreiniger 81
    Zungenröllchen 120, 121, 178
    Zungenschaber 75, 81, 85
    Zungensegel 121, 178
Zweihändige Bauchatmung (Bewegung)
    143

Weiterführende Literatur:

Historische Texte

Michael Günther: *Upanishaden,* Die Geheimlehre der Inder, Diederichs Gelbe Reihe 1977

Radhakrishnan: *Bhagavadgita,* George Allen and Unwin Ltd. 1948 (englische Ausgabe)

Dr. Ram Karan Sharma, Vaidya Bhagavan Dash: *Caraka Samhita,* Chowkhamba

Ayurveda

Dr. med. Kalpana Bandecar, Kerstin Rosenberg: *Ayurveda für Kinder,* Vorsorge, Heilkunde, Ernährung, AT Verlag 2007

Jean-Pierre Crittin: *Ayurvedische Psychologie,* Windpferd 2010

Erika Diehl, Edith Ch. Kiel: *Die klassische Massage,* Das kompakte Praxishandbuch, Urania 2005

Sunil Joshi: *Ayurveda and Panchakarma,* Lotus Press 1997

Dr. Vasant Lad: *Geheimnisse des Pulses,* Narayana Verlag 2013

Dr. Vasant Lad, Dr. David Frawley: *Die Ayurveda Pflanzenheilkunde,* Der Yoga der Kräuter, Windpferd 2011

Hans-Heinrich Rhyner: *Ayurveda für Einsteiger,* BLV 2010

Hans-Heinrich Rhyner: *Das neue Ayurveda Praxishandbuch* Gesund leben, sanft heilen, Königsfurt Urania 1997, 2011

Hans-Heinrich Rhyner, Birgit Frohn: *Heilpflanzen im Ayurveda,* AT Verlag 2006

Kerstin Rosenberg: Das *Ayurveda-Praxisbuch für Frauen,* Gesund, schön und sinnlich, AT verlag 2004

Dr. med. Ernst Schrott: *Ayurveda für jeden Tag,* Goldmann Verlag 1998

Dr. med. Ernst Schrott, Dr. med. Wolfgang Schachinger: *Ayurveda Handbuch,* Grundlagen und Anwendungen, Trias Verlag 2012

Dr. med. Ernst Schrott, Dr. med. Wolfgang Schachinger: *So heilen Sie wirklich! Die besten Anwendungen der ayurvedischen Medizin,* Mosaik Verlag 1997

Dr. med. Ernst Schrott, Dr. med. Wolfgang Schachinger: *Ayurveda bei Kopfschmerzen und Migräne,* Die wirksamsten Heilanwendungen, Mit praktischen Tips für Gesundheit und Wohlbefinden, Eine Synthese aus uraltem Heilwissen und moderner Medizin, Mosaik Verlag 1997

Petra und Joachim Skibbe: *Ayurveda Handbuch für Frauen,* Typgerecht essen, rundum wohlfühlen, pala Verlag 2007

Christa G. Traczinski: A*yurveda,* Entgiftung, Entschlackung, Nervenstärkung, Rowohlt Taschenbuch Verlag 2003

Constanze Wild, Michele Volkhardt: *Ayurveda,* Neuer Umschau Buchverlag 2010

Ernährung

Omraam Mikhael Aivanhov: *Yoga der Ernährung,* Prosveta Verlag 2007

Markus Dürst, Doris Iding, Johanna Wäfler: *Ayurvedisch kochen mit den Jahreszeiten,* 80 vegetarische Rezepte mit einheimischen Produkten, AT Verlag 2007

Eckhard Fischer, Carmen Nehm: *Ayurvedische Kochkunst* Die Parkschlösschenküche, Umschau Buchverlag 2008

Volker Mehl, Christina Raftery: *Koch dich glücklich mit Ayurveda,* Kailash Verlag, 2011

Alexander Pollozek, Dominik Behringer: *Die zeitlose Ayurveda-Küche,* Narayana Verlag 2012

Hans H. Rhyner, Kerstin Rosenberg: *Das grosse Ayurveda Ernährungsbuch,* Königsfurt Urania 2003

Kerstin Rosenberg: *Mein Ayurveda Wohlfühl-Programm,* Typgerecht abnehmen, gesund und glücklich leben, Südwest Verlag 2013

Nicky Sitaram Sabnis: *Ayurveda-Küche schnell und unkompliziert,* AT Verlag 2011

Petra und Joachim Skibbe: *Backen nach Ayurveda,* Kuchen, Torten und Gebäck, pala Verlag 2001

Yoga

H. David Coulter: *Anatomie des Hatha Yoga,* Yoga Verlag 2009

Georg Feuerstein: *Die Yoga Tradition,* Yoga Verlag 2008

Dr. David Frawley: *Yoga und Ayurveda,* die uralte Kunst und Wissenschaft der spirituellen und psychosomatischen Integration, Windpferd 2011

Dr. David Frawley, Sandra Summerfield Kozak: *Yoga für Ihren Körpertyp,* Wie Sie Ihr Yoga entsprechend Ihrem Körpertyp präzisieren, Windpferd 2001

Reinhard Palm: *Der Yogaleitfaden des Patanjali,* Reclam 2010

Hans-Heinrich Rhyner: *Richtig Yoga,* BLV 2004

Swami Sivananda: *Die Wissenschaft des Pranayama,* Yoga Vidya Verlag 1995

Ronald Steiner, Anna Trökes: *Yoga für Fortgeschrittene,* Gräfe und Unzer 2012

Anna Trökes: *Das große Yoga-Buch,* Gräfe und Unzer 2010

Anna Trökes: *Yoga für den Rücken* (mit DVD), Gräfe und Unzer 2012

Anna Trökes: *Yoga für Rücken, Schultern und Nacken,* Gräfe und Unzer 2010

Anna Trökes: *Yoga* Mehr Energie und Ruhe (mit CD), Gräfe und Unzer 2010

Anna Trökes: *Wie Yoga zu den Menschen kam,* und andere schöne Yoga-Geschichten, Theseus 2006

Swami Vivekananda: *Vedanta, Der Ozean der Weisheit,* Eine Einführung in die spirituellen Lehren und die Praxis des geistigen Yoga in der indischen Vedanta-Tradition, O.W. Barth 2010

Eckhard Wolz-Gottwald: *Yoga Philosophie-Atlas,* Via Nova 2006

Meditation/Lebensphilosophie

Claudine und Henri Czechorowski: *Das Praxisbuch der Meditation,* Windpferd 1991, 2011

Dr. David Frawley: *Mit dem Herzen denken, Die Psychologie des Ayurveda,* Windpferd 2011

Franz-Theo Gottwald, Wolfgang Howald: *Selbsthilfe durch Meditation,* Gesundheit und Persönlichkeitsentfaltung durch Tiefenentspannung, mvg-Verlag 1995

Britta Hölzel: *Die große Achtsamkeits-Box,* Achtsamkeitsyoga, Meditationen und Bodyscans, CD + DVD, 5w-Verlag 2012

Doris Iding: *Der kleine Achtsamkeitscoach,* Gräfe und Unzer 2012

Ulrich Ott: *Meditation für Skeptiker,* O.W. Barth 2010

Bewegung/Physiotherapie

John Douillard: *Fit mit Ayurveda,* Das sanfte Konditions- und Sportprogramm, Falken Verlag 1996

Hans-Dieter Kempf, Christian Ziegler: *Trainingsbuch Rückenschule,* Rowohlt Taschenbuch Verlag 1996

Alycea Ungaro: *Pilates Training,* Sanftes Bodystyling – Das 10-Wochen-Programm, Dorling Kindersley Verlag 2004

Vastu

Hans-Heinrich Rhyner, Birgit Frohn: *Vastu* Die indische Lehre vom gesunden Bauen und Wohnen, Irisiana Verlag, 1999

© 2013. Avantgarde Edition Verlag GmbH, 69257 Wiesenbach

Konzeption: Ayurveda Parkschlösschen, Traben-Trarbach, www.parkschloesschen.de
Texte: Carmen Nehm, Antdorf
Redaktion: Ayurveda Parkschlösschen, Carmen Nehm
Inhaltliche und fachliche Beratung: Ärzte- und Köche-Team sowie Therapie-, Yoga- und Bewegungsabteilung
des Ayurveda Parkschlösschens

Fotos: Nomi Baumgartl, Jens Schnabel und Ayurveda Parkschlösschen, Thomas Lemmler (S.20, 21, 33 o. Mitte, u. Mitte,
39, 44, 45, 105, 157, 159), Margaretha Olschewski (S.33 o. links, 41, 71, 147, 149), Lutz Jäkel (S.33 u. rechts, 42, 87, 96),
Susan Lamèr (S.11, 67, 73), Christian Knoch (S.75, 153)
Titelfotografie: Jens Schnabel, München
Fotos Buchrückseite: Nomi Baumgartl, München und Ayurveda Parkschlösschen (Hausfoto)
Illustrationen:
Yoga-Figurinen: Design & Illustration Anika Merten, Köln, www.anika-merten.de
Paisley-Muster: www.iStockphoto.com
Infographiken/Illustrationen S. 25, 26, 27, 28, 31 und S. 126-127 Thomas Lemmler
Buchgestaltung und Satz: Thomas Lemmler, Büro Lemmler | Visuelle Kommunikation | Fotografie | Designberatung
www.thomaslemmler.com
Druck und Verarbeitung: Himmer AG Druckerei Augsburg

Printed in Germany
ISBN: 978-3-942096-04-1
www.avantgarde-edition.net